悟道张仲景

黄煌

聖教序墨跡

臨蘭亭序

悟道张仲景
——平脉辨证解读

徐汝奇 著

中国中医药出版社
·北 京·

图书在版编目（CIP）数据

悟道张仲景：平脉辨证解读 / 徐汝奇著 . —北京：中国中医药出版社，2013.5（2023.5重印）

ISBN 978-7-5132-1271-7

Ⅰ . ①悟… Ⅱ . ①徐… Ⅲ . ①脉诊—研究 Ⅳ . ① R241.2

中国版本图书馆 CIP 数据核字（2012）第 290614 号

中 国 中 医 药 出 版 社 出 版

北京经济技术开发区科创十三街 31 号院二区 8 号楼

邮政编码 100176

传真 010 64405721

万卷书坊印刷（天津）有限公司印刷

各地新华书店经销

*

开本 787×1092 1/16 印张 21 字数 371 千字

2013 年 5 月第 1 版 2023 年 5 月第 5 次印刷

书号 ISBN 978-7-5132-1271-7

*

定价 79.00 元

网址 www.cptcm.com

郝万山序

中医药学是人类运用自身的各种感官——眼、耳、鼻、舌等去观察人体的生理病理，观察自然规律，观察人和自然的关系，并经过缜密思考、反复归纳提炼，进而得出的自然科学结论。因此，中医诊病当然也是运用自身的感官，对就诊者进行望、闻、问、切，再进一步思考病证的诊断和治疗。于是，望、闻、问、切四诊合参就成了中医诊断的必用手段。

望、闻、问的诊断技术，相对比较容易学习和掌握，而对于切诊中的脉诊，就像晋代王叔和《脉经·序》所说的那样，"脉理精微，其体难辨……在心易了，指下难明"。可是，脉诊在诊断过程中的重要性又是不能忽视的。唐代孙思邈在《千金要方》中就说过："论曰，夫脉者，医之大业也，既不深究其道，何以为医者哉？！"《伤寒论》和《金匮要略》则以"辨××病脉证并治"作为篇名，足以证明脉诊在中医诊断过程中的重要地位。

在中医诊断学发展的历史上，阐述脉诊的专著虽然丰富，但大多专言脉体、脉理及其主病，重在辨识脏腑病候，极少论及六经病机，而且脉法辨证较少与主治方药相结合。自古迄今，把病、脉、证、治贯穿一线的，首推张仲景《伤寒杂病论》。《伤寒杂病论》在流传过程中，分为《伤寒论》和《金匮要略》，两书至今仍被奉为中医的经典，是中医临床医师终生需要学习的著作。

研究《伤寒论》和《金匮要略》的专著，可谓汗牛充栋。但这些专著，对仲景脉诊的研究常有忽略。近江西徐汝奇医师传来他的大作——《悟道张仲景》，读来令人耳目一新。

徐医师对仲景脉法情有独钟，他认为《伤寒杂病论》与《脉经》既然都由王叔和编撰，主导思想当一脉相承，所以主张从仲景"平脉辨证"思想和《脉经》的角度解读《伤寒杂病论》。认为"平脉辨证"是张仲景在前人基础上的创新发明，进而由魏晋太医令王叔和继承、整理并推广。徐医师从他学习经典、运用经方的经验中体会到，《伤寒论》及《金匮要略》的大多原文，都与脉法运用相关，每一个证候都有相应的脉象对应，每一个脉象都有特定的临床意义。如能脉证合参，确实可以达到《伤寒论·平脉法》所谓"料度腑脏，独见若神"的境界。因而得出结论：王叔和撰著《脉经》的目的，不仅是总结历代医家的脉诊经验，规范寸口、趺阳等脉法的应用，更重要的是推广张仲景倡导的"平脉辨证"法，确立并完善仲景脉法"诊从阴阳、别从独脉"的原则。

《悟道张仲景》以仲景言释仲景意，从平脉辨证法辨识方证，深入阐发仲景脉法运用的真谛。在学者推崇"方证相应"的学术氛围中，另辟蹊径，强调"病脉证治对应"，为学者开辟了又一条研习经典原文和运用经方的思路。其中对一些原文的阐释，见解独到，颇有新意；对厥脉、阴阳脉、不规则脉的整理研究，发前贤之未发，于临床多有裨益。

徐医师曾在全国名老中医合办的光明中医函授大学系统学习四年，熟读经典，酷爱经方，终日临床，深入思考，又曾问道明师，侍诊名医。今在井冈山下的泰和县城开诊，疗效非凡，有口皆碑。其成才历程，验证了"读经典，做临床，访名师，多思考"是中医临床家成才的必由之路。

《悟道张仲景》是解读《伤寒杂病论》脉法运用的专著，是强调"病、脉、证、治相应"的专著，是经典紧密结合临床的专著。此书的面世，或可为中医学术界带来新的气息，故欣然为之序。

郝万山

2012 年 8 月 2 日于北京

（郝万山，男，北京中医药大学教授、主任医师、博士研究生导师。国家中医药管理局全国优秀临床人才培养专家委员会优秀指导教师、教育部精品课程《伤寒论》创建项目负责人、国家中医药管理局中医经典著作全国示范教学项目《伤寒论》主讲人。中央电视台《百家讲坛》及《健康之路》、山东教育电视台《名家论坛》等主讲嘉宾）

仝小林序

　　仲景之学，于中医发展，厥功伟矣。对当代中医振兴，乃至中医未来影响至深。其理何在？全在疗效。古有岐黄，构建中医理论之大厦；古有农伊，直指中医治疗之终端。仲景为其集大成者，但尤长于治疗。仲景之学，于后世，研究者纷呈。尤其是《伤寒论》，著书者何止百千。然从平脉入手，探究病—脉—证—治，叔和以下，寥寥数人而已。而于当代，悟有独到，法有创建，自成体系者，首推泰和汝奇先生也。汝奇脉法，本于仲景、叔和，结合自己临证，以六经为纲，把阴阳脉法之奥秘，归纳为太过不及之独脉，而其中厥脉、阴阳脉、不规则脉等更是发前人之所未发。师古而不泥古，继承而有创新。

　　今汝奇先生问序于余，展卷细读，眼睛为之一亮，耳目为之一新。其述仲景、叔和脉理，言而有据，条理清晰；其言应用，有大量病案，可点可参。尤其是近年，举办仲景脉法学习班，用是书做教材，反响很好。对推广经方，弘扬仲景，可谓功臣矣。

　　九月下旬，汝奇先生来参加我主持的中华中医药学会方药量效研究分会成立大会暨第三届全国方药量效关系研讨会。会间，与汝奇谈了我对他的研究成果的欣赏和看法，并赠诗与他。

　　徐先生于仲景脉法研究，自成一家，独步天下。是经方平脉辨证流派之独领风骚者，然有可思想之处。

　　（一）伤寒金匮本一部，演绎流派千万家。金匮辨证寻脏腑，绝非六经包天下。

（二）共性为基求个性，找到特殊攻破它；比剑时代唯疗效，方外有方法外法。

在汝奇先生大作付梓之际，寥寥数言，以表祝贺。

仝小林

2012 年 10 月 6 日

于北京知行斋

（仝小林，男，中国中医科学院广安门医院主任医师、教授，中国中医科学院首席研究员，国家中医药管理局内分泌重点学科带头人。国家临床基地糖尿病联盟主席，国家"973"项目首席科学家、中华中医药学会糖尿病专业委员会主任委员、方药量效研究分会主任委员）

李赛美序

我与徐汝奇先生相识、交往缘于 1996 年全国经方班，至今已 16 载。经方班已从第 1 期办到了第 12 期，继续教育项目由省级升至国家级，并于 2011 年、2012 年还分别举办了两届国际经方班。徐先生几乎参加了所有项目的学习。一路走来，风尘仆仆。我们也随着经方班的延续、拓展而共同成长。徐汝奇先生从一名普通的乡村医师已成长为享誉一方的名医。尤其承办第 11 期全国（井冈山）经方班，并担任讲师，打破了一般每位讲师分享半天心得的惯例，独立连续授课 7 小时；随之还独自举办了 3 期仲景脉学班；作为第 2 届国际经方班的主讲老师，已拥有了一批徒弟和"粉丝"……徐先生从众多经方人中脱颖而出，作为经方班的主持人，无不感到由衷的欣慰！继仲景之绝学，开中医之未来，乃吾辈之心愿，亦是经方班宗旨和目标。名医辈出之日，也是中医振兴之时。而今，徐先生之仲景脉学讲义即将付梓刊行，实乃仲景之幸，中医之幸也。必将为仲景学术园地带来一股清风，增添一份翠绿，可喜可贺！

是书以仲景之《伤寒论》、《金匮要略》及王叔和之《脉经》相关脉学论述为基础，对仲景脉学理论与临床进行了较深入、全面、系统的阐述，尤其结合个人临证心得进行佐证。思路独特，见解有据，是挖掘、整理仲景脉学一次新的尝试，必将为推动仲景脉学研究产生积极影响。

是书出版给我们也带来新的启示：仲景之门人人可入！但践行有道——学经典，做临床，拜名师，勤思考，求创新。作为海内外仲景学术交流的平台，全国经方班无疑为中医人、经方人、仲景人搭建了一个可持续发展的"流动课堂"，被誉为中医"黄埔军校"！徐先生其人、其书即是最有力的见证。

从受业到授业，从输入到输出，历经磨炼，终成正果。国医大师邓铁涛老曾言"学我者，超我也"。让我们共同期待更多的经方人后来居上！让我们共同分享经方人之收获与成就。是以为序。

广州中医药大学李赛美

2012 年 10 月 28 日

（李赛美，女，广州中医药大学教授、博士生导师，伤寒论教研室主任、经典临床研究所所长；中华中医药学会仲景学说专业委员会副主任委员、方药量效研究分会副主任委员，广东省中医药学会仲景学说专业委员会主任委员）

前　言

医学是一门技术，技是巧，术是道，技能可以机械模仿，道术必须心灵感悟。西医技巧的成分居多，所以相当部分依赖机械设备，靠消耗能源生存；中医道术的成分居多，所以绝大多数技术必须悟道，需要个人修为。这种悟道能力与哲学思维近似，所以中医往往被人从机械科学的角度对比，误以为是哲学与科学的复合体，甚至列入伪科学之类。我以为，凡人类对于天地自然、世间万物的探索均属科学行为，取得的成就皆为科学成果。其实，中西医的发展历史各不相同，中西医各有特长，同样为科学学科体系，在古代中国，医生称作医工，与能工巧匠同流，所以中医一直是作为科学技术而存在的。

脉诊是中医的科学技术之一，自古相传，且广受重视，在大众眼中甚至是衡量中医业者技术水平高低的标准。中医诊疗规范强调"望、闻、问、切"四诊合参，事实上，与"切"相关的脉诊在当代绝大多数中医业者都是点缀。《伤寒杂病论·平脉法》中认为"上工望而知之，中工问而知之，下工脉而知之"，可望与问都存在不确定性，而历经数千年的脉诊经验，却已经总结了从"脉有三部，尺寸及关……三部不同，病各异端，太过可怪，不及亦然"的规律中，以获得疾病相关信息的方法。其应用的价值并不亚于现代医学检验，所以脉诊即便不是中医的最好技术，也应该是中医的最适宜技术。在现代机械科学尚不能对脉诊研究达到数控电子机械化应用之前，脉诊的学习仍当遵循中医传统，需要心灵手巧的感悟。

东汉医家张仲景撰著《伤寒杂病论》垂范万病，方法从简，诚可谓千古圣明，万世医宗！仲景之学的研究由来已久，研究伤寒的名家灿若群星，但多半注重方证的研究，而忽视张仲景作为脉诊高手的存在，关注脉法者少有。张仲景介绍他"感往昔之沦丧，伤横夭之莫救，乃勤求古训，博采众方，撰用《素问》、《九卷》、《八十一难》、《阴阳大论》、《胎胪药录》，并平脉辨证，为《伤寒杂病论》，合十六卷。"其中"并平脉辨证"一句，证明平脉辨证是张仲景在搜集前人经验之上的发明，《伤寒杂病论》的内容即从平脉辨证推演经方运用，确立诊疗规范。《伤寒杂病论》十六卷的原始版本已不可考，但其模样当混迹于我们如今可以见到的《伤寒论》、《金匮要略》之中。宋代熙宁年间王安石当政期间，林亿等人奉朝廷之命整理修撰文献之时，《伤寒杂病论》已经一分为二，被分别编纂为《伤寒论》与《金匮要略》，同时校定的尚有晋魏太医令王叔和所撰之《脉经》等著作。晋代皇甫谧序在《针灸甲乙经》说："伊尹以亚圣之才，撰用《神农本草》以为《汤液》。汉张仲景论广《汤液》为十数卷，用之多验。近世太医令王叔和，撰次仲景遗论甚精，皆可施用。"魏晋相去不远，皇甫谧所言应当可信。况《伤寒论·伤寒例》篇载："今搜采仲景旧论，录其证候诊脉声色对病真方有神验者，拟防世急也。"此段文字证明了王叔和的编次之功。故如今所见的《伤寒杂病论》版本，当是仲景述在前，叔和撰于后。林亿等人在《伤寒论序》中大发感慨："自仲景于今八百余年，惟王叔和能学之。其间如葛洪、陶（弘）景、徐之才、孙思邈辈，非不才也，但各自成家，而不能修明之。"可见王叔和最得仲景奥旨，以此为鉴，读张仲景若从王叔和入门，或是最佳捷径。王叔和撰著《脉经》，是晋代之前的脉学经验之大成，但书中多夹杂《伤寒论》、《金匮要略》内容，甚至"师曰、问曰"的文字段落，与《伤寒论》、《金匮要略》无分彼此，致使读者未免有不知是读了张仲景还是读了王叔和之惑。林亿等人在《校定脉经序》中说王叔和"性度沉靖，尤好著述，博通经方，精意诊处"，《脉经》与《伤寒杂病论》皆由王叔和撰编，两者之间必有一定关联，连贯互看，学习中的疑难问题都可迎刃而解。但《伤寒杂病论》成书迄今一千八百余年，生活习俗、语言环境大有改变，故只能从古今文字演义中去理解并还原张仲景、王叔和的学术思想，所以学习更需悟道。

我自幼多病，1983年高中毕业时更因肺痨错失升学机会，遂发奋学医，初拜本地名医关培善先生为师，学徒三年，以中药炮制与针灸为主。其间入北京光明中医函授大学系统学习中医课程，四年毕业，对经典仍不以为然。1997年参加庐山"全国第四届仲景思想研讨会暨中日伤寒学术交流会"，会上幸遇江西伤寒名家陈瑞春先生，承蒙先生推荐参加广州中医药大学李赛美等老师主办的"全国经方运用高级研修班"，从那时迄今十余年，我一期都未错过。经方班的师资皆当代名家，学员从课堂即可拜天下名师，诚可谓古今之幸事！经方班培养了众多的铁杆中医，也伴随了我的成长！因经方班之缘，我有机会领略了梅国强、黄煌、郝万山、仝小林等许多伤寒大家的经方魅力，开始追随陈瑞春先生研修伤寒，积极参与"黄煌经方沙龙"的学习交流，《伤寒论》、《金匮要略》从不离身，闲暇必读，诊后必翻，比对学习，不厌其烦，在赞叹原文描述与现实病例证候是如此吻合的同时，对脉法也十分着迷。渐渐发现《伤寒论》完全可以与现代医学的流行病学、内科学相媲美，现代医学的分科如心血管科、呼吸科、消化科、肾病科、妇产科等都可在《金匮要略》的相关篇章中找到对应。与现代医学诊疗体系必须借助于相关检查技术一样，《伤寒论》、《金匮要略》的诊疗体系也立足于平脉辨证法的运用。脉法专著《脉经》与《伤寒论》、《金匮要略》之间一脉相传，一以贯之的主导思想只有平脉辨证；张仲景在序言中自诩"虽未能尽愈诸病，庶可以见病知源。若能寻余所集，思过半矣"，其奥妙也仅在于"平脉辨证"；三部著作始终强调了平脉辨证法的运用，倡导平脉以辨证，辨证以定方，再方证相应、药证相符的方法；脉法不仅解释证候病机，并且脉象与主证之间，甚至与方药都能直接对应；书目篇首从"病、脉、证、治"的体例编排，强调的是诊疗程序的规范。学习《伤寒论》三阴三阳篇，不可不学"辨脉法"、"平脉法"、"伤寒例"三篇导读，亦不可不从"不可发汗"、"可发汗"、"发汗后"等六篇归类，学习"辨脉法"、"平脉法"、"伤寒例"等诸篇，又不可不学《脉经》，撇开了王叔和，《伤寒杂病论》就成了无根之木，无源之水。原来张仲景、王叔和倡导的"平脉辨证"就是打开《伤寒杂病论》这座宝库的金钥匙！只有打开这座学术宝库的大门，才能够明白《伤寒杂病论》的学术特色，才可能为现代运用提供取之不尽，用之不竭的思想源泉。我从实践中深刻体会到，掌握了平脉辨证法，学习经文，显白易懂，临证处方，慎而不乱，可以毫不夸张地说，辨证论治十分精确，也恰如《平脉法》所表示的"知其所舍，消息诊看，料度腑脏，独见若神"，一点不神奇。即便在现代科技高度发达、医学诊断技术非常先进的今天，平脉辨证仍有其不可替代性，尤其推广经方运用，我以为学习平脉辨证是十分必要的。

脉法源于何时，众说纷纭，惟张仲景独善其用。魏晋太医令王叔和继承张仲景的学术思想，兼顾百家经验，撰著《脉经》。其后，脉法即大行于世，然而专事从经方运用角度系统性解读平脉辨证的脉法专著极少，迄今所见，只有宋代许叔微著《仲景三十六脉法图》、清代周学海著《辨脉平脉章句》、日本医家大冢敬节著《伤寒论辨脉法平脉法讲义》等少数著作涉及了仲景脉法解读，但对三阴三阳六经病脉法规范认识不足。此外，尚有一些医家在注释《伤寒论》的著述中穿插了相关内容，但实质内容较贫乏。尽管古今脉法专著甚多，包括现代中医统编教材《中医诊断学》的脉诊教学内容，只注重了风、寒、暑、湿、燥、火六淫病因与脏腑病变病机的脉法应用，却没有关注到张仲景倡导从平脉辨证法则，架构三阴三阳六经病体系的经方应用特色。现代《伤寒论》版本沿承历史上一些医家急功近利的错误，普遍采用弃除《辨脉法》《平脉法》《伤寒例》等篇章的节选本，甚至《金匮要略》独立分科，漠视《脉经》的存在，只保留三阴三阳篇的条文，首尾不顾，断章取义，致使学者不仅对经典原文的理解发生歧义，而且对《伤寒杂病论》中极力推崇的平脉辨证原委所知甚微。不知张仲景所强调"观其脉证，知犯何逆"的脉法精髓是独脉，而误以为脉法的价值只是限于辨识六淫证候之阴阳与五脏六腑病机之虚实。如此年复一年，代代相传，积习成弊，陋以成规。脉法大打折扣，辨证如何精确？疗效怎能提高？因此，匡扶脉学正义应该是现代中医的当务之急。

传承中医，首要学习经典；振兴中医，关键在于疗效。经方是源自远古先民医学经验的精华，《伤寒杂病论》是东汉之前经方医学的总结，也是现代中医临床医学之肇始。研究伤寒，运用经方，历代医家积累了丰富的经验，从而成就了当代蓬勃发展的经方医学模式。经方医学大道至简，其方证研究、体质研究、脉法研究等内容不仅保留了中医的传统，而且与时俱进，针对现代疾病谱的应用尤其特色鲜明，理论朴实，应用高效，临证规范，推广简便。拯救岌岌可危的现代中医，需要大力提倡学习经典，普及张仲景，宣传王叔和，大力弘扬经方，推广经方！

本书尝试从平脉辨证法解读，希冀获得仲景学术的历史原貌。悟道仲景非易事，知我罪我惟叔和。张仲景总结推演平脉辨证，造福万代；王叔和继承张仲景的衣钵，功盖千秋。倘幸能步叔和后尘，得其余絮，添入仲景门墙，惟我平生所愿！"三指定乾坤，一心济天下"，虽为一辈子为之奋斗的目标，却谈何容易？正如《脉经》序云："脉理精微，其体难辨。弦、紧、浮、芤，展转相类，在心易了，指下难明。"平脉辨证法的研究历来重视不够，奥秘非一人一时所能破解。由于学识所限，本书内容错误难免，但因对中医事业的热忱、对经方医学的执迷，故不揣其陋，将自己的学习感悟全盘托出，只在于为学习经典开启一扇方便之门。故诚挚希望读者不吝赐教，共同探讨，为繁荣经方研究、振兴中医事业作出应有贡献。

本书从临证运用经方的角度系统解读《伤寒杂病论》脉法相关经文，引用原文源自钱超尘、郝万山整理的《伤寒论》，何任、何若苹整理的《金匮要略》及陈居伟注释的《景宋本脉经》，三书皆宋代林亿等人整理过的官本，篇幅比较完整，内容未加修饰。注解经文采用以经解经的方式，主要将《伤寒论》、《金匮要略》与《脉经》的内容互勘，企图还原事实，忠实原著精神，解秘著作内涵，着重从脉法原理结合相关经文解读，揭示平脉辨证运用规律，为读者熟读经典铺垫基础。若读者幸有所得，是本书的著述目的。

本书蒙南京中医药大学黄煌教授题写书名以鼓励，写作得到了北京中医药大学郝万山教授、中国中医科学院广安门医院仝小林教授、广州中医药大学李赛美教授的精心指导，当此付梓出版之际，我深表谢意！

徐汝奇

2013 年 3 月 30 日

目 录

上篇　万世医宗　千古圣明

中篇　平脉辨证　纲要分明

下篇　平脉辨证　应用有纪

上篇　万世医宗　千古圣明

《伤寒杂病论》平脉辨证法集萃

仲景论脉

问曰：脉有三部，阴阳相乘。荣卫血气，在人体躬。呼吸出入，上下于中，因息游布，津液流通。随时动作，效象形容，春弦秋浮，冬沉夏洪。察色观脉，大小不同，一时之间，变无经常。尺寸参差，或短或长，上下乖错，或存或亡。病辄改易，进退低昂，心迷意惑，动失纪纲。愿为具陈，令得分明。

师曰：子之所问，道之根源。脉有三部，尺寸及关，荣卫流行，不失衡铨。肾沉心洪，肺浮肝弦，此自经常，不失铢分。出入升降，漏刻周旋，水下百刻，一周循环。当复寸口，虚实见焉。变化相乘，阴阳相干。风则浮虚，寒则牢坚。沉潜水滀，支饮急弦。动则为痛，数则热烦。设有不应，知变所缘。三部不同，病各异端，太过可怪，不及亦然。邪不空见，终必有奸，审察表里，三焦别焉。知其所舍，消息诊看，料度腑脏，独见若神。为子条记，传与贤人。

阴阳要略

问曰：脉有阴阳，何谓也？答曰：凡脉大、浮、数、动、滑，此名阳也；脉沉、涩、弱、弦、微，此名阴也。凡阴病见阳脉者生，阳病见阴脉者死。

病有发热恶寒者，发于阳也；无热恶寒者，发于阴也。发于阳，七日愈；发于阴，六日愈。以阳数七、阴数六故也。

病人身大热，反欲得近衣者，热在皮肤，寒在骨髓也；身大寒，反不欲近衣者，寒在皮肤，热在骨髓也。

六经病提纲

太阳之为病，脉浮，头项强痛而恶寒。

阳明之为病，胃家实是也。

少阳之为病，口苦，咽干，目眩也。

太阴之为病，腹满而吐，食不下，自利益甚，时腹自痛。若下之，必胸下结硬。

少阴之为病，脉微细，但欲寐也。

厥阴之为病，消渴，气上撞心，心中疼热，饥而不欲食，食则吐蛔，下之利不止。

经方应用原则

观其脉证，知犯何逆，随证治之。常须识此，勿令误也。

一、张仲景非长沙太守

据报道，南阳在 1981 年整修医圣祠时，人们在张仲景墓的墓碑下面挖出一个碑座，碑座侧面刻着 4 个字——咸和五年。又有资料说，在明代崇祯五年，也就是 1632 年，在南阳城东，农民在挖井时挖出一个石碑来，石碑上写着 11 个字——汉长沙太守医圣张仲景墓。咸和是晋成帝司马衍的年号，咸和五年相当于公元 330 年，距张仲景去世仅一百多年。碑体和碑座的出土，应该说为考证张仲景事迹提供铁证了。然而即使有如此的铁证，张仲景是否曾为官长沙太守，仍然值得怀疑。

张仲景曾经为官长沙太守的记载，迄今发现最早的文献应该算唐代甘伯宗《名医录》了。《名医录》中称张仲景"举孝廉，官至长沙太守"。此时离东汉已去五六百年，且这《名医录》现在也失传了，现在引用的是宋代官方的校正医书局林亿等人为《伤寒论》作的序："张仲景，《汉书》无传，见《名医录》云：南阳人，名机，仲景乃其字也。举孝廉，官至长沙太守。始受术于同郡张伯祖。时人言，识用精微，过其师。所著论，其言精而奥，其法简而详，非浅闻寡见者所能及。"此时距东汉已上千年，序文中张仲景"官至长沙太守"的说法延续至今。而宋本《伤寒论》今也不存，其内容仅在明代赵开美所刻版的《伤寒论》中可见。

据考证，张仲景约生于东汉和平元年（公元 150 年），卒于建安二十四年（公元 219 年）。与张仲景年代相近的晋代陈寿（公元 233 ~ 287 年）所著《三国志》及稍后的宋代范晔（公元 398 ~ 446 年）所著《后汉书》，与西汉司马迁的《史记》、东汉早期班固的《汉书·艺文志》并称前四史，位列中国古代二十四史之首，其纪传列志内容翔实，在现代均考之有据。长沙在汉代是一个军事、政治、经济重镇，长沙太守地位显赫，史书上记载的历届长沙太守有孙坚、苏代、张羡、张怿、廖立、韩玄，唯独没有张仲景。

距东汉之后的晋唐医籍如王叔和（公元 201 ~ 280 年）的《脉经》、皇甫谧（公元 215 ~ 282 年）的《甲乙经》均未提张仲景官守长沙之事。

在东汉末年的三国诸侯豪强割据之时，太守之职官位权倾一方，张仲景即为太守又同为一方名医，影响力不可不大，以叙事写实著称的《三国志》、《后汉书》中均无赫赫有名的长沙太守张仲景的记载，而与张仲景同时代的名医华佗（公元 145 ~ 205 年）的事迹在《后汉书·华佗传》中历历可考，作者岂有不识货的厚此薄彼之理？

凡此可见，张仲景为官长沙太守之说颇有不实之嫌。

张仲景性情高雅，愤世疾俗，自己对官场并无好感，此从《伤寒杂病论》原序中大发感概的内容可据。我们不妨重温《伤寒杂病论》的张仲景原序：

"余每览越人入虢之诊，望齐侯之色，未尝不慨然叹其才秀也。怪当今居世之士，曾不留神医药，精究方术，上以疗君亲之疾，下以救贫贱之厄，中以保身长全，以养其生，但竞逐荣势，企踵权豪，孜孜汲汲，惟名利是务，崇饰其末，忽弃其本，华其外而悴其内，皮之不存，毛将安附焉？卒然遭邪风之气，婴非常之疾，患及祸至，而方震栗，降志屈节，钦望巫祝，告穷归天，束手受败。赍百年之寿命，持至贵之重器，委付凡医，恣其所措。咄嗟呜呼！厥身已毙，神明消灭，变为异物，幽潜重泉，徒为啼泣。痛夫！举世昏迷，莫能觉悟，不惜其命，若是轻生，彼何荣势之云哉？而进不能爱人知人，退不能爱身知己，遇灾值祸，身居厄地，蒙蒙昧昧，蠢若游魂。哀乎！趋世之士，驰竞浮华，不固根本，忘躯徇物，危若冰谷，至于是也！"

这段序文中，张仲景对"荣势"、"权豪"、"名利"的批评深恶痛绝，对漠视生命的现象忧心如焚，更显其对仕官的鄙视，对医学的高境界追求。而序文首言"论曰：余每览越人入虢之珍，望齐侯之色，未尝不慨然叹其才秀也"之"才秀"一词，从官场惯例当避后汉光武帝刘秀之讳，例《汉书·董仲舒传》所载"立学校之官，州郡举茂才、孝廉皆自董仲舒发之"一句的"茂才"原义即秀才。若张仲景身为太守或曾为官职，哪有不守当朝官制之理？唐宋之后读书人"士而优则仕"的官本位思想浓烈，因崇拜张仲景，故以己之腹度他人之身，强加了张仲景一个长沙太守官衔，好事者甚至为张仲景伪造了一块"汉长沙太守医圣张仲景墓"的碑石以示纪念，只是想当然而已。

后世多把"长沙"作为张仲景或《伤寒杂病论》的指代。此称谓清代甚为流行，如黄元御编著的《长沙药解》、陈修园编著的《长沙方歌括》之类，当是以讹传讹。古人择业，俗有"九流"标准："一流举子二流医，三流风水四流批，五流丹青六流相，七僧八道九琴棋"。以医为业向来不为读书人第一志愿，落第不举、当官无望愤而治医，只好自嘲"不为良相，即为良医"。而官员习医自娱，一如现代中医爱好者一般，本是业余爱好，为了证明自己不是附会风雅，甚至杜撰了一个长沙张太守"坐堂行医"的故事以示古有定例，事非偶然，自是无稽之谈了。

张仲景既未做官长沙太守，那是何方人士呢？

二、张仲景乃方术之士

东汉末年战乱纷纭，豪强割据，民不聊生，瘟疫流行，如张仲景自己形容所云："遇灾值祸，身居厄地。"在如此恶劣的生存环境下，作为读书人的张仲景是如何作为的呢？

张仲景首先是拜师学艺谋生，接受了师徒授受的传统教育，《名医录》说他"始受术于同郡张伯祖"，且青出于蓝而胜于蓝，张仲景的学识超过了他的师父，"时人言，识用精微，过其师。所著论，其言精而奥，其法简而祥，非浅闻寡见者所能及"，这句话证明张仲景是个极聪明而敏悟的学生，学识水平非常高深。

自西汉董仲舒（公元前179～104年）提出"诸不在六艺之科、孔子之术者，皆绝其道，勿使并进"，提倡"独尊儒术，罢黜百家"之后，以孔孟学说为主流的儒家思想逐渐代替道家思想，成为汉代乃至此后历代封建王朝的主政纲领。张仲景尽管个性不羁，但受其影响仍显而易见，言必称孔孟，是那个时代知识分子的特征。所以他在《伤寒杂病论》原序结尾表白说："孔子云生而知之者上，学则亚之。多闻博识，知之次也。余宿尚方术，请事斯语"，这里他介绍自己"宿尚方术"。《史记·始皇纪》云："悉召文学方术士。"这句话的意思是说："把研究社会科学和科学技术的人士集中一块。"此"文学"相当于现代所谓"社会科学"，"方术"则相当于现代所谓"科学技术"，古人的科学技术即指星相医卜之类。

我以为解读张仲景表述中的内涵，可以为我们还原一个真实的张仲景，试作如下剖析：

第一句："孔子云生而知之者上，学则亚之。"翻译成现代语言即是：生来就聪明且悟道的，是悟性最上等；学习了以后就能懂得道理的，悟性则差一些。此句出处于《论语·季氏篇》："孔子曰：生而知之者上也；学而知之者次也；困而学之，又其次也；困而不学，民斯为下矣。"

第二句："多闻博识，知之次也。"用现代语言解释即是：知道差距但可以通过反复不断的勤奋学习来掌握道理的，是悟性比较差一点了。此句源于《论语·述而篇》："子曰：盖有不知而作之者，我无是也。多闻，择其善者而从之，多见而识之，知之次也。"

从以上两句的原文理解可以看出，张仲景不但强调了"学，然后知不足"，更着重强调是悟道能力、悟道方法。

此外，《论语·述而篇》所载"子曰：我非生而知之者，好古，敏以求之者也"，和《论语·卫灵公篇》所载"子曰吾尝终日不食，终夜不寝，以思，无益，不如学也"，这两句均强调了学习的重要性。勤能补拙，与上两句意喻相同，可视作是对"生而知之者上，学则亚之。多闻博识，知之次也"观点的补充并加深理解。

第三句："余宿尚方术，请事斯语"，用现代话说就是：我素来只崇尚方术的学问，尽管不才，我一定会按照孔夫子的话去做好。"请事斯语"一句源于《论语·颜渊篇》："颜渊问仁。子曰：'克己复礼为仁。一日无己复礼，天下归仁焉。为仁由己，而由人乎哉？'颜渊曰：'请问其目。'子曰：'非礼勿视，非礼勿听，非礼勿言，非礼勿动。'颜渊曰：'回虽不敏，请事斯语矣。'"颜渊听孔子讲了如何做人、如何做到"克己复礼"的道理后表示说："回虽然不聪敏，一定照老师这话去做。"

"宿"，东汉许慎《说文解字》释"止也"，与古文"夙"同义，与现代"夙愿"意义相近。

日本医家加藤良白《伤寒论自序注解》解："《广韵》：'宿，素也。'《后汉书·马援传》：'宿怀不平。'《字典》云：'尚，贵也。'《曲礼》云：'礼尚往来'。《易》曰：'尚往来消息。'《尔雅》云：'请，求谓也。'《论语》曰：'回虽不敏，请事斯语。'朱子曰：'事，如事事之事。请事此事，颜子默识其理，又自知其力有以胜之，故直以为己任不疑也。'"

"方术"一词，《北史·周澹传》载："澹多方术，尤善医药。"此处文意明白，医药只是方术中的一种技艺，方术包含了医药。由此可见，张仲景所谓的"方术"不仅仅指学习医药，而是包含了医药学识在内的道家修炼课程。

日本医家山田正珍在《伤寒论集注》中认为张仲景所谓的"留神医药，精究方术"的"医药、方术"，是"互文言之"，显然有失偏颇。

《论语·述而篇》有如此一段话："子曰：志于道，据于德，依于仁，游于艺。"道，指道理，学问研究；德，指品德修养，含遵纪守法；仁，仁者爱人，指和谐的人际关系；艺，指礼、乐、射、御、术、数六艺，泛指谋生的技能。在孔子眼中，"志于道，据于德，依于仁，游于艺"是做人的基本操守，是人生成功的必修课，只有"道、德、仁、艺"这四个方面齐备才能够"修身、治国、齐家、平天下"，才算完美人生。张仲景志存高远，自觉向孔子所要求的这四个方面看齐，并且极其虔诚，所以才说"余宿尚方术，请事斯语"。

中华文化的始祖源于"道"，"易"以载"道"，变通谓之"易"。通天地之道，明生命之理，晓变化之术，一部《易经》行天下，悟道修行，是古代知识分子的必修课。《素问·上古天真论》中倡导的"其知道者，法于阴阳，和于术数，食饮有节，起居有常，不妄作劳"的神仙养生观念，毫无疑问也影响了张仲景的学问之道。基于宇宙科学观察的"道"，贯穿于远古人类生活的方方面面，其阴阳五行学说内涵，不仅是中国古代文化的基础，同时也是成为支撑或构建中国古代科学技术的基础理论，所以通晓阴阳五行必然成为那个时代的最高学识。

我们现从《伤寒杂病论》序文中已了解到，张仲景生于世家望族，家族成员达二百余人，本来潜心修行悟道，不料瘟疫流行，夺去了三分之二亲人的性命，他深受打击，"感往昔之沦丧，伤横夭之莫救"，于是转而"勤求古训、博采众方，撰用素问九卷、八十一难、阴阳大论、胎胪药录，并平脉辨证，为伤寒杂病论，合十六卷。"为了便于后学入门，防备学者误入歧途，他抛弃了常人不易掌握的"望而知之"的望诊方法，只把易于学习、便于掌握的平脉辨证法作为悟道捷径予以推广，所以他说"虽未能尽愈诸病，庶可以见病知源。若能寻余所集，思过半矣。"在《金匮要略·脏腑经络先后病脉证第一》篇的结尾，张仲景提示说"夫诸病在脏欲攻之，当随其所得而攻之。如渴者，与猪苓汤，余皆仿此"，尤可见他强调学习其著作必须悟道的一片苦心。

解读《伤寒杂病论》，有学者因书中体例某些内容与《黄帝内经》的描述不尽相同，怀疑张仲景的理论别有出处，如"医经派"认为出自《黄帝内经》，"医方派"则认为出自商·尹伊《汤液经法》，咎其实质，即在于对张仲景属"方术之士"认识不足。《素问·五脏别论》中云"黄帝问曰：余闻方士，或以为脑髓为藏，或以肠胃为藏，或以为府。敢问更相反，皆自谓是。不知其道，愿闻其说。"意即懂得方术的人都是从修炼中以自己的视觉来区分脏腑，就和我们现在观察现代解剖下的五脏六腑与中医功能态的五脏六腑一样，义异而名同。懂得这个道理，对张仲景何以借《黄帝内经》中经络六经之名，而行《伤寒论》六经辨证之实的理解就容易多了。

在张仲景逝世后不久，晋·皇甫谧在《针灸甲乙经》序言中记载了这么一则有关张仲景的故事。他描述道："仲景见侍中王仲宣，时年二十余，谓曰：'君有病，四十当落眉，落眉半年而死。'令服五石汤可免。仲宣嫌其言忤，受汤勿服。居三日，见仲宣，谓曰：'服汤否？'曰：'已服。'仲景曰：'色候固非服汤之诊，君何轻命也！'仲宣犹不言。后二十年果眉落，后一百八十七日而死，终如其言。"从这则故事可以看出，张仲景擅长望诊且望诊功夫极为了得。而望诊的基本功，则源于五运六气的推理，五运六气是方术运用的基本内容。他利用方术数理推论预测王仲宣四十年后会眉毛脱落，眉毛脱落后半年会死亡的结果证明，张仲景是一个十分高明的方术之士。

三、张仲景是千古圣人

张仲景学医的动机，正如孔子云："笃信好学，守死善道。危邦不入，乱邦不居。天下有道则见，无道则隐。"（《论语·泰伯篇》）大丈夫立世，志当不朽，"立功、立德、立言，三不朽之事也"，夫子早有教导。作为"方术"之士，既无为官愿望，又受家庭成员病死所累，张仲景别无选择，"感往昔之沦丧，伤横夭之莫救，乃勤求古训、博采众方"，搜寻历代医籍，把自远古以来的医家经验精华加以验证，发皇前贤，参以己见，著述立说，冀以济世救人，终于编辑成了一部举世罕见的医学巨著。书成之后，张仲景踌躇满志，激动之情溢于言表，其云"虽未能尽愈诸病，庶可以见病知源。若能寻余所集，思过半矣"真是一点也不谦虚！

可惜，当时张仲景只是民间的一个"方术"之士，虽然偶尔去官家走动，如见了王仲宣这样的官员，毕竟名气不够大，王仲宣才不信任他，当时的官方也好、民间也好，也皆不识，举天之下名医仅知华佗而不识仲景。故张仲景之后不久的史书作者，如晋代陈寿所著《三国志》及稍后的宋代范晔所著《后汉书》，皆不认张仲景可以入名士之流，我甚至怀疑他们连张仲景之名连同他的著作《伤寒杂病论》都没听说过。因为此书只在民间的少数医家手中当做秘籍展转流传，甚至被某些医家当做升官、谋财的资本。所以，唐代孙思邈写《千金要方》时说"江南诸师秘仲景要方不传"，宋代林亿校正《金匮要略》时也说"乃录而传之士流，才数家耳"。

史称晋魏太医令王叔和为仲景功臣，因为《伤寒论》《金匮要略》由他编著而保存。其著《脉经》序云："夫医药为用，性命所系。和、鹊至妙，犹可加思；仲景明审，亦候形证。一毫有疑，则考校以求验。故伤寒有承气之戒，呕哕发下焦之问。而遗文远旨，代寡能用；旧经秘述，奥而不售。遂令末学，昧于源本，互滋偏见，各逞已能。致微疴成膏肓之变，滞固绝振起之望，良有以也。"此言激愤之情跃然纸上，足见王叔和对仲景学术的重视，以及编次《脉经》的用心良苦。

《伤寒杂病论》中的一部分到了北宋仁宗时被一位名叫王洙的翰林学士在馆阁的蠹简即虫蛀竹简中才发现，当时此残卷名《金匮玉函要略方》。迨至神宗熙宁年间，政府组建校正医书局召集高保衡、孙奇、林亿等官员将《伤寒论》《金匮要略》重新编次。《金匮要略方论序》云："臣奇尝读《魏志·华佗传》云：'出书一卷，曰：此书可以活人。'每观华佗凡所疗病，多尚奇怪，不合圣人之经。臣奇谓活人者必仲景之术也。"从此言可见张仲景的著作在当时人们心目中的地位，他们甚至怀疑华佗的医术都是学自张仲景。

晋·皇甫谧《针灸甲乙经·序》云："仲景论广《伊尹汤液》为十数卷，用之多验。"对此，宋·高保衡、孙奇、林亿等在编次《伤寒论》的序言中说："夫《伤寒论》盖祖述大圣人之意，诸家莫其伦拟。故晋·皇甫谧《针灸甲乙经》序云：伊尹以元圣之才，撰用《神农本草》以为《汤液》，汉·张仲景论广《汤液》为十数卷，用之多验。近世太医令王叔和，撰次仲景遗论甚精，皆可施用。是仲景本伊尹之法，伊尹本神农之经，得不谓祖述大圣人之意乎？"

现代学者钱超尘教授考证后认为："仲景遵行旧说而为《伤寒论》也。张仲景为时之大医，当有治验融于《伤寒论》中，然著作主体为循先贤之旧轨、录前人之成方而为书。"他在"《汤液经法》奠定《伤寒论》基础"一文中说：

"《汤液经法》32卷成书于西汉，就13方观之，我国方剂学在西汉已经进入成熟阶段。西汉前期道家思想颇受重视（见司马谈《论六家要旨》），因而方剂名称亦受到道家思想影响。东汉末，社会思潮发生重大变化，影响到方剂名称亦有改变。《辅行诀》对此有说：'阳旦者，升阳之方，以黄芪为主；阴旦者，扶阴之方，以柴胡为主；青龙者，宣发之方，以麻黄为主；白虎者，收重之方，以石膏为主；朱鸟者，清滋之方，以鸡子黄为主；玄武者，温渗之方，以附子为主。此六方者，为六合之正精，升降阴阳，交互金木，既济水火，乃神明之剂也。张机撰《伤寒论》，避道家之称，故其方皆为正名也，但以某药为名，以推主为识耳。'

张仲景'以某药为名，以推主为识'，改变西汉方剂名称之道家色彩，是方剂学一次重大变革。"

钱超尘教授所作《伤寒论》源于《汤液经法》的考据，进一步证实了张仲景"勤求古训、博采众方"，其思想要旨在于为后学者悟道中医铺路，也使我们对于他所谓的"虽未能尽愈诸病，庶可以见病知源。若能寻余所集，思过半矣"的得意表白有了更透彻的了解。从张仲景为经方正名的作为，说明他已经从道家方术思想中逐渐蜕变，转而务实地推广医学规范，并做了大众化的医学普及工作。

自东汉以来迄今一千八百年来，《伤寒杂病论》以"方书之祖"著称，一直是学习中医必读的经典，从唐代开始，历代考拔医官都把《伤寒杂病论》当作必考科目，并自隋唐以后，张仲景的著作远播海外，在世界医学界享有盛誉。从晋朝至今，中外学者整理、注释、研究、发挥《伤寒论》《金匮要略》而成书者已超过一千七百余家，这在世界史上亦属罕见。

《伤寒杂病论》把自远古以来的各家医学经验精华汇集，将重在理论阐述的医经法则与经验用药方案融为一炉，主以"病、脉、证、治"相结合，理、法、方、药一一对应，俾后之学者有规矩可循。后世医家将其辨证论治体系归纳为六经辨证法、八纲辨证法、脏腑辨证法、方证辨证法、体质辨证法，从中又演绎出许多如伤寒经方派、温病时方派、古典医学派、现代方证派、火神派等医学派别，众说皆有理，应用即有效。故《伤寒杂病论》的成就不仅仅在于它确立了辨证论治原则，更在于其收载方剂的实效性无与伦比。张仲景所确立的中医发展及诊疗模式自成书之日起，就被一代又一代的医家重复应用，即使到了科学昌明的今天，发达到了基因水平的现代医学对于张仲景思想也仅能起一个科学的肯定，经方应用研究正方兴未艾。

四、《伤寒杂病论》其实重脉诊

中医诊疗强调望、闻、问、切四种方法，四种诊法的综合运用反映了医者的技术水平。其中切诊，包括脉诊、触诊、腹诊等方法。脉诊的诊疗价值有类于现代医学各项仪器检查的作用，是中医诊疗的客观指标。仪器检查注重病理分析，凭脉诊断重在病机辨识。独重脉诊，辅助以望、闻、问三诊，为《伤寒杂病论》辨证思维的主要特色。通览全书，明确脉法应用的原文超过三分之一，涉及20多种主脉与50多种兼脉。之所以独重脉诊的原因，或在于其余三诊存在着干扰因素，有一定的不确定性之故。如《平脉法》载：

"问曰：上工望而知之，中工问而知之，下工脉而知之，愿闻其说。师曰：病家人请云，病人苦发热，身体疼，病人自卧，师到诊其脉，沉而迟者，知其差也。何以知之？若表有病者，脉当浮大，今脉反沉迟，故知愈也。假令病人云腹内卒痛，病人自坐，师到脉之，浮而大者，知其差也。何以知之？若里有病者，脉当沉而细，今脉浮大，故知愈也。

师曰：病家人来请云，病人发热烦极。明日师到，病人向壁卧，此热已去也。设令脉不和，处言已愈。设令向壁卧，闻师到，不惊起而盼视，若三言三止，脉之咽唾者，此诈病也。设令脉自和，处言汝病大重，当须服吐下药，针灸数十百处乃愈。"

以上系两则诊疗故事：一则是患者故意隐瞒事实夸大病情，一则是无病诈病，均凭脉法辨伪。张仲景以此诊疗经过告诫读者脉诊的重要性，经此教训，故在脉法提纲中同时介绍了一些望诊经验，如《平脉法》载：

"师持脉，病人欠者，无病也。脉之呻者，病也。言迟者，风也。摇头言者，里痛也。行迟者，表强也。坐而伏者，短气也。坐而下一脚者，腰痛也。里实护腹，如怀卵物者，心痛也。"

《伤寒论》75条云："未持脉时，病人手叉自冒心，师因教试令咳而不咳者，此必两耳聋无闻也。所以然者，以重发汗，虚，故如此。发汗后，饮水多必喘，以水灌之亦喘。"

此条经文证明，张仲景擅长望诊，诊法一般先从观察着手，问清病因，估量分析之后，再据脉诊反推病机，诊疗过程丝丝入扣，得出结果分毫不差。

另，《金匮要略·脏腑经络先后病脉证第一》篇亦载望诊内容。如下：

"问曰：病人有气色见于面部，愿闻其说。师曰：鼻头色青，腹中痛，苦冷者死（一云腹中冷，苦痛者死）。鼻头色微黑色，有水气；色黄者，胸上有寒；色白者，亡血也。设微赤，非时者，死。其目正圆者，痉，不治。又色青为痛，色黑为劳，色赤为风，色黄者便难，色鲜明者有留饮。

师曰：病人语声寂然，喜惊呼者，骨节间病；语声喑喑然不彻者，心膈间病；语声啾啾然细而长者，头中病（一作痛）。

师曰：息摇肩者，心中坚；息引胸中上气者，咳；息张口短气者，肺痿唾沫。

师曰：吸而微数，其病在中焦，实也，当下之即愈，虚者不治。在上焦者其吸促，在下焦者其吸远，此皆难治。呼吸动摇振振者，不治。"

由此可见，色脉合参是避免误诊的重要方法，其重要性也不言而喻。后世医家对脉法应用经验欠缺，认为有所谓"脉证不符"之病，可舍脉从证，当是出于对仲景脉法的无知。《素问·脉要精微论》说"切脉动静而视精明，察五色，观五脏有余不足，六腑强弱，形之盛衰，以此参伍，决死生之分。"脉法如此重要，故仲景脉法不可不学，色脉互参更当掌握。

事实上，经认真通读、仔细分析后不难发现，《伤寒杂病论》中的每一条经文、每一个症状都对应着相应的脉象，左、右寸关尺六部的脉象与经文描述的症状都可一一对应。

如 66 条："发汗后，腹胀满者，厚朴生姜半夏甘草人参汤主之。"方治主症"腹胀满"，提示病位在中焦，主脉当见关浮弦。因为弦主气机不利，"腹胀满"属虚胀气滞，故本方证主病位在中焦，主脉当见关脉浮弦。

如 79 条："伤寒下后，心烦腹满，卧起不安者，栀子厚朴汤主之。"方治主症"心烦腹满，卧起不安"，提示病位在中上焦，主脉当见寸关浮弦或滑。因为寸浮滑主阳盛、关弦滑主气机化火，"心烦腹满，卧起不安"为中焦不利，郁热不解所致，故寸关浮弦或滑为本方证主脉。

上述分析方法是由张仲景本人提出的，只是我们没有在意而已。如 244 条："太阳病，寸缓、关浮、尺弱，其人发热汗出，复恶寒，不呕，但心下痞者，此以医下之也。如其不下者，病人不恶寒而渴者，此转属阳明也。小便数者，大便必硬，不更衣十日，无所苦也。渴欲饮水，少少与之，但以法救之。渴者，宜五苓散。"

此中"寸缓、关浮、尺弱"描述清晰，"寸缓"与"发热汗出"对应，因为脉缓是太阳病中风的主脉，太阳病中风主症必"发热汗出"；"关浮"对应"心下痞"，心下居中焦，痞即气滞，故从"关浮"当知痞；"尺弱"，即提示下焦虚寒，故知因误下已伤阳，故"复恶寒，不呕"。提示读者当从"寸缓、关浮、尺弱"的脉候中知其病位仍在太阳，属外证未除、表里不解之证。如果下之未下，"病人不恶寒而渴"提示内热而实，故依此判定病位已从太阳"转属阳明"；如"小便数者，大便必硬，不更衣十日，无所苦也"，则从小便数、大便硬、无所苦的证候知其为"脾约"之证。如运用下法之后，稍有口渴，示伤阴不甚，故可少量饮水；若饮不止渴，则为津液化生障碍，故提出"宜五苓散"治之，以促使津液气化。从五苓散的运用举例提醒读者"但以法救之"，告诫出现什么脉证就当了解什么病机，从病机原理中知晓发生相关证候的原因，并对证治疗。外证未除、表里不解之证夹痞者属桂枝人参汤主治，脾约则麻子仁丸。

再如《金匮要略·痰饮咳嗽病脉证并治》载："脉双弦者，寒也，皆大下后善虚。脉偏弦者，饮也。"

此双弦显然是独脉，经文义从寸口脉法左右三关均见弦，以判别虚寒重证与饮邪蓄积。双弦为寒，偏弦为饮，诊断是多么简单而明了。《伤寒论·辨可下病脉证并治》篇谓："脉双弦者，必心下硬；脉大而紧者，阳中有阴也，可下之，宜大承气汤。"此"脉双弦者"，当属纯阴无阳，以示虚寒至极，而判定"必心下硬"。"心下"，一般指剑突下胃脘部，若寒剧，腹肌紧张，故此曰"硬"。脉法对应当在左右关部，独脉的意义更非同寻常。另《脉经·卷六·脾足太阴经病证第五》篇载："寸口脉双紧，即为如入，其气不出，无表有里，心下痞坚。"此"寸口脉双紧"即指双寸脉皆紧，紧为寒，左寸心、右寸肺，均为上焦受寒，寒闭心肺，阳气不宣，故"其气不出，无表有里，心下痞坚"。脉法所指也是独脉。所以，结合《脉经》去解读《伤寒论》、《金匮要略》，其疑难问题都可迎刃而解。如果因为《脉经》是王叔和所撰，《伤寒论》、《金匮要略》中有王叔和的脉法就可以不学习、不应用，岂不是滑天下之大稽？

张仲景无疑是擅长脉法的，可读者往往忽视《伤寒杂病论》中经文的确切含义。仲景脉法首辨阴阳，力主独脉，脉合六经，表里分定，三焦一统，病机显明。王叔和迎合张仲景，撰编《脉经》以辅助学习《伤寒杂病论》。但自金·成无己注解《伤寒论》开端，却少有人意识到仲景脉法的真谛，不明证从脉独之理，致使理解经文疑虑重重，运用经方疗效平平，竟至谩骂王叔和，还以为真的是"古方不能治今病"！

五、为什么说仲景唯王叔和能学之

宋代林亿等整理张仲景著作时在《伤寒论·序》中感叹："所著论，其言精而奥，其法简而详，非浅见寡闻者所能及。自仲景于今八百余年，惟王叔和能学之。其间如葛洪、陶弘景、胡洽、徐之才、孙思邈辈，非不才也，但各自名家，而不能修明之。"林亿发此感慨的依据是什么呢？

《伤寒杂病论》由王叔和编次，一为《伤寒论》、一为《金匮要略》，在《伤寒杂病论》的基础上，王叔和再次撰著《脉经》。魏晋距宋八百余年，王叔和所编著的《伤寒论》、《金匮要略》、《脉经》都由林亿等人重新整理。林亿等人一定是认真拜读这三部著作后才有所感触而大为惊叹的。

从行文体例分析，与《伤寒论》、《金匮要略》互通的内容大约占了《脉经》的一半，而其余内容主要解释脉法原理，规范脉法应用，而这部分内容恰为《伤寒论》、《金匮要略》中的经文所不逮，却与平脉辨证经文的运用密切相关。由此可以猜想，王叔和意在为张仲景的平脉辨证法创立规矩。

正如王叔和在《脉经·序》中所言："脉理精微，其体难辨。弦、紧、浮、芤，展转相类，在心易了，指下难明。谓沉为伏，则方治永乖；以缓为迟，则危殆立至。况有数候俱见，异病同脉者乎！"《伤寒论》、《金匮要略》中有许多不规则脉法描述，阴阳类脉之间相互替代的情况比比皆是。所以，结合《脉经》的脉法规范，解读经典原文实有必要。

如 86 条："衄家不可发汗，汗出必额上陷，脉急紧，直视不能眴，不得眠。"何谓"脉急紧"？《脉经》释象："数脉，去来促急。紧脉，数如切绳状。滑脉，往来前却流利，展转替替然，与数相似。"故从"数、紧、滑"这三种与"脉急紧"近似的脉象，结合鼻衄患者阳明内热的病机，推测张仲景所谓"脉急紧"应当是王叔和《脉经》中归类的"洪脉"之类。《脉经》解："洪脉，极大在指下。"即指下感觉到血管搏动的强大急紧，故谓"极大在指下。"

另如 186 条："伤寒三日，阳明脉大。"此"脉大"在《脉经》中也无专门论述。结合《伤寒例》中"尺寸俱长者，阳明受病也，当二三日发"的认识，"脉大"应当就是"尺寸俱长"的"长脉"。但"长脉"在《脉经》中也未作专题论述，只从"实脉"的脉形在指下去辨认："实脉，大而长，微强，按之隐指愊愊然。"故从"脉大"、"尺寸俱长"与"实脉"的近似描述，当知三者之间实质上并无多大的差异，我们不妨把它当作张仲景师徒授受的现场直播，是当时的口语化记叙。

再如《金匮要略·胸痹心痛短气病脉证治》载："师曰：夫脉当取太过不及，阳微阴弦，即胸痹而痛，所以然者，责其极虚也。今阳虚知在上焦，所以胸痹、心痛者，以其阴弦故也。"此脉法实则是《平脉法》"三部不同，病各异端，太过可怪，不及亦然。邪不空见，终必有奸，审察表里，三焦别焉"的阴阳虚实诊断方法发挥，故可以鉴别"胸痹、心痛"。何谓太过、不及？《脉经·辨尺寸阴阳荣卫度数第四》另有解释：

"脉有尺寸，何谓也？然，尺寸者，脉之大会也。从关至尺是尺内，阴之所治也。从关至鱼际是寸口内，阳之所治也。故分寸为尺，分尺为寸。故阴得尺内一寸，阳得寸内九分，尺寸终始一寸九分，故曰尺寸也。脉有太过，有不及，有阴阳相乘，有覆，有溢，有关，有格，何谓也？然，关之前者，阳之动也，脉当见九分而浮。过者，法曰太过；减者，法曰不及。遂上鱼为溢，为外关内格，此阴乘之脉也。关之后者，阴之动也，脉当见一寸而沉。过者，法曰太过；减者，法曰不及。遂入尺为覆，为内关外格，此阳乘之脉，故曰覆溢。是真藏之脉也，人不病自死。"

这段话告诉了寸关尺三部如何从太过与不及去界定阴阳从属的道理。阳为寸、阴为尺，故"胸痹而痛"之证对应着"阳微阴弦"之脉，即寸脉微、尺脉弦。"然，关之前者，阳之动也，脉当见九分而浮。过者，法曰太过；减者，法曰不及……关之后者，阴之动也，脉当见一寸而沉。过者，法曰太过；减者，法曰不及。"故阳微之脉不及于寸，阴弦之脉太过于关上。

故从脉法分析，"胸痹之病，喘息咳唾，胸背痛，短气，寸口脉沉而迟，关上小紧数"，其"寸口脉沉而迟"属阳微不及，"关上小紧数"属阴弦太过。凡此以观，当知仲景所谓"阳微阴弦"指脉法阴阳大论，而具体脉象仍当从阴阳脉及其相类脉中鉴别，王叔和从"阳寸阴尺"规范确实简便易知。所以学习脉法，应该灵机活变，知其所以然，还当懂得其必然，掌握脉象定义的绝对性，以及脉法应用的相对性。

病脉相对，脉证相应，从脉象的位、势、度分析病候、概括病机，为平脉辨证的最大特色，亦足见平脉辨证法运用的规则规范。《伤寒例》为王叔和所撰，其中载："脉盛身寒，得之伤寒；脉虚身热，得之伤暑。脉阴阳俱盛，大汗出不解者死。脉阴阳俱虚，热不止者死。脉至乍数乍疏者死。脉如转索，其日死。谵言妄语，身微热，脉浮大，手足温者生；逆冷，脉沉细者，不过一日死矣。"此中"脉盛"与"脉虚"的对比，对于"伤于寒"与"伤于暑"的病因鉴别，脉势规则一目了然；"脉阴阳俱盛"与"脉阴阳俱虚"即从脉度规范类别，概括特定病候。凡脉阴阳相并而论者皆为"伤寒"或"风温"，以此明确病候类属，见脉而知病。"脉至乍数乍疏"、"脉如转索"，则据实形容，要领不繁，是从脉势概括脉法；而"脉浮大"与"脉沉细"的脉象对比，则是包含了脉度与脉势的脉法规范，便于辨识病性，确定病机。

如上所述，在《伤寒论》、《金匮要略》所涉及脉法运用的原文中，有许多文字上表述不一而实质内容一致的记载。可以想象，王叔和也许正是基于此，才收集历代前贤的脉学经验，撰著《脉经》，希图以规范脉法运用、解释脉候内涵，来补充《伤寒论》、《金匮要略》脉法应用的遗缺。正如宋代林亿等人在《校定脉经序》时指出："臣等观其书，叙阴阳表里，辨三部九候，分人迎、气口、神门，条十二经、二十四气、奇经八脉，以举五脏六腑、三焦、四时之疴。若网在纲，有条而不紊，使人占外以知内，视死而别生，为至详悉，咸可按用。其文约，其事详者独何哉？盖其为书，一本《黄帝内经》，间有疏略未尽处，而又辅以扁鹊、仲景、元化之法，自余奇怪异端不经之说，一切不取，不如是何以历数千百年而传用无毫发之失乎！又其大较，以谓脉理精微，其体难辨，兼有数候俱见、异病同脉之惑，专于指下，不可以尽隐伏，而乃广述形证虚实，详明声色王相，以此参伍，决死生之分，故得十全无一失之缪，为果不疑。"评价如此高妙，因此《脉经》可以垂范千秋万代，更可以之解《伤寒》，所以他们才认为"自仲景于今八百余年，惟王叔和能学之"。

六、从《脉经》解读《伤寒杂病论》

《伤寒杂病论》源自经典，章法严谨，但文字格式活泼，脉法应用探讨、方证辨识判定等宛如一个个鲜活的故事，尤其经文中有众多的师徒对话，别具匠心，说教中蕴含着丰富的思想内涵，为读者效仿学习起了非同寻常的导向作用。

《伤寒杂病论》的成书一如宋·林亿等人整理《伤寒论》的序言中所云："夫《伤寒论》，盖祖述大圣人之意，诸家莫可论拟。故晋·皇甫谧《针灸甲乙经》序云：'伊尹以元圣之才，撰用《神农本草》以为《汤液》。汉张仲景论广《汤液》，为十数卷，用之多验。近世太医令王叔和，撰次仲景遗论甚精，皆可施用。'是仲景本伊尹之法，伊尹本神农之经，得不谓祖述大圣人之意乎？"可见《伤寒杂病论》所载方药渊源久远，是东汉之前历代医家的经验精华。

魏晋太医令王叔和在编次《伤寒论·伤寒例》篇时介绍："今搜采仲景旧论，录其证候诊脉声色对病真方有神验者，拟防世急也。"

皇甫谧介绍说"王叔和撰次仲景遗论甚精"，皆可施用。钱超尘先生通过文献考证认为："王叔和仕于魏，为太医令，其年较皇甫谧为长，且叔和与仲景弟子卫汛交厚，则叔和与仲景若不为师弟之谊，亦必相知无疑。明于此，则知叔和编撰整理之《张仲景方》十五卷不仅贴近《伤寒杂病论》之原貌，而且可以考知，至今仍在流传的仲景著作皆系叔和保持之功。"而《太平御览》是北宋官修的一部百科全书性质的类书，其卷772《方术部》之三记载：《张仲景方》序云：卫汛好医术，少师仲景，有才识。"据此，我们可以展开想象，对于《伤寒杂病论》的成书或许有如下两个可能：

1. 王叔和作为太医令，有条件从张仲景的弟子卫汛手中收集到张仲景可能完稿，但由于战乱导致篇幅残缺的成书，学习之后赞叹不已，将《伤寒杂病论》重新加工，重新编排，并将自己的学习心得加于其中。后世学者如明代方有执、明末清初喻嘉言等医家因此认为《伤寒杂病论》中的许多内容都托名于张仲景，有假以发挥之嫌，甚至逐渐形成了错简重订学派。这个学派自明清开始形成，在日本汉方医学与现代医学的影响下，忽略平脉辨证原本属于张仲景学术思想的核心，主导脏腑辨证或狭隘的方证对应，一统了现代中医教育经典课程《伤寒论》、《金匮要略》的讲台。

2. 王叔和或许是张仲景的嫡亲传人。王叔和《脉经》中大篇幅收载了《伤寒杂病论》中的内容，特别是写作体例以"问曰"、"师曰"格式编排的对话式经文；有些内容同载于《脉经》，也有部分经文只在《脉经》中收载。有考据认为，王叔和极有可能是曹魏名臣王仲宣的族人，我们不妨大胆推测，张仲景望诊王仲宣，断定四十当眉落，医术闻名天下。王叔和得以随了张仲景学徒，师徒授受，口耳相传，所以著作中才有如此多的"问曰"、"师曰"。因王叔和是张仲景的嫡传弟子，故《伤寒杂病论》才有张仲景的"述"，王叔和的"撰"。"述"，有遵循、依照之前记叙的意思，《史记·太史公自序》云"述往事"。"撰"，即写文章、著书，《后汉书·张衡传》云："著作东观，撰集《汉纪》。"依字义而解，《伤寒杂病论》的成书是由王叔和记叙而作。

王叔和在《脉经·序》中感叹道："旧经秘述，奥而不售，遂令末学，昧于原本，斥兹偏见，各逞己能，致微痾成膏肓之变，滞固绝振起之望，良有以也。"

其又介绍说："今撰集岐伯以来，逮于华佗，经论要诀，合为十卷。百病根源，各以类例相从，声色证候，靡不该备，其王、阮、傅、戴、吴、葛、吕、张，所传异同，咸悉载录。诚能留心研究，究其微赜，则可以比踪古贤，代无夭横矣。"

此言可信，王叔和撰著《脉经》不仅整理了张仲景的平脉辨证，也收载其他名家的望闻问切经验，所著虽然重点在脉诊，可也重视"百病根源"、"声色证候"；在提及的医家中，尽管没有直接点名张仲景，但此前已提到"仲景明审，亦候形证"。况《伤寒论·伤寒例》篇也说："今搜采仲景旧论，录其证候诊脉声色对病真方有神验者，拟防世急也。"从《脉经》所载的大量与《伤寒论》、《金匮要略》内容相同的篇章中可以看出，王叔和撰次相关著作的脉络次第，《伤寒杂病论》当整理在前，而《脉经》的撰编在后。

以此推论，王叔和继承了张仲景的衣钵，编辑了《伤寒杂病论》，并且针对仲景著作文法简略、内容详略互补的特点，唯恐学者学习出现偏差，所以收集历代典籍中及当代名医脉诊精华，重点演绎仲景脉法，撰著《脉经》，为学习《伤寒杂病论》作铺垫，藉此推广平脉辨证，或许是王叔和的真正动机。亦可以此想象，王叔和或许凭借张仲景传授的医术做了晋魏两朝的太医令。

宋代林亿等在《校定脉经序》中介绍：

"《脉经》一部乃王叔和之所撰也。叔和，西晋高平人，性度沉靖，尤好著述，博通经方，精意诊处，洞识修养之道。其行事具唐·甘伯宗《名医传》中。臣等观其书，叙阴阳表里，辨三部九候，分人迎、气口、神门，条十二经、二十四气、奇经八脉，以举五脏六腑、三焦、四时之痾。若网在纲，有条而不紊，使人占外以知内，视死而别生，为至详悉，咸可按用。"

正因为王叔和"博通经方，精意诊处"，使得林亿等在整理《伤寒论》时大发感叹：

"自仲景于今八百余年，惟王叔和能学之。其间如葛洪、陶弘景、徐之才、孙思邈辈，非不才也，但各自成家，而不能修明之。"

他们认为只有王叔和读懂了《伤寒论》，其他的医家虽然研究《伤寒论》亦有名，但与王叔和的理解还是不能相提并论的。那王叔和自己是怎么看待的呢？他在《脉经序》中说：

"脉理精微，其体难辨。弦、紧、浮、芤，展转相类，在心易了，指下难明。谓沉为伏，则方治永乖；以缓为迟，则危殆立至。况有数候俱见，异病同脉者乎！夫医药为用，性命所系。和、鹊至妙，犹或加思；仲景明审，亦候形证。一毫有疑，则考校以求验。故伤寒有承气之戒，呕哕发下焦之问，而遗文远旨，代寡能用。"

王叔和擅长脉法，故崇拜医和、扁鹊。西汉·司马迁作《史记》记载"至今天下言脉者，由扁鹊也。"迄今所见，《黄帝内经》中虽然有丰富的脉法内容，而涉及脉法应用问题较为全面的确属《八十一难经》。《难经》疑为秦越人（即扁鹊）著作。王叔和收集整理历代名医脉法精华，更崇拜张仲景，也忠实于张仲景，故所著《脉经卷第三》各篇结尾均注明"右新撰"、"右四时经"、"右《素问》、《针经》、张仲景"，将仲景脉法并列先贤经典同观。如《脉经·卷五》中将"张仲景论脉第一"排列于"扁鹊脉法、华佗察声色要诀"之前，凸现了王叔和的个人崇拜，亦证明了仲景的脉法发明及其不可替代性。

"仲景明审，亦候形证。一毫有疑，则考校以求验。故伤寒有承气之戒，呕哕发下焦之问，而遗文远旨，代寡能用。"这段话表明，张仲景倡导确立的诊疗过程规范而讲究，仔细而认真，缜密又慎重。同时证明，张仲景不但精于脉法，并且也注重证候的辨识，主张"色脉合参"，与他在《伤寒杂病论》序言中的"并平脉辨证"的介绍相吻合。

《脉经》的成书一如《伤寒杂病论》那样，也是一部集远古以来的医学之大成之作。后世评价王叔和的最大贡献在于确立"独取寸口"脉法，当翻开《伤寒杂病论》条文时，我们很容易发现，张仲景应用"寸口"脉法的条文比比皆是。王叔和声明，他的脉法中有来源于张仲景的成分，而从《素问》、《灵枢》中有关"寸口"脉法的论述，以及张仲景自序"撰用《素问》、《九卷》、《八十一难》、《阴阳大论》、《胎胪药录》并平脉辨证"的提示，我以为寸口脉法应当是张仲景在继承导师、学习前贤经验基础上的发明，而王叔和对寸口脉法确有提炼和完善之功，他著述《脉经》的目的，既是为了脉法应用的规范，也是为了方便学者读懂《伤寒杂病论》。单从这一点，林亿感叹道："自仲景于今八百余年，惟王叔和能学之。"此评价我以为十分公正，足以证明王叔和继承张仲景学术思想，大力推广平脉辨证方法，同时为后来学者学习《伤寒杂病论》指明了入门捷径。由此而论，王叔和的确是千百年来悟道张仲景的第一人。

我以为步王叔和之后尘，从流溯源，复读《脉经》，是学习《伤寒杂病论》、研究张仲景学术思想的唯一最佳捷径。王叔和不愧为张仲景学术思想传播的大功臣，其《脉经》的成书是为《伤寒杂病论》解读的最佳注释。

谁也无法否认这个事实：我们今天读张仲景，其实也读了王叔和！

张仲景从平脉辨证架构三阴三阳辨证体系，以"伤寒"论治为例证，推演三阴三阳平脉辨证法，源于《内经》、《难经》，却又别于《内经》、《难经》，因为他着重的是太过或不及的寸口独脉法，以及趺阳脉法、少阴脉法等脉法的联合应用。寸口脉法因为王叔和的整理，使其自《脉经》成书之后即大行于世，大家因此以为寸口脉法是王叔和的发明。遗憾的是，自王叔和之后，没有一个医家真正理解了仲景脉法的真谛，很少有医家提出需要从王叔和角度理解经典原文，更不要说可以运用仲景脉法直接从六经定方。大家都在强调方证相应，即使提到平脉辨证，也没有落实到实践中去，而专事整理仲景脉法的著述罕见。《脉经》之后，历史上针对仲景脉法有影响的著述迄今只有三个医家：一是宋代许叔微著《仲景三十六脉法图》，二是清代周学海著《辨脉平脉章句》，三是日本医家大冢敬节著《伤寒论辨脉法平脉法讲义》。此外，还有一些零散的论述，如金代成无己的《注解伤寒论》、清代黄元御的《四圣心源》、《伤寒悬解》、《金匮悬解》，等等。仲景论脉法在独脉，目的在于从平脉辨证确立三阴三阳六大类病，并在三阴三阳六大类病与三焦脏腑杂病的关联中，推求辨证知机、方证相应。尽管现代探讨仲景脉法的论文也有一些，包括现代中医权威教材《中医诊断学》的脉诊篇章，但内容简略，对仲景脉法都少有评价，对三阴三阳六经病平脉辨证纲要缺乏正确认识。后世一些著名脉法著作，如明代李时珍《濒湖脉诀》、李中梓《诊家正眼》等都另立炉灶，也没有关注到张仲景与王叔和之间的一脉相承，未能揭示出《伤寒杂病论》与《脉经》之间存在着一种你中有我、我中有你的关系，著述的内容都重在六淫病机与脏腑辨证，能够联系到三阴三阳六经辨证思维的医家极少。在脉法认识上，绝大多数医家都是"文抄公"，发明并不多，倚重五行推理、轻视六经规范，导致学习难度增大，应用更加复杂，从推广经方运用的角度而言，他们的价值根本无法与仲景脉法相比。

七、类例相从的目的何在

张仲景在《伤寒杂病论》序言中介绍他著作的缘由及特点："余宗族素多，向余二百，建安纪年以来，犹未十稔，其死亡者，三分有二，伤寒十居其七。感往昔之沦丧，伤横夭之莫救，乃勤求古训，博采众方，撰用《素问》、《九卷》、《八十一难》、《阴阳大论》、《胎胪药录》，并平脉辨证，为《伤寒杂病论》，合十六卷。虽未能尽愈诸病，庶可以见病知源，若能寻余所集，思过半矣。"

还原历史，张仲景因目睹疾病，特别是疫病流行、人口死亡众多的惨烈状况而发奋学习医道，勤求古训，博采众方，撰用了《素问》、《九卷》、《八十一难》、《阴阳大论》、《胎胪药录》等医学典籍的精华，合在一起推演为平脉辨证法，总为十六卷，著作名为《伤寒杂病论》。"并"，简化合并了两个字：简化之前一作"並"，意即"并肩而立"、"在一起"；一作"兵"，意即"合并"、"兼并"的意思。故《伤寒杂病论》的内容就是平脉辨证。书稿完成后，张仲景非常自信，也非常谦虚，自诩是"虽未能尽愈诸病，庶可以见病知源"，表示"若能寻余所集，思过半矣"。告诉读者，只要肯下功夫学习其十六卷的内容，学习医术就可以事半功倍。由此可以肯定，张仲景编著《伤寒杂病论》之时，早已料到后来学者可能的疑惑，对于著作内容的编排煞费苦心。

《伤寒杂病论》读本当以宋校正医书局林亿等校定的《伤寒论》与《金匮要略方论》为善本。张仲景自序中说"《伤寒杂病论》合十六卷"，经王叔和撰次编辑后却一分为二，一为《伤寒论》，一为《金匮要略》，原貌已不可见。但从王叔和编撰《脉经》的某些章节互勘对比中发现，他所持有《伤寒杂病论》的内容可能是比较完整的。

王叔和在其《脉经》序言结尾说："今撰集岐伯以来，逮于华佗，经论要略，合为十卷。百病根源，各以类例相从；声色证候，靡不赅定。其王、阮、付、戴、吴、葛、吕、张所传异同，咸悉载录。诚能留心研穷，究其微赜，则可比踪古贤，代无夭横矣。"

宋·林亿等校正时，只见《伤寒论》十卷、《金匮要略》三卷。其《金匮要略方论·序》云："张仲景为《伤寒杂病论》，合十六卷，今世但传《伤寒论》十卷，杂病未见其书，或于诸家方中载其一二矣。翰林学士王洙在馆阁日，于蠹简中得仲景《金匮玉函要略方》三卷，上则辨伤寒，中则论杂病，下则载其方，并疗妇人。"

林亿在另本《伤寒论》序中认为："自仲景于今八百余年，惟王叔和能学之。"

从王叔和《脉经》中部分章节同时兼杂有《伤寒论》和《金匮要略》的内容，与《脉经》王叔和序言中"百病根源，各以类例相从"这一句中可据，王叔和仅凭个人学识与爱好，认为《伤寒论》重辨伤寒，《金匮要略》重论杂病，故编次时对《伤寒杂病论》作了取舍。如果按照凡《脉经》中与《伤寒论》、《金匮要略》的内容重复者均定为王叔和发挥的标准，那只有"辨太阳、阳明、少阳、太阴、少阴、厥阴病脉证治"六篇与"辨霍乱、阴阳易差后劳复病脉证治"这八篇共计398条经文，以及《金匮要略》中"脏腑经络先后病脉证治"篇和"杂疗方、禽兽鱼虫禁忌并治、果实菜谷禁忌并治"篇属于张仲景的原始著作。实际上，《脉经》所载杂病论治经文的行文体例与《金匮要略》并无区别。我以为《伤寒杂病论》十六卷内容一定分散在《脉经》中，况且王叔和在《脉经》中已经标注了来源于张仲景的内容。是否有所混淆在所难免，故宋·林亿等校定的《金匮玉函要略方》三卷应该属王叔和重新编辑，但此三卷经林亿校定后与《脉经》相比，经文段落之间多有余漏，致使理解原文困难，肯定已非张仲景撰述的著作原貌。林亿序言可证：

"国家诏儒臣校正医书，臣奇先校定《伤寒论》，次校定《金匮玉函经》。今又校成此书，仍以逐方次于证候之下，使仓卒之际，便于检用也。又采散在诸家之方，附于逐篇之末，以广其法。以其伤寒文多节略，故所自杂病以下，终于饮食禁忌，凡二十五篇，除重复，合二百六十二方，勒成上中下三卷，依旧名曰《金匮方论》。"

林亿等如此编排《伤寒杂病论》的原因，在于他们认为"尝以对方证对者，施之于人，其效若神。然而或有证而无方，或有方而无证，救疾治病，其有未备。"（见《金匮要略方论·序》），认定《伤寒论》"证外合三百九十七法"（见《伤寒论·序》）。后来学者从中推论《伤寒杂病论》的条文特点，即"无方曰证，有方曰法。"

而早于林亿数百年的唐·孙思邈在《千金翼方》中也指出："旧法方证，意义幽隐，乃令近智所迷，览之者造次难悟，中庸之士，绝而不思，故使闾里之中，岁致夭枉之痛，远想令人慨然无已。今以方证同条，比类相附，须有检讨，仓促已知。"

故现在我们所见到的《伤寒论》、《金匮要略》种种版本的编排体例均为"方证同条，比类相附"，提纲挈领，子目相从，以子目为核心而分辨何者为证、何者为法，纲举目张，确实方便学者对比学习、检索应用。

孙思邈编辑方法即"方证同条，比类相附，须有检讨，仓促已知"，与林亿等人编辑强调"仍以逐方次于证候之下，使仓卒之际，便于检用也"的意义相同，都力求在学习上的精炼简约，运用上的简便实用，其实质一如现代的科普传播，是为了大众化推广的目的。古人强调读书人当习医以自重，恰与如今的"中医爱好者"类似，而与张仲景所要求的"视死别生"毕竟有科学普及与术业专攻上的一定差距。

所以，从"方证同条，比类相附"的编排体例再细心会意《伤寒论》以"辨ＸＸＸ病脉证并治"、《金匮要略》以"ＸＸＸ病脉证并治"的篇目，依稀可辨张仲景著作此书"虽未能尽愈诸病，庶可以见病思源。若能寻余所集，思过半矣"的一片苦心，即在于张仲景把"病、脉、证、治"四个方面相互对应，一如现代辞典的编排，兼具指导与鉴别作用，便于抓主证、辨病机。并且主证主方、兼证兼方主次有别，以病、脉为纲，以证、治为目，强调悟道通变、举一反三，具有圆机活法、思路灵活、方法多样的特点。《伤寒杂病论》的学习，依读者的学识水平可以读出不同的效果，原因在于原创作者、编次整理者的刻意安排，浅尝可以模仿，深究可以悟道。从"病皆与方相应者，乃服之"着手，此即肤浅的"方证相应"；从"观其脉证，知犯何逆，随证治之"学习，此为深奥的"平脉辨证"。两相结合，读者可由浅入深，也可以执一御万。

"病、脉，证、治"的篇首编排，充分体现了平脉辨证法的学习与应用，但我以为张仲景更强调了脉法运用，这点可以从他在《伤寒杂病论》原序中的批评可见。他说："观今之医，不念求经旨，以演其所知；各承家技，终始顺旧，省疾问病，务在口给；相对斯须，便处汤药；按寸不及尺，握手不及足；人迎趺阳，三部不参；动数发息，不满五十；短期未知决诊，九候曾无仿佛；明堂阙庭，尽不见察，所谓窥管而已。夫欲视死别生，实为难矣！"所以从张仲景之意，王叔和编次《伤寒论》十卷，继又编著《脉经》十卷，只是为了一个"百病根源，各以类例相从"的目的，更或许遗失了的《伤寒杂病论》三卷就有夹杂在《脉经》中的可能。王叔和以《脉经》辅读《伤寒论》，强调脉法应用，当是为了迎合张仲景原意；而孙思邈、林亿等编排《伤寒论》、《金匮要略》，只是为了"方证同条，比类相附"，目的是简单化，却给后人解读《伤寒杂病论》留下了无限的空间，甚至弱化了脉法的学习应用，与张仲景著述强调平脉辨证的目的已炯然有异，应该是后世伤寒学术研究杂说纷纭的主要原因。

八、"伤寒"的本质与伤寒之学的正名

自明清以来，有不少学者认为张仲景连同他的著作只不过是一家之言，《伤寒论》仅限于"伤寒"的辨证论治。因为《内经》中认为"伤寒"有广义与狭义之分，所以

《伤寒论》是专门研究"伤寒"的著作，张仲景的学术思想只是中医各家学说譬如金元四大家的一个分支，即所谓"伤寒学派"。"伤寒学派"侧重伤寒，疏于温病，所以"古方今病不相能也"，甚至兴起了一个以叶天士、吴鞠通等医家为首的温病学派，形成寒、温之争。医家们口诛笔伐，至今仍各持一端，何以如此？分析不妨从《伤寒杂病论》的版本说起。现存《伤寒杂病论》并不完整，我们迄今所见的最好版本为宋代林亿等按朝廷要求修撰的所谓"宋本"。

现代文献学专家钱超尘教授考证，《张仲景方》《伤寒杂病》《金匮玉函》都是《伤寒杂病论》在一定历史时期流传的别名。张仲景在《伤寒杂病论》自序中言："感往昔之沦丧，伤横夭之莫救，乃勤求古训，博采众方，撰用《素问》《九卷》《八十一难》《阴阳大论》《胎胪药录》，并平脉辨证，为《伤寒杂病论》，合十六卷。"即《伤寒杂病论》内容有十六卷，是否成书之后即散失或自王叔和整理之后才混乱，已无从考证。从王叔和《脉经·序》"故《伤寒》有承气之戒"可据，《伤寒杂病论》自古简称《伤寒》。

但《伤寒杂病论》冠名"伤寒"与"杂病"，且《伤寒论》的主要内容又为论治"伤寒"，所以后世学者往往囿于"伤寒"之名而误以"三阴三阳"架构的平脉辨证体系的本质，并因此漠视经方的价值，甚至混淆经方的运用。

晋代医家皇甫谧说："汉张仲景论广《汤液》为数十卷，用之多验。"隋代医家陶弘景说："汉晋已还，诸名医辈，张机、卫汜、华元化、吴普、皇甫玄晏、支法师、葛稚川、范将军等，皆当代名贤，咸师此《汤液经法》，愍救疾苦，造福含灵。其间增减，虽各擅其长，或致新经似乱旧经……仍方圆之于规矩也。"此二位医家去魏晋不远，对《伤寒杂病论》的真实性应该最有发言权，可以肯定《伤寒杂病论》源于自古相传的《汤液经法》。

《汤液经法》应该是一部记载古代经方的非常重要的著作，《伤寒杂病论》应该是经方医学的历史延伸，更可能是东汉之前中华医学的大成之作，而不仅仅是张仲景自己论治"伤寒"的经验总结。

所以，后世囿于《伤寒论》的名称而忽视《伤寒论》的本质，把"三阴三阳"六经辨证体系误以为是局限的"伤寒之学"，统称"伤寒六经"，这无疑曲解了张仲景著作的本意，忽视了经方医学的重要性，因而局限了经方医学的学习与应用，甚至把经方医学体系当作中医学科的一个分支，把《伤寒杂病论》的研究当作一个历史学派来对待。这些不能不说是历史的玩笑！

推广经方医学，必须回归《伤寒杂病论》历史本源。经方医学的本源是什么？我们不妨通过解答"伤寒的实质是什么？"这个历史问题来回答：

《伤寒论·辨太阳病脉证并治上第五》开篇即言：

1条："太阳之为病，脉浮，头项强痛而恶寒。"

2条："太阳病，发热，汗出，恶风，脉缓者，名为中风。"

3条："太阳病，或已发热，或未发热，必恶寒，体痛，呕逆，脉阴阳俱紧者，名为伤寒。"

4条："伤寒一日，太阳受之，脉若静者，为不传；颇欲吐，若躁烦，脉数急者，为传也。"

5条："伤寒二三日，阳明、少阳证不见者，为不传也。"

6条："太阳病，发热而渴，不恶寒者为温病。若发汗已，身灼热者，名风温。风温为病，脉阴阳俱浮，自汗出，身重，多眠睡，鼻息必鼾，语言难出。若被下者，小便不利，直视失溲。若被火者，微发黄色，剧则如惊痫，时瘛疭。若火熏之，一逆尚引日，再逆促命期。"

从平脉辨证法分析，1条是该篇的提纲，也是作为太阳病的总纲，脉象的"浮"、证候的"头项强痛而恶寒"是与其余五经病鉴别的法规，目的在于首先界定太阳病范畴。

2条、3条强调在太阳病的"脉浮，头项强痛而恶寒"的法律框架之下的细则规定，同时具有"发热，汗出，恶风，脉缓者，名为中风"；若"或已发热，或未发热，必恶寒，体痛，呕逆，脉阴阳俱紧者，名为伤寒"是对太阳病"中风"，与"伤寒"病程居于太阳病程的鉴别诊断。尤其"脉阴阳俱紧"是对"伤寒"、"脉阴阳俱浮"是对"风温"这两种阴阳属性不同的传染性疾病的脉法界定。

4条、5条是鉴别"伤寒"发生传变与否的证据。若"伤寒一日，太阳受之，脉若静者，为不传；颇欲吐，若躁烦，脉数急者，为传也"。若"伤寒二三日，阳明、少阳证不见者，为不传也"。强调"伤寒"病程的发展，其诊断鉴别在于平脉辨证得出的脉象与证候是否变化，而不拘泥于病程的久暂。

"伤寒一日，太阳受之"即初患"伤寒"。"脉浮，头项强痛而恶寒"病位在表，此时"脉若静"提示"伤寒"，"为不传"，当从太阳病论治。假如"颇欲吐，若躁烦，脉数急"，则"伤寒"已入里，"为传也"，因为"颇欲吐，若躁烦，脉数急"的症状已经超越了太阳病的范畴，不在太阳病的法律规定之内。所以，紧接着5条鉴别的细则出现，即使"伤寒二三日"，然而"阳明、少阳证不见"，只有太阳病的证据，虽然发病已久，仍属"为不传也"。鉴别要点在于，只要没有出现阳明病篇中即186条"伤寒转系阳明者，其人濈然微汗出也"的情况，也没有太阳阳明的"脾约"、正阳阳明的"胃家实"、少阳阳明的"发汗利小便已，胃中躁烦实，大便难"，更没有出现少阳病篇265条"伤寒，脉弦细，头痛发热者，属少阳"的情况，以及少阳病必俱的"口苦、咽干、目弦"、"少阳中风，两耳无所闻，目赤，胸中满而烦"、"胁下硬满，干呕不能食，往来寒热"等症状，伤寒的病位仍在太阳，治疗方法也当从太阳表解。

6条即把"温病"及温病的类型之一"风温"，与"伤寒"加以对比，鉴别的证据强调"伤寒"与"温病"时两个截然不同的疾病类型：

从平脉："伤寒"的脉象为"脉阴阳俱紧"，"风温"的脉象则"脉阴阳俱浮"，差别甚大，但都规定了疾病的传染性质。

从辨证："伤寒"的见证为"或已发热，或未发热，必恶寒，体痛，呕逆"，"温病"的见证为"发热而渴，不恶寒"，而作为温病类型之一"风温"的见证为"发汗已，身灼热"及"脉阴阳俱浮，自汗出，身重，多眠睡，鼻息必鼾，语言难出"。如果"风温"被误治了，见证也大有不同："若被下者，小便不利，直视，失溲。若被火者，微发黄色，剧则如惊痫，时瘛疭。若火熏之，一逆尚引日，再逆促命期。"

由上所见，疾病过程有一定的规律可循，掌握其规律是诊疗规范的要求。《伤寒杂病论》的编著者力图确立的诊疗规范即平脉辨证。太阳病篇的开场白即提醒读者当注意：其一，"伤寒"是一种传变较快、病情变化多的"病"。其二，病与证是有区别的，病即提纲，是法规；证即证据，是法规中实施的细则，是处方用药的依据，其鉴别的方法即"脉"和"证"，从脉象与证候两个方面的异同辨识，在对比中相互印证。其三，理解学习"伤寒"论治的条文当前后照应，互为勘察。其四，"伤寒"的论治只是运用六经辨证体系的一个范例，提示各篇条文皆当以上述对比方法领悟。

《伤寒论》侧重三阴三阳六经病的论治，每一个篇章都可以找到先论六经病，再举例论治"伤寒"的内容。从相关条文分析表明，所谓"伤寒"有广义、狭义之分，认为张仲景发明了"伤寒六经"的提法并不妥当。

所以，只有还原"伤寒"概念的本来面目，方可正确认识"三阴三阳"六经辨证体系。只有修正"伤寒之学"的认识，才能正确认识经方，体会经方医学作为中医临床学基础的重要性。

对于经方医学的本质，孙思邈、徐灵胎、吉益东洞等自古以来的著名医家都认为是"方证对应"。但张仲景自己在《伤寒杂病论》序言中已经明确"平脉辨证"是他的主导思想，认为只有"色脉合参"，平脉与辨证互为辅佐，才可能真正做到"方证对应"。如《伤寒论》条文 16 条总结太阳病"已发汗，若吐、若下、若温针，仍不解者，此为坏病，桂枝不中与之也"的时候，有这么一句话：

"观其脉证，知犯何逆，随证治之。"

翻译成现代白话：仔细鉴别脉与证，就知晓了病情仍然不解的原因，只要针对这个脉与证治疗就可以了。并且举例说：

"桂枝本为解肌，若其人脉浮紧，发热，汗不出者，不可与也。"

因为桂枝汤本是调和营卫的，脉当缓，证候当有发热、恶风、自汗出，而现在脉象浮紧，是提示风寒表实，且对应的证候"发热、汗不出"即寒邪郁闭，桂枝汤效力不支，不能发汗，自然不能再用。有了这个教训，所以张仲景语重深长地告诫：

"常须识此，勿令误也。"

从这条文中不难理解，张仲景既重视脉法，又重视证候，运用的方法即平脉辨证法。如此应用的条文在《伤寒论》、《金匮要略》中比比皆是，足以证明平脉辨证的重要性。某些医家仅仅从证候特征提倡所谓"方证对应"，忽略脉法辨析病机的价值，显然有失偏颇。

历史上，《伤寒论》的注家何其多，新观点、新理论层出不穷，对于初学者而言，往往不知所云。为了避免干扰，我以为初学者最好从没有注释的《伤寒杂病论》白文本背诵开始，俗话说"一张白纸，没有负担，好写最新最美的文字"，这句话蕴含的哲理对于当代人学习经方医学尤其具有指导意义，只有原文熟悉，连篇通读，理解作者著作的意图，才不至偏差太远。

《金匮要略》作为《伤寒论》的姊妹篇，侧重杂病而偏于脏腑辨证，尽管有拼凑之嫌，但每个病种的鉴别诊断过程规范而有效，循从"病、脉、证、治"的编著体例，穿插了六经病辨证方法，条理性非常强，将病因、证候、脉象和治法一一列举，平脉而知证，见脉就知病，辨别证候，精识病机，对病候的鉴别诊断起到执简驭繁的作用。平脉辨证法的运用规则一目了然，充分显现了编次者的匠心独运，表明著作者正在力图架构一种规范化、程序化、简约化的医学诊疗模式。

毋庸赘言，《伤寒杂病论》是中医临床的本源，著作中所倡导的学习方法、方药应用的指征等同于人类知识发蒙的 1、2、3 及思想启蒙的 A、B、C。《伤寒杂病论》自成书之后，学习张仲景的著作就成为一个医生的必修课。试分析，中医学的临床各科中，有哪一科没有经方医学的元素？自古迄今流派大家的学术特色又有谁可以超越张仲景的思想？！

张仲景"勤求古训、博采众方"，从平脉辨证法推演经方应用思维方法，从"病、脉、证、治"诊疗规范架构三阴三阳六大类病辨证体系，实质约定了经方医学的基本模式。现代经方教育家黄煌先生说"经方自有规范在"，诚可谓一语点金！

九、三阴三阳篇的争议

我们今天在阅读由明代赵开美所刻宋本《伤寒论》版本时不难发现，这部伟大的著作当由若干部分构成：一为六经之所辨，乃远古而来；二为伤寒、杂病之运用，是仲景推广；三为问曰、师曰，为师徒授受的临证实录；四为兼有魏晋太医令王叔和编撰此书的心得；五为唐宋医家的经验补充，等等。

后人对王叔和整理张仲景的著作有褒有贬，因为王叔和与张仲景已经合二为一，难分彼此，除非有考古的新证据发现，否则疑问总是不断。历史上对于《伤寒论》的内容颇有争议，重点集中在是否有必要把王叔和强加于张仲景的思想剥离开来。

《伤寒论》的导读即《伤寒例》，王叔和从五运六气解释"伤寒"的发病机理，导致后世解读张仲景学术思想歧路百出，尤其中医理论家们对于"三阴三阳病的实质"之类的问题一直纠缠不休。

《伤寒论·伤寒例》中载："尺寸俱浮者，太阳受病也，当一二日发，以其脉上连风府，故头项痛、腰脊强。尺寸俱长者，阳明受病也，当二三日发，以其脉夹鼻，络于目，故身热、目疼、鼻干、不得卧。尺寸俱弦者，少阳受病也，当三四日发，以其脉循胁，络于耳，故胸胁痛而耳聋。此三经皆受病，未入于腑者，可汗而已。

尺寸俱沉细者，太阴受病也，当四五日发，以其脉布胃中，络于嗌，故腹满而嗌干。尺寸俱沉者，少阴受病也，当五六日发，以其脉贯肾，络于肺，系舌本，故口燥舌干而渴。尺寸俱微缓者，厥阴受病也，当六七日发，以其脉循阴器，络于肝，故烦满而囊缩。此三经皆受病，已入于腑，可下而已。"

从行文体例看，《伤寒例》属王叔和整理，因为他已经表示：

"今搜采仲景旧论，录其证候、诊脉声色、对病真方有神验者，拟防世急也。"

可以设想，王叔和试图以他的学习心得为读者理解张仲景确立规矩，着重解读什么是"伤寒"。但"今搜采仲景旧论，录其证候、诊脉声色、对病真方有神验者"这一句道破天机，提示三阴三阳病辨证论治体系为张仲景所独有的贡献。

从平脉辨证法分析，三阴三阳六经病辨证完全从属于"阴阳要略"规定的范畴：

太阳受病，脉"尺寸俱浮"，与太阳病证候"头项痛，腰脊强"相应。

阳明受病，脉"尺寸俱长"，与阳明病证候"身热，目疼，鼻干，不得卧"相应。

少阳受病，脉"尺寸俱弦"，与少阳病证候"胸胁痛而耳聋"相应。

太阴受病，脉"尺寸俱沉细"，与太阴病证候"腹满而嗌干"相应。

少阴受病，脉"尺寸俱沉"，与少阴病证候"口燥舌干而渴"相应。

厥阴受病，脉"尺寸俱微缓"，与"烦满而囊缩"相应。

阳病皆火病，故脉从阳类脉；证候属实，多热证；"未入于腑"，从表证，故"可汗而已"。

阴病皆水病，故脉从阴类脉；证候属虚，多寒证；"已入于腑"，从里证，故"可下而已"。

我们再从三阴三阳病脉证治篇把三阴三阳病提纲条文加以对比：

1条："太阳之为病，脉浮，头项强痛而恶寒。"

180条："阳明之为病，胃家实是也。"

263条："少阳之为病，口苦，咽干，目眩也。"

273条："太阴之为病，腹满而吐，食不下，自利益甚，时腹自痛。若下之，必胸下结硬。"

281条："少阴之为病，脉微细，但欲寐也。"

326条："厥阴之为病，消渴，气上撞心，心中疼热，饥而不欲食，食则吐蛔，下之利不止。"

以上对比不难看出，三阴三阳病从表里分阴阳之理，把人体疾病分作六大层面，并交汇了三焦脏腑的内容，由三焦分定为六大系统疾病类型。三阴三阳病的辨识既从脉，也从证，平脉辨证机动灵活；而三阴三阳六经病的辨识，脉证必举，与经络循行相关，平脉辨证也有一定规范。由此可见，张仲景从平脉辨证推演了三阴三阳病的论治，王叔和整理了张仲景的学术思想，把三阴三阳病的论治范畴扩充为三阴三阳六经病辨证体系。有鉴于此，民国时期一个名叫杨绍伊的医家从经学考证、医理探讨，自认为辑复了商代伊尹所著的《汤液经》，把六经辨证内容集中起来撰编一部名为《伊尹汤液经》。杨绍伊认为：

"仲景书读之，触目即见其有显然不同之处。即一以六经之名作条论之题首，一以'伤寒'二字作条论之题首。再读之，又得其有显然不同之处：即凡以六经名题首者，悉为书中主条；凡以'伤寒'二字题首者，悉属篇中广论。而仲景即自谓其所作为论'伤寒杂病'。于是知以'伤寒'二字题首者，为仲景所广；以六经名题首者，为任圣之经。标帜分明，不相混窃。孰经孰传，读者自明。"

杨绍伊先生这个见解与宋本《伤寒论·序》所云："夫《伤寒论》，盖祖述大圣人之意，诸家莫可伦拟……是仲景本伊尹之法，伊尹本神农之经"的认识一脉相承。

从晋代皇甫谧开始，对《伤寒杂病论》的成书来源于远古医籍《汤液经》基本无异议。但王叔和的编撰已经把自己的学术主张连同张仲景的思想混为一体，经文掺杂，无分彼此，致使读者不知是读的是张仲景还是王叔和，故而招致后之学者的诟病。其实，如果读者能够潜下心来认真通读一遍《伤寒杂病论》白文，循着平脉辨证法的脉络，就会感悟到纠缠于"三阴三阳六经病的实质"这样的问题毫无意义。无论是张仲景也好，王叔和也行，因为《伤寒杂病论》的精髓即平脉辨证法对于指导临证确实大道至简，方法易施。王叔和从三阴三阳六大类病提纲推衍为六经病提纲以辨证"伤寒"、鉴别"杂病"，将论治运用原则规范化，开创了平脉辨证法通治万病的新纪元。

张仲景学术思想的著名传人最早为唐代孙思邈，他认为"伤寒热病，自古有之。名贤睿哲，多所防御。至于仲景，特有神功，寻思旨趣，莫测其致……以为其方行之以来，未有不验。旧法方证，意义幽隐，乃令近智所迷，览之者造次难悟，中庸之士绝而不思，故使闾里之中，岁至夭枉之痛，远想令人慨然无已。今以方证同条，比类相附，须有检讨，仓卒易知"（《千金翼方·卷第九》）。以"药王"之才，尚且认为"旧法方证，意义幽隐"，学习"造次难悟"，因此重新编次张仲景著作，采取"方证同条，比类相附"的方式，令学者"仓卒易知"。从《千金方》、《千金翼方》所见，孙思邈对王叔和《脉经》的内容虽有收载，但对仲景脉法认识不足，为后世曲解王叔和埋下了伏笔。

或由于对平脉辨证的理解仅仅停留于字面上，自金代成无己开始，伤寒学术的注家们各抒己见，甚至断章取义或曲解王叔和编次张仲景著作的思想。《伤寒论》的许多版本都删除了"平脉法、辨脉法、伤寒例、不可发汗、可发汗、发汗后、不可吐、可吐、不可下、可下、发汗吐下后"等章节，只从类方、类证编次《伤寒论》，如明代黄仲理《伤寒类证》、徐灵胎《伤寒论类方》、日本医家吉益东洞《类聚方》等。

现代《伤寒论》教材不仅完全继承了这种断头又断尾的节选本，并且按照统编教材系列的从属要求，注解条文以脏腑辨证为主，基本上撇开了张仲景、王叔和费尽心机确定的三阴三阳六经病平脉辨证思维方法。尤其日本现代汉方医学的发展模式对当代中医学者产生了重大影响，直接反映在中医教材的编写，以及研究应用等诸多方面。由于人为割裂，甚至企图剥离出所谓正宗的《汤液经法》或张仲景原始著作，故篇章与篇章之间、条文与条文之间缺少了平脉辨证法这条有机联系的主线，学习欠完整，曲解解读，直接导致了经方应用思维的局限性，以至学者只知道有脏腑辨证，不懂六经辨证，把一个大道至简、返朴归真的经方思维模式搞得神秘兮兮，歧义百出，一家一伤寒，一人一仲景，看似个个都是经方大家，实则纸上谈兵者居多，疗效难有保证，大众化传承的障碍更自不待言。

其实，"平脉法，辨脉法"两章置列于《伤寒论》诸篇之首，是作为著作的导引绪论，意图显然，目的在于为读者理会其著作精神，为后面篇章的学习提供解读方法，告诉读者如何去理解他的学术特色、学术思想，恰如一幕大戏的开场白；而"不可发汗、可发汗、发汗后、不可吐、可吐、不可下、可下、发汗吐下后"等章节，恰如那幕大戏的结尾，正如《辨不可发汗病脉证并治》篇开言强调的：

"夫以为疾病至急，仓卒寻按，要者难得，故重集诸可与不可方治，比之三阴三阳篇中，此易见也。又时有不止是三阳三阴，出在诸可与不可中也。"

说明除三阴三阳篇外，王叔和有鉴于三阴三阳篇内容的复杂性，又重新对整部著作的精华做了高度提炼，力图为读者学习、理解著作主要内容提供便捷的思维方法。

十、病脉证治的玄机

学习平脉辨证，首先应当知道《伤寒杂病论》的辨证论治体系是如何建立的。翻开《伤寒杂病论》，"辨XX病脉证并治第X"的篇首赫然在目，编排体例每篇如此，相信绝非偶然。只有懂得"病、脉、证、治"这四个字的玄机，对理解著作全貌，研究张仲景学术思想，拓展经方应用才不会囿于一家之言，临证水平定将提高。试作如下分析：

（一）病

"病"的字义，与张仲景同时代的许慎在《说文解字》中释为"疾加也"。《论语》：

"疾甚曰病"。所以古代语言中的"病"，是包含着病位、病性、病势等内容疾病的总称。《伤寒杂病论》条文冠名为 XX 病者，皆以病为纲，各自成章，如太阳病、阳明病、少阳病、太阴病、少阴病、厥阴病篇冠首，可知此六病乃是六大类病的总称。此六大类病，王叔和从《黄帝内经》相关经络的循行机理指为三阴三阳六经病，并与五脏六腑、上中下三焦交叉关联。《伤寒论》中以阴阳表里立论，不仅从经络辨证，也注重三焦辨证。《平脉法》云："邪不空见，终必有奸，审察表里，三焦别焉。"

《难经·三十一难》解释道："三焦者，水谷之道路，气之所终始也。上焦者，在心下，下膈，在胃上口，主内而不出，其治在膻中，玉堂下一寸六分，直两乳间陷者是；中焦者，在胃中脘，不上不下，主腐熟水谷，其治在脐旁；下焦者，当膀胱上口，主分别清浊，主出而不内，以传导也，其治在脐下一寸。故名曰三焦，其府在气街。"

据此可知，三焦的划分是古人的解剖定位。平脉辨证法从表里三焦立论，人身上下左右内外表里相应，左右关联，内外互见，凡脏腑气血的病机变化，皆可从三焦分定。三阴三阳病的辨证论治不仅从表里认定，也从三焦区别，230 条可佐证：

"阳明病，胁下硬满，不大便而呕，舌上白苔者，可与小柴胡汤。上焦得通，津液得下，胃气因和，身濈然汗出而解。"小柴胡汤功在和解少阳，条畅中焦。由此可见，《伤寒杂病论》所谓的"三阴三阳病"不仅仅是六经病，而且也是从古代解剖部位即上、中、下三焦以认识疾病表、里、内、外病位的综合证候群。再如 53 条：

"病常自汗出者，此为荣气和。荣气和者，外不谐，以卫气不共荣气谐和故尔。以荣行脉中，卫行脉外。复发其汗，荣卫和则愈，宜桂枝汤。"

联系到《难经·三十二难》："心者血，肺者气，血为荣，气为卫，相随上下，谓之荣卫，通行经络，荣周于外，故令心肺在膈上也。"又，《难经·三十二难》："经言心荣肺卫，通行阳气，故居在上。"

桂枝汤功能调和荣卫，实则条畅上焦心肺、通行阳气，故为太阳病、太阴病首要之方，因而也就理解桂枝汤及其类方的广泛运用。后世将其尊崇为天下第一方，一点也不奇怪了。

（二）脉

脉，顾名思义，即血液流行周身的通道。《伤寒杂病论》的脉主要指脉法运用，即平脉辨证法中的脉法，包含了脉法原理、脉象规律、脉法应用的常与变等内容。张仲景从《难经》脉从阴阳类分的机理，灵活运用于三阴三阳六经病辨证论治体系，并在

《辨脉法》中确立了脉法应用以阴阳为纲的原则。故张仲景采用《素问》三部九候法中的中部天之手太阴肺经脉法，结合《难经》寸口脉法加以发明，更有创新，独重寸口脉法，且完全继承了《难经》寸、关、尺三部阴阳表里相配的五行推理法。虽然是以阴阳脉法为主导，但五行脉法也夹杂其中，阴阳五行脉法互为辅佐，成为架构三阴三阳辨证论治体系的筋骨，对于病机判定及疾病预后扼要精确，简便易行。同时，又将《素问》三部九候脉法的下部人即足太阴动脉，推衍为趺阳脉法，专候与胃气相关的脾胃大肠之病。下部地即足少阴动脉，专候肾气，推衍为少阴脉法。至此，寸口脉法、趺阳脉法和少阴脉法既独立应用，又互为补充，为仲景脉法的三大组成部分。仲景脉法自成体系，三阴三阳贯穿其中，阴阳为纲的脉法应用成就了仲景脉法的灵魂，也是仲景脉法的特色标志。

王叔和编次《伤寒杂病论》，撰著《脉经》，着重注解张仲景学术思想，将寸口脉法重新整理并予补充，以破译仲景著作文法简略、辞义幽显所致的种种疑问。他自诩其著作"百病根源，各以类例相从，声色证候，靡不赅定"。脉法解疑议论精详，示繁从简，重在规范，诚开仲景学术之法门。民国著名学者章太炎先生评价道："故《伤寒》、《脉经》者，犹法律之有名例，使人得准之而为加减者也。"

《伤寒杂病论》中脉法应用主要为寸口脉法与趺阳脉法，更多的是强调了寸口脉法中的左右寸关尺三部"太过与不及"的独脉表现。阴阳脉法对于三阴三阳病的诊断规范化，以及方证、药证的审定灵活化，是一项基本技能。其最大特色在于凭脉知证，见脉知病，通过脉证合参，实现方证对应，甚至脉与方、脉与药的对应。

（三）证

证，即证据、证明之证，未简化之前写作"證"，《说文解字》释为"告也"。字义演变至今，"告"与"诉"合为"告诉"，即"明白地说"的意思。《伤寒杂病论》以"XX病、脉、证并治"为篇首，此中"证"字，涵义十分深刻。或由于年湮代革，现代学者往往"证"、"症"不分，以"症"释"证"非常普遍。实际上，症即与病同义，是病的复合词；证即病的证候，二者绝然不同。病是证的外延，证是病的内含，一病可见多证，同病异治，此治即辨证论治，故证必专治，一证一方，方证对应，方从法立，治有专方。所以，"病、脉、证、治"中的"证"，即指与脉象对应的某个病症的系列症状，是征候群的简称。"证"的概念提出，是法的对应，如31条"余如桂枝法将息及禁忌，诸汤皆仿此"之中的"桂枝法"称谓，在于规范方药的主治范畴。

解读《伤寒杂病论》中"证"的内涵，从病类证、以方类证，类证别病，病以证分，从主治之方归类方证，提炼方规，拓展方用，也是悟道张仲景的一条捷径。如清代医家徐灵胎所编著《伤寒论类方》、日本医家吉益东洞所编著《类聚方》，均为《伤寒杂病论》之"证"研究的典范。现代经方医学研究主要继承了他们的思路。

（四）治

"治"即方治法则。《伤寒杂病论》的方药主治，后世学者一般主张从汗、吐、下、和、温、清、消、补八法归类。然而，我认为八大治法归类法局限了经方的应用思维。其实，经方的价值就在于每个方的主治范畴是相对固定，一方有一方之效，合方则有相合方主治功效的累加。张仲景"博采众方"，集东汉以前历代经方之大成，又在论治"伤寒"与诸杂病的实践中加以验证，说明经方起源悠久，且经千锤百炼。王叔和编撰时，将方药主治分为"XX汤主之"和"宜XX汤"、"与XX汤"、"属XX汤"两大类的含义深刻，对照原文发现，其区别应用的关键在于病机确定与否。以"XX汤主之"者，证候表述清楚，病机易辨，主治恰当，是以方定证；"宜XX汤"、"与XX汤"、"属XX汤"者，虽证候已明，但病机复杂，主治当慎，是以方测证。

所以，"病、脉、证、治"四字原则作为《伤寒杂病论》编撰的提纲恰如法律规定的框架，所蕴藏的深刻涵义实际上也就是这部著作的精华所在。从《伤寒论》中六经病脉证治规律及其辨识伤寒的经纬，再辨识《金匮要略》杂病的论治细则，找以为《伤寒杂病论》的辨证体系可以下图演示：

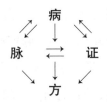

病应于脉，见脉知病。

类证别病，病以证分。

平脉知证，以证测脉。

病可专治，治有专方。

从脉论治，平脉定方。

从证论治，主证主方。

以上内容高度概括了《伤寒杂病论》的基本内涵，以及经方的应用思路。以《金匮要略》中"水气病"的辨证论治为例：

（1）病应于脉，见脉知病。例如："风水，其脉自浮，外证骨节疼痛，恶风；皮水，其脉亦浮，外证胕肿，按之没指，不恶风，其腹如鼓，不渴，当发其汗；正水，其脉沉迟，外证自喘；石水，其脉自沉，外证腹满不喘；黄汗，其脉沉迟，身发热，胸满，四肢头面肿，久不愈，必致痈脓。"

（2）类证别病，病以证分。例如："心水者，其身重而少气，不得卧，烦而躁，其人阴肿；肝水者，其腹大，不能自转侧，胁下腹痛，时时津液微生，小便续通；肺水者，其身肿，小便难，时时鸭溏；脾水者，其腹大，四肢苦重，津液不生，但苦少气，小便难；肾水者，其腹大，脐肿腰痛，不得溺，阴下湿如牛鼻上汗，其足逆冷，面反瘦。"

（3）平脉知证，以证测脉。例如："少阴脉紧而沉，紧则为痛，沉则为水，小便即难。脉得诸沉，当责有水，身体肿重。水病脉出者死。"

（4）病可专治，治有专方。例如："里水，越婢加术汤主之，甘草麻黄汤亦主之。"

（5）从脉论治，平脉定方。例如："水之为病，其脉沉小，属少阴；浮者为风；无水虚胀者为气；水，发其汗即已。脉沉者，宜麻黄附子汤；浮者，宜杏子汤。"（原文载：未见，恐是麻黄杏仁甘草石膏汤。我以为是麻黄连轺赤小豆汤的主治，方中有杏仁，且麻黄、杏仁、桑白皮、赤小豆均可利水消肿）

（6）从证论治、主证主方。例如："厥而皮水者，蒲灰散主之。"

以上仅是举例。实际上，张仲景对于类证、类方的鉴别是不厌其繁，源流细分，从"病、脉、证、治"四字原则反复比对，平脉辨证的章法十分严谨，令读者切实领悟经方运用的规矩方圆。"病、脉、证、治"的内涵实实在在，病以证分，证从脉论，方从证出，方证、药证，清清楚楚，明明白白，学以致用，用之必效，充分体现了经方的魅力。

《伤寒杂病论》的编排充分体现了"方证同条，比类相附"原则，《伤寒论》"辨ＸＸＸ病证并治"、《金匮要略》"ＸＸＸ病脉证并治"等篇目的体例不尽相同，都从病、脉、证、治四方面的相互对应，尽可能为读者提供辨证思维方法和用方的灵巧思路。但《伤寒论》从六经传变规律辨识疾病发展进程，《金匮要略》则从疾病本质特征辨识脏腑病机，六经辨证与脏腑辨证两者相互渗透、互为补充，从病、脉、证三方立体地对疾病做出诊断，最后落实到主治之方，则是经方辨证体系的最大特色。

附：病→脉→证→治诊疗模式应用举例

张仲景、王叔和从平脉辨证不仅架构了三阴三阳辨证论治体系，而且将其推衍为杂病论治，如《金匮要略》各篇章中的"病、脉、证、治"的示范。同理，我们学习并运用平脉辨证法，同样可以推求现代疾病的特效专治，即病→脉→证→治诊疗模式为临证思维提供了切实可行的借鉴。例如：

（1）肝病，双关脉独弦明显，阳明、少阳病，腹胀、便秘者，大柴胡汤主之；寸脉浮滑者，阳黄，合茵陈蒿汤；寸脉沉缓者，阴黄者，合茵陈术附汤。

（2）胃病，双关弦细者，少阳病，口苦，咽干，目眩，脘腹不适，大便紧，邪在胆、逆在胃，小柴胡汤；双关濡弱，脘腹隐痛，食少，便稀溏，太阴病，桂枝汤合人参汤主之；寸脉沉弱，胃脘痛不止，附子理中汤主之。寸关脉滑或浮弦者，心下满闷、或呕吐、肠鸣，此为痞，大便软或溏，半夏泻心汤主之。

（3）类风湿，右寸稍浮，左寸略沉，关尺俱紧或滑，太阳、太阴、少阴合病，骨节肿痛变形，疼痛剧烈，宜桂枝芍药知母汤。冷痛剧者合乌头汤，迁延期者合阳和汤。

（4）痤疮，脉双寸浮滑、关弦或滑、尺稍弱者，阳明病，痤疮化脓，此瘀热在里，麻黄连轺赤小豆汤主之；左寸弦、右关弦者，厥阴病，丹栀逍遥散主之。痤疮兼尺脉弦者，痤疮根部必暗紫，此瘀血阻络，在男子当便秘，女人必痛经，合桂枝茯苓丸。

（5）褐色斑，左寸弦、右关弦，余脉见弱，厥阴病，丹栀逍遥散主之。色暗者，其人实，合桂枝茯苓丸；色淡者，其人虚，合二至丸加菟丝子。

（6）鼻窦炎，双寸脉浮滑而实，阳明病，头额痛，涕色黄，或如脓、或鼻衄，葛根黄芩黄连汤主之。

（7）过敏性鼻炎，右寸浮细弦，余脉细弦，太阳中寒，鼻涕清稀，小青龙汤主之；左寸浮弦或双寸浮滑者，太阳阳明病，葛根汤合麻黄连轺赤小豆汤主之。

（8）顽固性失眠，左关弦，少阳病，烦躁易惊，展转难眠，柴胡加龙骨牡蛎汤主之。

（9）顽固性腹水，寸脉浮弱，关尺浮弦，少阴病，腹大如鼓，舌红无苔，水热互结，攻补两难，猪苓汤主之，猪苓必重剂。

（10）末梢神经病，脉寸浮、关尺细，太阳少阴病，葛根汤合当归四逆汤主之。

（11）前列腺病，左寸沉弦、关脉弦、尺脉弦紧，厥阴病，小便淋涩，腹股沟或胀或痛，四逆散合桂枝茯苓丸、栝楼瞿麦丸主之。

（12）血液病，寸关脉洪大，阳明病，气血妄行，肌肤紫癜，人参白虎汤主之，石膏当重剂。左寸关浮细弱，肌肤紫癜，易鼻衄者，或咯吐血痰，少阴病，黄连阿胶汤主之；短气不足以息，心慌、心悸，太阴少阴合病，炙甘草汤主之。

（13）糖尿病，寸关脉洪大，太阳阳明病，宜葛根黄芩黄连汤；三关脉浮大或实，阳明病，初病或实证，宜白虎汤或人参白虎汤、竹叶石膏汤；寸脉稍浮，双关脉弦不对等，厥阴病，病情迁延，宜柴胡桂枝干姜汤、乌梅丸；寸关脉沉细弱、尺脉浮或弦，少阴病，久病入络，心肾俱衰，瘦弱不堪者，宜猪苓汤、大黄附子细辛汤、桂枝茯苓丸；下肢浮肿者，宜真武汤。此病程较长，首病太阳阳明，继少阳，入厥阴，再少阴，而传经合病多见，故脉必阴阳间杂。治当观其脉证，平脉辨病，平脉合方。

（14）神经官能症，脉见左寸上沉涩、寸下短促而浮，右寸上浮促，寸下沉弦、双关脉弦弱、尺脉细弦或紧，厥阴病，往来寒热、腹痛，甚至感觉气上冲胸膈，憋闷，烦躁，痛苦之状莫名，但查无实据，此乃奔豚，奔豚汤主之。

（15）颈腰腿痛：颈椎病，脉左寸浮弦或紧，颈项强痛，太阳阳明病，宜葛根汤；左寸沉涩，颈项酸困，少阴病，宜桂枝加附子汤。腰椎病关脉弱、尺脉紧，为脾虚生湿，湿气下流，困于腰之太阴病，宜肾着汤；尺沉涩为少阴病，宜腰痛四味丸。颈椎、腰椎突出，寸浮、关濡、尺沉，为太阳太阴少阴病，宜葛根汤、肾着汤、腰痛四味丸（我的经验方：威灵仙、杜仲、怀牛膝、狗脊各等分）；尺下（下竟下）紧，腰腿痛，宜合乌头汤；下肢痉挛者，宜葛根汤，白芍用重剂（芍药甘草汤）。

以上所示，仅为我个人经验举例，希望学者发挥。从"观其脉证，知犯何逆，随证治之"的经方应用原则，严格执行"病、脉、证、治"的平脉辨证诊疗规范是传统中医的基本功，历史上善用此道而大有成就的医家众多，如吴鞠通《温病条辨》、周慎斋《医家秘奥》中均有此类脉与方药直接对应的经验总结，可供借鉴。

十一、证辨阴阳的奥秘

纵观《伤寒杂病论》，看似复杂，实质简单，因为作者只强调了一个内容——方法。方即远古以来的经验方，法即平脉辨证法，方以法显，法从方明。尤其对"法"的认识、"法"的运用是著作的灵魂。平脉辨阴阳，方法扼要，简便易行；而辨证从阴阳，其方法也蕴藏了许多奥秘。

7 条："病有发热恶寒者，发于阳也；无热恶寒者，发于阴也。发于阳，七日愈；发于阴，六日愈。以阳数七、阴数六故也。"

11 条："病人身大热，反欲得近衣者，热在皮肤，寒在骨髓也；身大寒，反不欲近衣者，寒在皮肤，热在骨髓也。"

此两条经文寓含了象数哲理，内容只谈辨证，没有涉及脉法，张仲景告诉读者以极其简单的方法辨识证候的阴阳虚实：

"病有发热恶寒者，发于阳也；无热恶寒者，发于阴也。"阴阳病均可见恶寒，但阳证有发热，阴证则无发热。三阳在表，阳盛则热；三阴在里，阴盛则寒。寒热有虚实真假之别："病人身大热，反欲得近衣者，热在皮肤，寒在骨髓也"，此为真寒假热；"身大寒，反不欲近衣者，寒在皮肤，热在骨髓也"，此为真热假寒。阴阳寒热虚实由此而辨，提纲挈领，纲举目张。

此阳证、阴证的辨别方法也即证辨阴阳的提纲。方法简单，可操作性强，为认识三阴三阳六经病本质指明了方向。

《素问·阴阳应象大论》说："阴阳者，天地之道也，万物之纲纪，变化之父母，生杀之本始，神明之府也，治病必求于本。"这是从《周易》所谓"一阴一阳谓之道，道生一，一生二，二生三，三生万物"的格物致知方法以推求宇宙变化规律，把复杂问题简单化，比喻万事万物包括疾病的认识皆可简单到极致，即"治病必求于本"，提示只要抓住了病机的阴阳属性，就可避免犯方向性错误。通俗而言，一正一反，正反相对，道法自然，阴阳相从，就是宇宙法则。世间万物忠实于宇宙规律而生存，太阳系各星球之间的运行轨迹衡动而不变，人类只要没有离开地球这个蓝色星球，就必须遵循自然法则、循从阴阳之道。

"发于阳，七日愈；发于阴，六日愈。以阳数七、阴数六故也。"这是从象数理论对阴阳辨证提纲的高度概括。古人认为"物生而有象，象生而有数"，世间万事万物皆有规律可循，疾病概莫能外。简而言之：取类比象，象数的根本惟阴阳而已。故此，古人以奇数属阳为天，偶数属阴为地。把一、二、三、四、五配水、火、木、金、土五行，叫做"五行的生数"，表示五行的初始；把六、七、八、九、十配五行，叫做"五行的成数"，表示五行的长成。《河图》生成数规定："天一生水，地六成之。地二生火，天七成之。天三生木，地八成之。地四生金，天九成之。天五生土，地十成之。"此中"天一生水，地六成之；地二生火，天七成之"，六为水的成数，亦为地阴之数，故曰"阴数六"；七为火的成数，亦为天阳之数，故曰"阳数七"。六表示水气足，七表示火气旺，阴阳旺盛则水火共济，则正气强，邪气弱。因此，病发于阳，待七日阳气旺当愈；病发于阴，待六日阴气足当愈。

《伤寒论》中对于疾病病程的描述有明确的时间界定，时间是辨别或推测疾病阴阳属性的重要方法，从时间日期推理病机转变的经文比比皆是。《伤寒论·伤寒例》中的部分内容以《素问·热病》为基础，从三阴三阳六经病传变规律为解读三阴三阳篇的相关条文提供了方法。如：

"太阳受病，当一二日发；阳明受病，当二三日发；少阳受病，当三四日发；太阴受病，当四五日发；少阴受病，当五六日发；厥阴受病，当六七日发。"

此为"伤于寒"的疾病病程从三阴三阳六经病判断的一般日期推测。另有病情急剧变化即"若两感于寒者"，则属"直中"的两经合病或多经并病。如：

"一日太阳受之，即与少阴俱病，则头痛口干、烦满而渴；二日阳明受之，即与太阴俱病，则腹满身热、不欲食、谵语。三日少阳受之，即与厥阴俱病，则耳聋、囊缩而厥，水浆不入、不知人者，六日死。若三阴三阳、五脏六腑皆受病，则荣卫不行，脏腑不通，则死矣。其不两感于寒，更不传经，不加异气者，至七日太阳病衰，头痛少愈也。八日阳明病衰，身热少歇也。九日少阳病衰，耳聋微闻也。十日太阴病衰，腹减如故，则思饮食。十一日少阴病衰，渴止舌干，已而嚏也。十二日厥阴病衰，囊纵，少腹微下，大气皆去，病人精神爽慧也。若过十三日以上不间，寸尺陷者，大危。若更感异气，变为他病者，当依后坏病证而治之。"

以上从具体日期上推测病机变化的方法，自古迄今少有医家关注，而判断阴阳机转的日期恰恰是正确解读经文，特别是那些有明确日期描述的经文，以及六经病欲解时的相关经文所蕴含的不可或缺的开门钥匙。

实际上，"阳数七，阴数六"中三阴三阳的分类法，对于病机认识至关重要。如：

8 条："太阳病，头痛至七日以上自愈者，以行其经尽故也。"

风邪上受，仅仅"伤于寒"的轻微症状，一日太阳受之，二三日传阳明少阳，循经感传，待七日太阳经气盛，而太阳病衰，邪去正安，所以说"头痛至七日以上自愈者，以行其经尽故也"。

10 条："风家，表解而不了了者，十二日愈。"

风邪属于"其不两感于寒者"，虽然表证仍存，十二日乃三阴三阳六经经气一周循环的终结日期，阴阳自和，故断定"十二日愈。"

270条："伤寒三日，三阳为尽，三阴当受邪，其人反能食而不呕，此为三阴不受邪也。"

少阳居半表半里，属肝络胆，主枢机，《伤寒例》云"三日少阳受之"，即与厥阴俱病，故谓"三阴当受邪"。应该是"太阴之为病，腹满而吐，食不下"（273条）、少阴病"法当咽痛而复吐利"（283）、厥阴之为病当"心中疼热，饥而不欲食，食则吐蛔"（326条），但"其人反能食而不呕"，与三阴的必然证不合，所以不拘于三阴病传变时间，断定"此为三阴不受邪也。"

332条："伤寒始发热六日，厥反九日而利。凡厥利者，当不能食，今反能食者，恐为除中。食以索饼，不发热者，知胃气尚在，必愈，恐暴热来出而复去也。后日脉之，其热续在者，期之旦日夜半愈。所以然者，本发热六日，厥反九日，复发热三日，并前六日，亦为九日，与厥相应，故期之旦日夜半愈。后三日脉之，而脉数，其热不罢者，此为热气有余，必发痈脓也。"

此段经文对厥阴病的病机认识非常重要，分析如下：

（1）"伤寒始发热六日"，与"厥阴受病，当六七日发"的病程吻合，阴阳辨证提纲云"阳数七，阴数六"，故见发热六日，即当考虑厥阴病。

（2）六日发热之后，即由阴出阳，又发热三日，非病入阳明（即"阳明受病，当二三日发"），就病出少阳（即"少阳受病，当三四日发"）。

（3）但"厥反九日而利"，阴阳本已不相顺接，发热伴下利是少阴病程的阴阳将竭，当不能食。如果脉象迟，反能食，即为阳气将竭的回光返照，所以要考虑为"除中"。

（4）厥阴病本脉象微浮，不发热，是厥阴出阳之象，故"食以索饼，不发热者，知胃气尚在，必愈。"

（5）如果"其热续在者"，即厥阴病转出少阳，故"期之旦日夜半愈"。"旦日夜半"即子丑时辰，为少阳、厥阴主旺之时。

（6）如果"后三日脉之，而脉数"，是病入阳明，故断定"其热不罢者，此为热气有余，必发痈脓也"。

故据此分析，厥阴病程不但可见少阳病症状，同时也见阳明、少阴症状，当属阴阳不接，水火不济的阴阳合病，病机呈现了虚实夹杂、寒热并存的复杂性。

　　《伤寒杂病论》中列举了许多有关疾病发生、加剧、向愈或恶化在时间上的描述或界定，实质是对疾病的发生、发展与预后变化的病机认识。如《辨脉法》："问曰：脉有阳结阴结者，何以别之？答曰：其脉浮而数，能食，不大便者，此为实，名曰阳结也，期十七日当剧。其脉沉而迟，不能食，身体重，大便反硬，名曰阴结也，期十四日当剧。"疾病过程从时间上度量，从阴阳节律变化推求病机，是三阴三阳六经病辨证论治体系的重要内容。古人这种推理有没有道理呢？大家可以从实践中观察。我个人以为，正如鸡蛋孵化成小鸡需要 3 个七日、鸭蛋孵化成小鸭需要 4 个七日、胎儿自孕育至出生需要 40 个七日一样，生命七日律蕴含了地球生物密码。因此，古人从"阳七阴六"预测疾病绝不可能凭空而来，玄机或许就藏在孕育生命的时间节律中，人体机能代谢功能的恢复与细胞的修复时间，以及细菌或病毒等致病因子的繁殖，在时间节律上可能有直接的因果关系。如何认识疾病过程中的这种规律，是医者必须掌握的基本技能。张仲景在《伤寒杂病论·序》中批评某些医者时说"短期未知决诊"，对医者缺乏对疾病过程的预见性表示愤慨。学习《伤寒论》，非常有必要对那些从时间上判断病机阴阳属性的条文重新梳理。

　　"阳七阴六"蕴含的阴阳象数推理，还可认识另外一个问题——水、火。生命的常态在于形体与功能的协调：水属阴，与生命形态相关；火为阳，与生命功能相关。阴阳调和意味着水火共济，水火共济则生机旺盛。阳病主表证，多与致病因子引起的机体功能失调相关，火盛属实，用药多寒凉；阴病主里证，多见器官功能衰竭，与形体损伤相关，水盛属虚，用药多温热。阴阳的偏颇、水火的多少而使病情有轻重缓急。火性炎上，中上焦多阳病；水性趋下，下焦病多阴病。论治从三阴三阳细分：阳病分太阳、阳明、少阳，阴病分太阴、少阴、厥阴；阳病剧者为阳结，阴病剧者为阴结，轻重则从微结、纯结而辨。阴阳离绝，则水火无济。阳化气，阴成形，气机不利多化火，积聚形成必从寒。东汉·班固《汉书·艺文志》说："本草石之寒温，量疾病之深浅，假药味之滋，因气感之宜，辨五苦六辛，致水火之齐，以通闭结，反之于平。"此"水火之齐"的"齐"通假"剂"。经方方剂合成及其应用尤其重视药味的寒热温凉，配伍为纯阴的水剂、纯阳的火剂，或阴阳偏颇、寒热夹杂的水火共济之剂，我以为是符合生命原理的。经方"以通闭结，反之于平"，只要方证对，就能达到阴阳调和，故疗效突出也就不足为怪了。

十二、经方方证及其药证

何谓经方？东汉·班固《汉书·艺文志》在"方技略"篇定义为：

"经方者，本草石之寒温，量疾病之深浅，假药味之滋，因气感之宜，辨五苦六辛，致水火之齐，以通闭结，反之于平。"

经方源自远古典籍《汤液经法》，传为伊尹所作。梁代陶弘景介绍：

"经方……其方意深妙，非俗浅所识。缘诸损候，脏气互乘，虚实错杂，药味寒热并行，补泻相参，先圣遗奥，出人意表。汉晋已还，诸名医辈，张机、卫汜、华元化、吴普、皇甫玄晏、支法师、葛稚川、范将军等，皆当代名贤，咸师此《汤液经法》，悯救疾苦，造福含灵。其间增减，虽各擅其长，或致新效，似乱旧经，而其旨趣，仍方圆于规矩也。"

并说："昔南阳张机，依此诸方，撰为《伤寒论》一部，疗治明悉，后学咸尊奉之。"另在《名医录》中评价张仲景"所著论，其言精而奥，其法简而详"。

张仲景自我介绍"勤求古训、博采众方"，王叔和也说"录其证候，诊脉声色，对病真方有神验者"，可见《伤寒杂病论》所载非一般。林亿等谓"仲景本伊尹之法，伊尹本神农之经"，可知经方规范源远流长。

综合以上诸家的认识，经方有以下特点：

经方归属"水火之剂"。组成："药味寒热并行，补泻相参"；功能："通闭解结，反之于平"；应用特色："对病真方有神验"。用现代流行话说：阴阳五行学说是当时最先进的科学技术，经方是当时的高科技产品。

张仲景本人对经方主治的描述毫不含糊，只要方证相应者，均曰"主之"，说明了经方的特效专治。经方的应用原则，张仲景每每随文演义，临机告示。如：

16条："太阳病三日，已发汗，若吐，若下，若温针，仍不解者，此为坏病，桂枝不中与之也。观其脉证，知犯何逆，随证治之。桂枝本为解肌，若其人脉浮紧，发热汗不出者，不可与之也。常须识此，勿令误也。"

此中提出"观其脉证，知犯何逆，随证治之"，并且强调"常须识此，勿令误也"，提醒读者方随证转，方证相应的重要性。

97条："血弱气尽，腠理开，邪气因入，与正气相搏，结于胁下。正邪分争，往来寒热，休作有时，默默不欲饮食。脏腑相连，其痛必下，邪高痛下，故使呕也。小柴胡汤主之。服柴胡汤已，渴者，属阳明，以法治之。"

此中提出"服柴胡汤已，渴者，属阳明，以法治之"，提醒读者注意服药后的反应，强调对证治疗。

244条："太阳病，寸缓、关浮、尺弱，其人发热汗出，复恶寒，不呕，但心下痞者，此以医下之也。如其不下者，病人不恶寒而渴者，此转属阳明也。小便数者，大便必硬，不更衣十日，无所苦也。渴欲饮水，少少与之，但以法救之。渴者，宜五苓散。"

此中教导："渴欲饮水，少少与之，但以法救之。渴者，宜五苓散"，从证候变化中举例说明如何对证治疗。

267条："若已吐、下、发汗、温针，谵语，柴胡汤证罢，此为坏病，知犯何逆，以法治之。"

此中总结误治的后果，强调"知犯何逆，以法治之"。提醒读者必须重视方法的灵活运用。

317条："少阴病，下利清谷，里寒外热，手足厥逆，脉微欲绝，身反不恶寒，其人面色赤，或腹痛，或干呕，或咽痛，或利止脉不出者，通脉四逆汤主之。

甘草（二两，炙）　附子（大者一枚，生用，去皮，破八片）　干姜（三两，强人可四两）

上三味，以水三升，煮取一升二合，去滓，分温再服，其脉即出者愈。面色赤者，加葱九茎；腹中痛者，去葱，加芍药二两；呕者，加生姜二两；咽痛者，去芍药，加桔梗一两；利止脉不出者，去桔梗，加人参二两。病皆与方相应者，乃服之。"

此中从通脉四逆汤的主治中告诫："病皆与方相应者，乃服之。"通脉四逆汤药效峻烈，提醒读者方证对应的必要性。除了方与证候的对应外，包括药味的增减化裁也同样具有原则性。

《金匮要略·脏腑经络先后病脉证》篇："夫诸病在脏欲攻之，当随其所得而攻之。如渴者，与猪苓汤，余皆仿此。"

此条文寓意深刻，强调应该从病机认识病位，辨证求因，从"如渴者，与猪苓汤，余皆仿此"这一句道破了方证对应的天机。

《金匮要略·百合狐惑病阴阳毒病脉证并治》篇："百合病……其证或未病而预见，或病四五日而出，或病二十日，或一月微见者，各随证治之。"

此条文"各随证治之"，即见是证用是方，从主证抓方证永远不会错。

以上为张仲景最为苦口婆心的告诫，强调了方证对应的原则法度。其实这种方证对应及其药证的应用原则在每个经方运用中都有示范，这从桂枝汤类方的主治变化中可以领悟。例如：

12 条："太阳中风，阳浮而阴弱。阳浮者，热自发；阴弱者，汗自出。啬啬恶寒，淅淅恶风，翕翕发热，鼻鸣干呕者，桂枝汤主之。"

13 条："太阳病，头痛发热，汗出恶风，桂枝汤主之。"

14 条："太阳病，项背强几几，反汗出恶风者，桂枝加葛根汤主之。"

18 条："喘家作桂枝汤，加厚朴杏子佳。"43 条："太阳病，下之微喘者，表未解故也，桂枝加厚朴杏子汤主之。"

20 条："太阳病，发汗，遂漏不止，其人恶风，小便难，四肢微急，难以屈伸者，桂枝加附子汤主之。"

21 条："太阳病，下之后，脉促胸满者，桂枝去芍药汤主之。"

22 条："若微寒者，桂枝去芍药加附子汤主之。"

23 条："太阳病，得之八九日，如疟状，发热恶寒，热多寒少，其人不呕，清便欲自可，一日二三度发。脉微缓者，为欲愈也。脉微而恶寒者，此阴阳俱虚，不可更发汗、更下、更吐也。面色反有热色者，未欲解也，以其不能得小汗出，身必痒，宜桂枝麻黄各半汤。"

25 条："服桂枝汤，大汗出，脉洪大者，与桂枝汤如前法。若形如疟，一日再发者，汗出必解，宜桂枝二麻黄一汤。"

27 条："太阳病，发热恶寒，热多寒少，脉微弱者，此无阳也，不可发汗，宜桂枝二越婢一汤。"

28 条："服桂枝汤，或下之，仍头项强痛，翕翕发热，无汗，心下满微痛，小便不利者，桂枝去桂加茯苓白术汤主之。"

62 条："发汗后，身疼痛，脉沉迟者，桂枝加芍药生姜各一两人参三两新加汤主之。"

117 条："烧针令其汗，针处被寒，核起而赤者，必发奔豚。气从少腹上冲心者，灸其核上各一壮，与桂枝加桂汤，更加桂二两也。"

279 条："本太阳病，医反下之，因尔腹满时痛者，属太阴也，桂枝加芍药汤主之；大实痛者，桂枝加大黄汤主之。"

总结上述经文中桂枝汤及其类方的化裁变化，我们可以得出桂枝汤及其类方的应用规律：

桂枝汤主方的主证：头痛发热，汗出恶风，鼻鸣干呕。

桂枝汤类方的主治变化：项背强几几，加葛根；喘，加厚朴杏子；发汗，遂漏不止，其人恶风，小便难，四肢微急，难以屈伸，加附子；下之后，脉促胸满，去芍药；下之后，微寒，去芍药，加附子；脉微而恶寒，面色反有热色，身必痒，合麻黄汤；大汗出，脉洪大，形如疟，一日再发，合麻黄汤，桂枝汤剂量倍于麻黄汤；发热恶寒，热多寒少，脉微弱，合越婢汤，桂枝汤剂量倍于越婢汤；头项强痛，翕翕发热，无汗，心下满微痛，小便不利，去桂加茯苓、白术；发汗后，身疼痛，脉沉迟，加芍药生姜各一两人参三两；气从少腹上冲心，桂枝加桂二两；下之腹满时痛，加芍药；下之大实痛，加大黄。

对于桂枝汤主方及其加减方的运用禁忌，什么情况下可用，什么情况下不可用，相关经文都有明确规定，当仔细体会原文。

以上举例的化裁变化，其实也是药证的变化。张仲景在小柴胡汤、小青龙汤、真武汤、通脉四逆汤、四逆散、理中丸证等方证的或然证主治中，尤其对药证的把握做了示范。如通脉四逆汤证的或然证治疗的加减："面色赤者，加葱九茎；腹中痛者，去葱，加芍药二两；呕者，加生姜二两；咽痛者，去芍药，加桔梗一两；利止脉不出者，去桔梗，加人参二两。"现代经方教育家黄煌先生形容说："一个萝卜一个坑，一味中药一个证。"其应用都有特异指征，而方证对应，就好比射击，靶向性非常强，这个认识是非常到位的。故所谓"药证"，即单味药物的特殊功效，而"方证"则由多味"药证"按经方组成原则组合的复方，是病机认识的简单化思维，是针对疾病证候的特效主治。经方药味的功效性能绝大多数与《神农本草经》的记载一致。当然，我们更可借鉴后世医家的特效经验，甚至包括现代药理学的最新科研成果以充实经方运用的药证。

张仲景倡导平脉辨证，方即是法，以法类方，方证相应，证从方出，法从方明，故桂枝汤的用法即是桂枝法，柴胡剂的适应证即是柴胡证，凡方剂应用规律皆可以此归类，强调方证，正视药证，确立规矩，目的只有一个，就是避免误诊，提高疗效，并促进诊疗程序的规范化。因此，研究经方，大有可为。

经方应用中除了重视方证、药证外，药味剂量之间的配伍也是影响疗效的关键。如葛根汤的配伍剂量：葛根四两，麻黄三两，桂枝二两，生姜三两，甘草二两，芍药二两，大枣十二枚为原方剂量；主治"太阳病，项背强几几，无汗恶风"、"太阳与阳明合病者，必自下利"，以及"太阳病，无汗而小便反少，气上冲胸，口噤不得语，欲作刚痉"等。如果剂量改变，主治范围可以在"太阳阳明病"的病机范畴内无限扩大，尤其对脑血管急危重症的疗效十分突出。药物有效成分在血液中的浓度决定药物的疗效高低，但同时又是导致药物中毒的原因，因此，中药使用剂量的问题自古以来即广受重视。经方是中华民族远古文明的结晶，历经千锤百炼，药味少而精，应用得当，疗效神奇，如果给予规范，必能促进中医这门古老学科焕发新的生机。

由于历史的原因，经方医学的传承在张仲景、王叔和之后已少传播，医家们各逞己见，各自发明，促进了中医学科的发展，但同时也制造了"中医诊疗规范、中医处方剂量、中医疗效评估量化"这三大难题。尤其经方合成异化为时方运用之后，经方药味的剂量矛盾更加突出，剂量普遍偏少，其疗效低下或许是导致经方不流行的根本原因。对于是否遵循唐宋之后医家的经验、或是复古张仲景的原方定制等问题，则众说纷纭，莫衷一是。当代经方大家仝小林先生主张重剂起沉疴，分别从临床与实验破解自古以来的经方剂量问题，业已取得不俗的成效，为中医处方剂量改革、为经方医学推广带来了曙光。

中篇　平脉辨证　纲要分明

第一章　仲景脉法提纲

《伤寒杂病论》应该是一部影响人类历史进程的鸿篇巨制，它的价值也不仅仅限于所谓"方书之祖"。从历史发展的眼光，《伤寒论》完全可以与现代医学的流行病学、内科学相媲美，现代医学的分科如心血管科、呼吸科、消化科、肾病科、妇产科等都可在《金匮要略》的相关篇章中找到对应，并有效指导现代中医临床。与现代医学诊疗体系必须借助于相关检查技术一样，《伤寒论》、《金匮要略》的诊疗体系则立足于平脉辨证法的运用。了解平脉辨证的内涵，学会平脉辨证法则，对于确立诊疗规范、提高运用经方的疗效至关重要。

《伤寒杂病论》的写作体例是以法律形式完成的，内容详备，纲目并举，规定明确，方法易行。从立法意义而言，三阴三阳的提纲即宪法纲要，方证的辨识即法律条文，每个方证的应用即实施细则，而贯穿于整部法律的灵魂则强调了法律应用的灵活机动性，并不主张机械套用。实现法律应用的机动灵活的手段，即脉法应用。脉法应用即侦查手段，每个脉象的描述都是解剖错综复杂症状的技术手段，并依此判定适用法律条文的证据，都是方证应用的依据。所以，甄别证据的平脉辨证法则成为《伤寒杂病论》的主导思想。

如果把张仲景学术体系当作一个生命来形容，那么脉法应用相当于筋骨，三阴三阳六经就是内脏，一个个方证的辨识即是丰满的肌肉，而一个个经方、一味味药证的应用就是皮毛了。生命在筋骨强有力的框架下，内脏才完整；筋骨连着肌肉，肌肉的活力靠筋骨作支撑才能正常发挥；肌肉之外是皮毛，肌肉丰满，皮毛才表现为灵活机动。

学习《伤寒论》，必须首先掌握平脉辨证法。《辨脉法》、《平脉法》作为整部著作的导读绪论，置列于《伤寒论》诸篇之首，意图显然，目的在于告诉读者，平脉辨证法是开启著作者思想的方便之门。仲景脉法，大道至简，方法明了，易学易施。《辨脉法》开篇即言：

"问曰：脉有阴阳，何谓也？答曰：凡脉大、浮、数、动、滑，此名阳也；脉沉、涩、弱、弦、微，此名阴也。凡阴病见阳脉者生，阳病见阴脉者死。"

阴阳类分法，将脉象从属性分为阴脉、阳脉两大类，是脉法应用的提纲。阴阳脉法提纲的成立，为临证思维提供了极为简便的方法，是仲景脉法的灵魂。凡脉大、浮、数、动、滑是阳脉，凡见阳脉者为阳病；凡脉沉、涩、弱、弦、微是阴脉，凡见阴脉者为阴病。

凡阴病见阳脉者，是阳生阴长，阳乘于阴为顺，阳主阴从得生；凡阳病见阴脉者，是阴盛阳衰，阴乘于阳为逆，孤阳不生故死。阴病、阳病一目了然，生证、死候指下立判。阴阳混淆，何异于杀人？识得此妙，焉惑于阴阳不分？

为了读者理会其著作精神，张仲景从平脉辨证专著《辨脉法》、《平脉法》两章，专论脉法应用。因此，学习《伤寒杂病论》，如不重视脉法的应用，就只能学得皮毛，临证疗效也必大打折扣。

针对脉法学习的难点，《伤寒论·平脉法》将脉法纲要细化，对脉法应用的相关问题作了高度概括，如脉法原理、脉象的常与变、应用要领等以歌赋形式综合整理，语句琅琅上口，涵义显白深刻，是有史以来的脉法经典。王叔和将其收载于《脉经·卷第五》，名为"张仲景论脉第一"：

"问曰：脉有三部，阴阳相乘。荣卫血气，在人体躬。呼吸出入，上下于中，因息游布，津液流通。随时动作，效象形容，春弦秋浮，冬沉夏洪。察色观脉，大小不同，一时之间，变无经常。尺寸参差，或短或长，上下乖错，或存或亡。病辄改易，进退低昂，心迷意惑，动失纪纲。愿为具陈，令得分明。师曰：子之所问，道之根源。脉有三部，尺寸及关，荣卫流行，不失衡铨。肾沉心洪，肺浮肝弦，此自经常，不失铢分。出入升降，漏刻周旋，水下百刻，一周循环。当复寸口，虚实见焉。变化相乘，阴阳相干。风则浮虚，寒则牢坚。沉潜水滀，支饮急弦。动则为痛，数则热烦。设有不应，知变所缘。三部不同，病各异端，太过可怪，不及亦然。邪不空见，终必有奸，审察表里，三焦别焉。知其所舍，消息诊看，料度腑脏，独见若神。为子条记，传与贤人。"

这段经文尚见载于明代医家张太素著《订正太素脉法秘诀》，名为"太上玄灵至玄至妙秘要脉诀"。历史上称之为"太上"者，一为传说的道德天君曰"太上老君"，一为现任皇帝已经退位的父亲曰"太上皇"，都具至高无上的意义。"太素脉法"号称"不特可以诊病之癥结所在、死生之日，抑且能察人之穷通祸福、富贵寿夭而无或爽"，王叔和认定的"张仲景论脉第一"，在此书中被冠名"太上玄灵至玄至妙秘诀"，可见涵义非同一般。

仲景脉法纲要的丰富内涵，兹从下解：

一、脉象机理

"脉有三部，阴阳相乘。荣卫血气，在人体躬。呼吸出入，上下于中，因息游布，津液流通。"

【解读】

凡人身体表血管搏动之所皆有可候之脉，所有可候之脉分作三部分，这三部脉候蕴含着人身阴阳变化的机理。荣卫血气循行于血脉，在体内巡回运行。血脉随呼吸一出一入而动，荣卫血气的运行应随呼吸与脉动的过程贯通全身上下，阴阳的变化也在这个过程之中。依赖气息和脉动，使气血津液得以游行敷布，人体生机才能正常。

脉分三部源于《黄帝内经》，《素问·三部九候论》载：

"何谓三部？岐伯曰：有下部，有中部，有上部；部各有三候，三候者，有天、有地、有人也。必指导之，乃以为真。上部天，两额之动脉；上部地，两颊之动脉；上部人，耳前之动脉。中部天，手太阴也；中部地，手阳明也；中部人，手少阴也。下部天，足厥阴也；下部地，足少阴也；下部人，足太阴也。故下部之天以候肝，地以候肾，人以候脾胃之气。

帝曰：中部之候奈何？岐伯曰：亦有天，亦有地，亦有人。天以候肺，地以候胸中之气，人以候心。帝曰：上部以何候之？岐伯曰：亦有天，亦有地，亦有人。天以候头角之气，地以候口齿之气，人以候。三部者，各有天，各有地，各有人；三而成天，三而成地，三而成人，三而三之，合则为九。九分为九野，九野为九脏；故神脏五，形脏四，合为九脏。五脏已败，其色必夭，夭必死矣。"

以上文字描述了三部九候脉法的基本概况。此三部九候脉法，将人身上、中、下的脉动类比为天、地、人三部，从天、地、人三部的脉候浮、中、沉而界定为三部九候脉法。此中"三而成天,三而成地,三而成人,三而三之,合则为九"的三三制分配法源于《周易》的"道生一,一生二,二生三,三生万物"的三生万物法,亦即阴阳分为三阴三阳的由来。

《黄帝内经》三部九候脉法应用较为繁琐,故《难经》独取手太阴肺经的脉动部位寸口,但仍以寸、关、尺为三部,浮、中、沉为九候,并与三阴三阳对应,亦名三部九候脉法。《难经·十八难》:

"脉有三部,部有四经,手有太阴、阳明,足有太阳、少阴,为上下部。何谓也?然,手太阴、阳明,金也;足少阴、太阳,水也。金生水,水流下行而不能上,故在下部也。足厥阴、少阳,木也,生于手太阳、少阴火,火炎上行而不能下,故为上部。手心主少阳火,生足太阴、阳明土,土主中宫,故在中部也。此皆五行子母更相生养者也。

脉有三部九候,各何所主之?然,三部者,寸、关、尺也。九候者,浮、中、沉也。上部法天,主胸以上至头之有疾也;中部法人,主膈以下至脐之有疾也;下部法地,主脐以下至足之有疾也。"

《难经·十八难》的三阴三阳经分类法,从五行生克乘侮之理别为寸、关、尺三部九候,与《素问·三部九候论》的三部九候分类法大相径庭。三部九候法从天人相应之理,指头表动脉为上部天、手经为中部地、足经为下部人,应用复杂,不易掌握;《难经》独取寸口,以寸、关、尺三部定位,又在三部之中各取浮、中、沉为九候,亦名三部九候,但涵义区别甚大,学习简便易懂,是仲景脉法的基础。

在生命的新陈代谢过程中,五脏六腑相互协调而功能各异,其反映在脉动的表现亦大不同。因此,古人将脏腑功能所表现的不同脉动从阴阳类分,《难经·四难》曰:

"脉有阴阳之法,何谓也?然呼出心与肺,吸入肾与肝,呼吸之间,脾受谷味也,其脉在中。浮者阳也,沉者阴也,故曰阴阳。心肺俱浮,何以别之?然浮而大散者心也,浮而短涩者肺也。肾肝俱沉,何以别之?然牢而长者肝也,按之濡,举指来实者肾也。脾者中州,故脉在中,是阴阳之法也。"

迄今所见,《脉经·卷第四·辨三部九候脉证第一》篇的寸口脉法部分议论精详,示繁从简,诚开仲景之法门,已然千秋之功。附全文如下:

"经言:所谓三部者,寸关尺也。九候者,每部中有天地人也。上部主候从胸以上至头,中部主候从膈以下至气街,下部主候从气街以下至足。

浮、沉、牢、结、迟、疾、滑、涩,各自异名,分理察之,勿怠观变,所以别三部九候，知病之所起，审而明之，针灸亦然也。故先候脉寸中，浮在皮肤，沉细在里。昭昭天道，可得长久。

上部之候，牢、结、沉、滑，有积气在膀胱。微细而弱，卧引里急，头痛，咳嗽，逆气上下。心膈上有热者，口干渴燥。病从寸口，邪入上者，名曰解。脉来至状如琴弦，苦少腹痛，女子经月不利，孔窍生疮；男子病痔，左右胁下有疮。上部不通者，苦少腹痛，肠鸣。寸口中虚弱者，伤气，气不足；大如桃李实，苦痹也。寸口直上者，逆虚也；如浮虚者，泄利也。

中部脉结者，腹中积聚，若在膀胱，两胁下有热。脉浮而大，风从胃管入，水胀，干呕，心下澹澹，如有桃李核。胃中有寒，时苦烦、痛、不食，食即心痛，胃胀支满，膈上积。胁下有热，时寒热淋露。脉横出上者，胁气在膀胱，病即著。右横关入寸口中者，膈中不通，喉中咽难。刺关元，入少阴。

下部脉者，其脉来至浮大者，脾也；与风集合，时上头痛引腰背。小滑者，厥也，足下热，烦满，逆上抢心，上至喉中。状如恶肉，脾伤也；病少腹下，在膝、诸骨节间，寒清不可屈伸。脉急如弦者，筋急；足挛结者，四肢重。从尺邪入阳明者，寒热也；大风邪入少阴，女子漏白下赤，男子溺血，阳痿不起，引少腹痛。

人有三百六十脉，法三百六十日。三部者，寸、关、尺也。尺脉为阴，阴脉常沉而迟；寸、关为阳，阳脉俱浮而速。气出为动，入为息，故阳脉六息七息十三投，阴脉八息七息十五投，此其常也。

二十八脉相逐上下，一脉不来知疾所苦，尺胜治下，寸胜治上，尺寸俱平治中央。脐以上阳也，法于天；脐以下阴也，法于地。脐为中关，头为天，足为地。

有表无里，邪之所止，得鬼病。何为表里？寸、尺为表，关为里，两头有脉，关中绝不至也。尺脉上不至关为阴绝，寸脉下不至关为阳绝，阴绝而阳微，死不治。三部脉或至或不至，冷气在胃中，故令脉不通也。

上部有脉，下部无脉，其人当吐，不吐者死。上部无脉，下部有脉，虽困无所苦，所以然者，譬如人之有足，树之有根，虽枝叶枯槁，根本将自生，木有根本，即自有气，故知不死也。寸口脉平而死者，何也？然诸十二经脉者，皆系于生气之原。所谓生气之原者，三焦之原，非谓十二经之根本也，谓肾间动气也。此五脏六腑之本，十二经之根，呼吸之门，一名守邪之神也。故气者，人根本也，根绝则茎枯矣。寸口脉平而死者，生气独绝于内也。

岐伯曰：形盛脉细，少气不足以息者，死。形瘦脉大，胸中多气者，死。行气相得者，生；参伍不调者，病。三部九候皆相失者，死。上下左右之脉相应如参春者，病甚。上下左右相失，不可数者，死。中部之候虽独调，与众脏相失者，死。中部之候相减者，死。目内陷者，死。

黄帝曰：冬阴夏阳奈何？岐伯曰：九候之脉，皆沉细悬绝者，为阴，主冬，故以夜半死。盛躁喘数者，为阳主夏，故以日中死。是故寒热者，平旦死。热中及热病者，日中死。病风者，以日夕死。病水者，以夜半死。其脉乍数乍疏，乍迟乍疾者，以日乘四季死。形肉以脱，九候虽调，犹死。七诊虽见，九候皆顺者，不死。所言不死者，风气之病及经月之病，似七诊之病而非也，故言不死。若有七诊之病，其脉候亦败者，死矣，必发哕噫。必审问其所始病，与今之所方病，而后各切循其脉，视其经络浮沉，以上下逆顺循之。其脉疾者，不病。其脉迟者，病。脉不往来者，死。皮肤著者，死。

两手脉，结上部者，濡；结中部者，缓。结三里者，豆起。弱反在关，濡反在巅，微在其上，涩反在下。微即阳气不足，沾热汗出。涩即无血，厥而且寒。

黄帝问曰：余每欲视色持脉，独调其尺，以言其病，从外知内，为之奈何？

岐伯对曰：审其尺之缓急、小大、滑涩，肉之坚脆，而病形变定矣。调之何如？

对曰：脉急者，尺之皮肤亦急；脉缓者，尺之皮肤亦缓。脉小者，尺之皮肤减而少；脉大者，尺之皮肤亦大。脉滑者，尺之皮肤亦滑；脉涩者，尺之皮肤亦涩。凡此六变，有微有甚。故善调尺者，不待于寸；善调脉者，不待于色。能参合行之，可为上工。

尺肤滑以淖泽者，风也。尺内弱，解㑊安卧脱肉者，寒热也。尺肤涩者，风痹也。只肤粗如枯鱼之鳞者，水淡饮也。尺肤热甚，脉盛躁者，病温也。其脉盛而滑者，汗且出。尺肤寒甚，脉小者，泄少气。尺肤炬热，先热后寒者，寒热也。尺肤先寒，久持之而热者，亦寒热也。尺炬然热，人迎大者，尝夺血。

尺紧，人迎脉小甚，则少气；色白有加者，立死。肘后独热者，腰以上热。肘前独热者，膺前热。肘后独热者，肩背热。肘后粗以下三四寸，肠中有虫。

手所独热者，腰以上热。臂中独热者，腰腹热。掌中热者，腹中热。掌中寒者，腹中寒。鱼上白肉有青血脉者，胃中有寒。

诸浮、诸沉，诸滑、诸涩，诸弦、诸紧，若在寸口，膈以上病；若在关上，胃以下病；若在尺中，肾以下病。

寸口脉滑而迟，不沉不浮，不长不短，为无病，左右同法。

寸口太过与不及，寸口之脉，中手短者，曰头痛；中手长者，曰足胫痛；中手促上击者，曰肩背痛。

寸口脉浮而盛者，病在外。

寸口脉沉而坚者，病在中。

寸口脉沉而弱者，曰寒热及疝瘕，小腹痛。

寸口脉沉而弱，发必堕落。

寸口脉沉而紧，苦心下有寒，时痛，有积聚。

寸口脉沉，胸中短气。

寸口脉沉而喘者，寒热。

寸口脉但实者，心劳。

寸口脉紧或浮，膈上有寒，肺下有水气。

脉紧而长过寸口者，注病。

脉紧上寸口者，中风。风头痛，亦如之。

脉弦上寸口者，宿食；降者，头痛。

脉来过寸入鱼际者，遗尿。

脉出鱼际，逆气喘息。

寸口脉潎潎如羹上肥，阳气微；连连如蜘蛛丝，阴气衰。

寸口脉偏绝，而臂偏不遂。其人两手俱绝者，不可治。两手前部阳绝者，苦心下寒毒，喉中热。

关上脉浮而大，风在胃中，张口肩息，心下澹澹，食欲呕。

关上脉微浮，积热在胃中，呕吐蛔虫，心健忘。

关上脉滑而大小不匀，是为病方欲进，不出一二日，复欲发动，其人欲多饮，饮即注利。如利止者，生；不止者，死。

关上脉紧而滑者，蛔动。

关上脉涩而坚，大而实，按之不减有力，为中焦实，有伏结在脾，肺气塞，实热在胃中。

关上脉襜襜大，而尺寸细者，其人必心腹冷积，癥瘕结聚，欲热饮食。

关上脉时来时去、乍大乍小、乍疏乍数者，胃中寒热，羸劣不欲饮食，如疟状。

尺脉浮者，客阳在下焦。

尺脉细微，溏泄，下冷利。

尺脉弱，寸强，胃络脉伤。

尺脉虚小者，足胫寒，痿痹脚疼。

尺脉涩，下血，不利，多汗。

尺脉滑而疾，为血虚。

尺脉沉而滑者，寸白虫。

尺脉细而急者，筋挛痹不能行。

尺脉粗常热者，谓之热中，腰胯疼，小便赤热。

尺脉偏滑疾，面赤如醉，外热为病。"

以上为《脉经》总结的脉象三部九候分类方法。

所谓脉象，即血液运行于动脉中，血管的搏动之象，《灵枢·决气》篇记载了相关认识，云："何谓脉？岐伯曰：壅遏营气，令无所避，是谓脉。"故脉的本质乃是营卫气血津液循行的通道。

脉因胃气而生成，《素问·经脉别论》中作了如下分析：

"食气入胃，散精于肝，淫气于筋。食气入胃，浊气归心，淫精于脉。脉气流经，经气归于肺，肺朝百脉，输精于皮毛。毛脉合精，行气于腑，腑精神明，留于四脏，气归于权衡。权衡以平，气口成寸，以决死生。"

翻译成现代语言，大意即：

饮食入胃，水谷经脾的运化为精微物质，有清、有浊两部分。清的部分布散于肝，通过肝的疏泄，变化为经气，充养全身筋脉。浊的部分入于心，变化为脉气，营养血脉。脉气与经气交汇于肺，通过呼吸出入，使经脉之气散播全身体表，又回归于肺，交换而成精气。精气即濡养五脏六腑、四肢百骸的营养物质，是营卫气血津液的组成部分。肺主气，心主血，心与肺合，则气血合，气血周流于心、肝、脾、肾四脏，形成精、气、神，而精、气、神反映了脏腑的盛衰。脏腑的盛衰可以度量，因为全身百脉朝会于肺，寸口位于掌后桡骨凹陷处，是手太阴肺经经脉之气循行之所，表浅易触，故脏腑的盛衰皆可通过寸口的脉搏跳动的形、势、位来测知，并判断疾病，预后吉凶。

这段话看似复杂，实质简单，不但高度概括了生理代谢机制，而且提供了可测知生理代谢功能的方法，即从寸口脉动度量，确立脉诊法的原理。

脉诊法从寸口脉动测知脏腑气机的机理，在《素问·五脏别论》中另有专论：

"帝曰：气口何以独为五脏主？岐伯曰：胃者，水谷之海，六腑之大源也。五味入口，藏于胃，以养五脏气；气口亦太阴也，是以五脏六腑之气味皆出于胃，变见于气口。"

这段话明白地告诉我们，凡五脏六腑均依赖于胃气所养，强调了脾胃为生化之源，所以从胃气就可以测知五脏六腑之气。

学习脉法当知脉象机理，脉主五脏六腑之气。推而论之，脉象实质反映的就是胃气。因此，脉法原理可以概括为四句话：

百病求因气为宗，象脉主病各不同。
三阴三阳皆有度，表里虚实此中求。

二、脉从四季主旺

"随时动作，效象形容，春弦秋浮，冬沉夏洪。"

【解读】

天人相应，人以天地之气生，四时之法成，故四时阴阳变化与体内阴阳变化相应。这种变化有季节性，也有昼夜时辰的节律性。人的生理或病理在一年四季、一日十二时辰中均有节律性反映，这种节律性反映为脉象的规律性，即脉从四季主旺，可取类比象以作分析。从《脉经》卷三可归纳如下：

春天，五行象木，万物始生，其气来软而弱、宽而虚，脉来濡弱，轻虚而滑，端直以长，举之无有，按之如弓弦状，名曰弦；弦脉旺于春三月。

夏天，五行象火，万物洪盛，垂枝布叶，皆下垂如曲，其气来盛去衰，故口钩，脉来洪大而长，极大在指下，名曰洪；洪脉旺于夏三月。

秋天，五行象金，万物之所终，落叶缤纷，随风而飘，枝条独立，其气来轻虚而浮、急而散，脉来厌厌聂聂如落榆荚，轻飘上扬，举之有余，按之不足，名曰浮；浮脉旺于秋三月。

冬天，五行象水，万物之所藏，百虫伏蛰，阴气在表，阳气在藏，其气来沉而搏，脉来喘喘，累累如钩，按之而坚，举之不足，按之有余，名曰沉。沉脉旺于冬三月。

脉象的主旺不仅旺于四季，一日昼夜24小时也有主旺之时，主旺即脉象与四时相应。顺时主旺，在生理为常；逆时为变，不当时而见，则谓之逆从四时。《素问·脉要精微论》解释：

"万物之外，六合之内，天地之变，阴阳之应，彼春之暖为夏之暑，彼秋之忿为冬之怒。四变之动，脉与之上下，以春应中规，夏应中矩，秋应中衡，冬应中权。是故冬至四十五日，阳气微上，阴气微下；夏至四十五日，阴气微上，阳气微下，阴阳有时，与脉为期。期而相失，知脉所分，分之有期，故知死时。"

脉象反映了阴阳变化，阴阳变化表现为气机的升降，气机的升降与季节相应，有一定的规律。因此，脉与四时相应也有规律可循。四时气机变化不同，非其时见其脉即为阴阳逆乱，即是病态，故从脉法可以推知阴阳气机。阴阳气机的变化反映了脏腑的生机状态。脉的逆从四时，即是脏腑病理气机变化的先兆。脉反季节则病，如春季脉当弦，反不见弦，则知肝病。

脉候逆从四时，当如何分析？《辨脉法》特以例证说明：

"师曰：立夏得洪大脉，是其本位。其人病身体苦疼重者，须发其汗。若明日身不疼不重者，不须发汗。若汗濈濈自出者，明日便解矣。何以言之？立夏脉洪大，是其时脉，故使然也。四时仿此。"

"夏月盛热，欲着复衣；冬月盛寒，欲裸其身。所以然者，阳微则恶寒，阴弱则发热。此医发其汗，令阳气微；又大下之，令阴气弱。五月之时，阳气在表，胃中虚冷，以阳气内微，不能胜冷，故欲着复衣；十一月之时，阳气在里，胃中烦热，以阴气内弱，不能胜热，故欲裸其身。"

凡病皆有节律性，故可结合脉的季节主旺测知病因，判定预后。

另《平脉法》载：

"师曰：寸脉下不至关，为阳绝；尺脉上不至关，为阴绝。此皆不治，决死也。若计其余命死生之期，期以月节克之也。"

"死生之期，期以月节克之"即以脉与四时主旺的五行相配法的阴阳五行脉法推算，《伤寒例》载有"四时八节二十四气七十候决病法"，宋·林亿等人注释曰：

"二十四气，节有十二，中气有十二，五日为一候，气亦同，合有七十二候，决病生死。此须洞解之也。"

脉象的逆从四时诊法与阴阳五行机理结合，是判定疾病欲解时和预测生死吉凶的主要方法，为仲景脉法的重要组成部分。《伤寒论》从三阴三阳六经论治"伤寒"、论述六经病欲解时都与脉象的节律性变化相关。

三、脉从五脏主旺

"肾沉心洪，肺浮肝弦，此自经常，不失铢分。"

【解读】

机体是一个不可分割的整体，故《素问·玉机真脏论》说："五脏相通，移皆有次，五脏有病，则各传其所胜。"脏腑之间生理上和病理上的这种联系，反映在脉象上，即五脏皆有相应的主旺之脉。五脏主旺脉的改变，即预示着疾病发生。五脏主脉与生理功能相应，并自有其相应的法度，故肾脉沉、心脉洪、肺脉浮、肝脉弦，为脏气的一定之脉，不允许有一丝一毫的改变。如果五脏主脉哪怕发生一丝一毫的改变，也是病态。因此，从脉象的这种细微改变可以测知疾病的变化。铢，为古代重量单位。《汉书·律历志上》解："二十四铢为两，十六两为半斤。"《淮南子·天文训》"十二铢而当半两"比喻为极轻的重量。如《后汉书·华佗传》："心识分铢，不假称量。"不失铢分，意喻极细微，不失一丝一毫。此言承上句"不失衡铨"相对应，形容脉法运用的精确法度。

五脏脉象的法度包括脉法定位，以及脏腑所候主脉、脉属阴阳诊法等多方面。

五脏脉法定位见于《脉经·两手六脉所主五脏六腑阴阳逆顺第七》：

"心部，在左手关前寸口是也，即手少阴经也。与手太阳为表里，以小肠合为府。合于上焦，名曰神庭，在龟尾下五分。

肝部，在左手关上是也，足厥阴经也。与足少阳为表里，以胆合为府。合于中焦，名曰胞门，在太仓左右三寸。

肾部，在左手关后尺中是也，足少阴经也。与足太阳为表里，以膀胱合为府。合于下焦，在关元左。

肺部，在右手关前寸口是也，手太阴经也。与手阳明为表里，以大肠合为府。合于上焦，名呼吸之府，在云门。

脾部，在右手关上是也，足太阴经也。与足阳明为表里，以胃合为府。合于中焦脾胃之间，名曰章门，在季胁前一寸半。

肾部，在右手关后尺中是也，足少阴经也，与足太阳为表里，以膀胱合为府。合于下焦，在关元右。左属肾，右为子户，名曰三焦。"

脏腑所候主脉及其脉属阴阳诊法，见于《脉经·辨脏腑病脉阴阳大法第八》：

"脉何以知脏腑之病也？然数者，腑也；迟者，脏也。数即有热，迟即生寒。诸阳为热，诸阴为寒，故别知脏腑之病也。

脉来浮大者，此为肺脉也。脉来沉滑，坚如石，肾脉也。脉来如弓弦者，肝脉也。脉来疾去迟，心脉也。脉来当见而不见为病。病有浅深，但当知如何受邪。"

四、脉象法则

"察色观脉，大小不同，一时之间，变无经常。尺寸参差，或短或长，上下乖错，或存或亡。病辄改易，进退低昂，心迷意惑，动失纪纲。"

【解读】

脉象与四时相应，与病证相符。证变脉亦变，脉形、脉势、脉位皆因病证的变化而发生改变，但这种改变反映了病机变化，在脉象上有相对的固定。虽然脉形大小、脉位尺寸、脉势虚实皆有长、短、上、下、存、亡，如浮沉迟数、高低不齐，快慢不等、或有或无之类的变化，但与病候相对应，随病机而改变，均有规律可循。察色观脉，脉证合参，不仅需要掌握脉象在时间上的变化差异，还必须通晓脉形、脉位、脉势的特点。不懂脉法的人，则难免顾此失彼，失于法度，没有定识，必定犯下阴阳不分、虚实不辨、生死不明的原则性错误。

脉诊的纲纪法则，包括诊脉方法、脉候顺逆、脉贵有根、色脉互参等内容。

（一）诊脉方法

1. 熟悉脉象形态

脉理易知，指下难明。学习脉法，首先必须对脉的形态烂熟于胸，心中有数。《脉经·卷第一·脉形状指下秘诀》记载了 24 种脉象：

浮脉，举之有余，按之不足。

芤脉，浮大而软，按之中央空，两边实。

洪脉，极大在指下。

滑脉，往来前却流利，展转替替然，与数相似。《平脉法》："滑者，紧之浮名也。"

数脉，去来促急。

促脉，来去数，时一止复来。

弦脉，举之无有，按之如弓弦状。《平脉法》："脉浮而紧，名曰弦。弦者，状如弓弦，按之不移也。"

紧脉，数如切绳状。《平脉法》："脉紧者，如转索无常也。"

沉脉，举之不足，按之有余。

伏脉，极重指按之，着骨乃得。

革脉，有似沉、伏、实、大而长，微弦。

实脉，大而长，微强，按之隐指愊愊然。

微脉，极细而软或欲绝，若有若无。

涩脉，细而迟，往来难且散，或一止复来。

细脉，小大于微，常有，但细耳。

软脉，极软而浮、细。

弱脉，极软而沉细，按之欲绝指下。

虚脉，迟、大而软，按之不足，隐指豁豁然空。

散脉，大而散，散者，气实血虚，有表无里。

缓脉，去来亦迟，小駃于迟。

迟脉，呼吸三至，去来极迟。

结脉，往来缓，时一止复来。

代脉，来数中止，不能自述，因而复动。脉结者生，代者死。

动脉，见于关上，无头尾，大如豆，厥厥然动摇。

此外，王叔和尚且认定浮与芤相类、弦与紧相类、滑与数相类、革与实相类、沉与伏相类、微与涩相类、软与弱相类、缓与迟相类，实质明确了脉法应用中必须掌握的相对性与绝对性原则。所谓相对性，是指脉象在度势上的强弱变化，如浮与芤都可能与虚证相关，故此相类；所谓绝对性，是指脉象在形态上不能误辨，以及脏腑三焦在寸、关、尺脉位上的对应络属固定。如只有"举之有余，按之不足"者才是浮脉，而心部在左寸，左寸浮属太阳小肠；肺部在右寸，右寸浮属阳明大肠。肾部在尺，尺浮属足太阳膀胱，则为伤肾的特有脉象。

2. 把握诊脉时间

诊脉有所讲究，《素问·脉要精微论》提出"持脉有道，虚静为保"，对医者提出了诊病时应思想集中、周围环境安静的要求。此外，对于诊脉的时间也有一定要求。《脉经·卷第一·平脉早晏法》云：

"黄帝问曰：夫诊脉常以平旦，何也？岐伯对曰：平旦者，阴气未动，阳气未散，饮食未进，经脉未盛，络脉调均，气血未乱，故乃可诊，过此非也。"

诊脉以早晨刚刚起床时为佳，但实际操作中，脉诊在时间上并无多大的误差，只要医者心平气和，患者位置平卧或坐位姿势端正，双手与心脏持平，医者以左候右、以右候左，随时随地皆有可诊之脉。但饭后脉象必滑，此乃胃气动之象，故诊脉当错开进食时间是有一定道理的。

3.掌握指法轻重

持脉有轻重，此轻重即脉诊的下指法，即综合运用举、按、寻三种手法，体会脉状的形、势、位之间的特征，感悟其蕴涵的功能。脉状在指下的感觉，张仲景师徒以"菽"的重量来形容比较。《平脉法》载：

"问曰：经说脉有三菽六菽重者，何谓也？师曰：脉人以指按之。如三菽之重者，肺气也；如六菽之重者，心气也；如九菽之重者，脾气也；如十二菽之重者，肝气也；按之至骨者，肾气也。假令下利，寸口、关上、尺中悉不见脉，然尺中时一小见，脉再举头者，肾气也。若见损脉来至，为难治。"

"菽"，东汉·许慎《说文解字》释："配盐幽尗也，从尗支声。俗菽从豆。"《诗经·小雅·小宛》云："中原有菽，庶民采之。"故菽是一种制作豆豉的小豆。从"菽"的3、6、9、12的份量比重，分别测知肺、心、脾、肝、肾五脏的气机变化，乃取类比象，示人当细心体会、必细分缕析。此脏腑之气的脉状度量方法，在实践中主要用于脏结病的诊断，体现在积聚脉诊法，是辨识脏腑积聚，如肿瘤、囊肿、结石、增生等包块性疾病的部位、大小、性质的有效方法。

脉象"菽"的比例量度法来源于《难经》，后世把这种估算量度的应用规律演绎为"浮、中、沉、上、下、左、右"七个指法，较易理解掌握。实际操作中，以下指力度不轻不重，中取所得的脉象为准。

我以为，仲景脉法有别于后世者，尤其重视阴阳脉的鉴别。而阴阳脉的鉴别，又着重于指法力度。经文中每每有类同脉象的两种描述方法，如阳类脉之"浮数"与"浮而数"、阴类脉之"沉弦"与"沉而弦"等，皆与下指力度相关。在"浮、中、沉、上、下、左、右"七个指法中，单用一个指法，感觉清晰度高、轻取易得，或脉势、脉位、脉度易辨者的脉象，则理解为"浮数"、"沉弦"之类；需要运用举、按、寻等多个指法综合运用，感觉清晰度不够，重按仍有，脉势、脉位、脉度需要细心体察的脉象，则描述为"浮而数"、"沉而弦"之类。此种脉诊方法相对后世的脉法而言，或有精度上的差异，但对于阴阳证候的病机辨析非常简便，充分体现了别从阴阳、法在独脉的优势，对学习者的要求也相对较低。所以，阳脉在表，阴脉在里，故阴阳之辨也当以三指力度均匀为最佳，脉象取得且当介于浮沉之间者为最真。如能够认真体会，则心中了了，指下亦明，故"料度腑脏，独见若神"也绝非难事！

4. 辨识表里虚实

脉象所主的内外虚实如何辨识？《平脉法》载：

"师曰：呼吸者，脉之头也。初持脉，来疾去迟，此出疾入迟，名曰内虚外实也。初持脉，来迟去疾，此出迟入疾，名曰内实外虚也。"

意即脉动与呼吸皆有定数相应，医者从自己的呼吸辨别病人脉动的至数。平人脉息，一呼脉再动，一吸脉亦再动，一呼一吸，呼吸定息，脉行五动。脉随呼吸而动，脉在呼吸之先。《脉经》载："气出为动，入为息。"

《脉经·卷一·迟疾短长杂脉法第十三》篇解：

"脉从前来者为实邪，从后来者为虚邪，从所不胜来者为贼邪，从所胜来者为微邪，自病者为正邪。"

故从阴阳而论，脉来为实属阳，脉去为虚属阴，所以脉迟为阴，脉数为阳。阳主外而阴主内，荣卫血气贯注于中，呼出为来，吸入为去，一呼一吸即阴阳的交换。疾为阳而有余，迟为阴而不足。医者初持脉，感觉脉来疾而去迟，"脉从前来者为实邪，从后来者为虚邪"，为阳出于表，阴入于里，此乃卫阳盛于外，营阴不足，故脉候为内虚外实，属阳脉，例如浮数之脉。若初持脉，感觉脉来迟而去疾，"从后来者为虚邪，从所胜来者为微邪"，为阴气盛于外，阳陷入阴，此乃阳气闭于内，卫阳气虚，则脉候为内实外虚，属阴脉，例如沉迟之脉。《黄帝内经》总结为："去者为阴，至者为阳；静者为阴，动者为阳；迟者为阴，数者为阳。"

从脉动三关的生理而言，心脏与血脉搏动之间有相对的距离关系，寸、关、尺三部中，寸为远心端，尺为近心端，故脉动当自尺部而来，从寸部而去。

"初持脉，来疾去迟"即尺脉来疾，寸脉去迟。寸为阳，尺为阴，尺脉盛主内虚，寸脉弱主外实，故这种情况属于"出疾入迟"，即在表阳有余，在里阴不足。因此，寸弱尺强是"内虚外实"。

"初持脉，来迟去疾"，尺脉来迟主内阳不足，寸脉去疾为外阳有余，故这种情况属于"出迟入疾"，即在表阳气弱，在里阴气盛。因此，寸强尺弱是"内实外虚"。

故此，脉动的出入疾迟反映了证候的阴阳表里虚实。但脉象阴阳的辨识，不仅仅是从脉象的浮沉迟数辨识，同时也从寸口脉法的寸、关、尺三部界定。反言之，病证阴阳可以从脉象的浮沉迟数来辨识，同时也可以从阳寸阴尺的脉位区分开来。如《伤寒论》12条："太阳中风，阳浮而阴弱。阳浮者，热自发；阴弱者，汗自出。"此即从阳寸阴尺的脉位对应，阐释"太阳中风"之营卫不和的病机在于"内虚外实"。

经云："治病必求于本，本于阴阳。"故平脉辨证首辨阴阳，阴阳之要惟辨虚实。为此，王叔和在《脉经》卷一专列"平虚实"篇，其云：

"人有三虚三实，何谓也？然有脉之虚实，有病之虚实，有诊之虚实。脉之虚实者，脉来软者为虚，牢者为实。病之虚实者，出者为虚，入者为实；言者为虚，不言者为实；缓者为虚，急者为实。诊之虚实者，痒者为虚，痛者为实。外痛内快，为外实内虚；内痛外快，为内实外虚。故曰虚实也。

问曰：何谓虚实？答曰：邪气盛则实，精气夺则虚。何谓重实？所谓重实者，言大热病，气热脉满，是谓重实。

问曰：经络俱实如何？何以治之？答曰：经络皆实，是寸脉急而尺缓也，当俱治之。故曰滑则顺，涩则逆。夫虚实者，皆从其物类始，五脏骨肉滑利，可以长久。"

5. 辨兼脉分主从

凡诊脉，当紧扣脉法提纲。阳脉即以脉象之大、浮、数、动、滑为纲；阴脉即以脉象之沉、涩、弱、弦、微为纲。纲要分明，即可从脉象推测病机。《平脉法》载：

"问曰：脉有残贼，何谓也？师曰：脉有弦、紧、浮、滑、沉、涩，此六脉名曰残贼，能为诸脉作病也。"

残贼：残害、加害之义。《史记·淮南衡山列传》："往者秦为无道，残贼天下。"残贼天下即残害天下众生。弦、紧、浮、滑、沉、涩六脉名曰残贼，即指六脉残害于诸脉，故云"能为诸脉作病也"。此论兼见脉的道理。

凡五脏皆有主脉，与四时相应，故主脉皆有旺时，非其时见其脉，或太过或不及，皆当病；与脏腑荣卫气血相应，盛为太过，衰即不及。凡此太过不及应象于脉，即为病脉。

"弦、紧、浮、滑、沉、涩"六脉之中，浮、滑属阳脉类；沉、涩、弦为阴脉类。弦与紧为相类脉，故紧也属阴脉。从太过或不及而论，"弦、紧、浮、滑"为太过之脉，"沉、涩"为不及之脉。

六脉之中，脉弦病在肝，为生发之气，主枢机。脉紧为寒，寒则伤荣，寒为疝瘕积聚，腹中刺痛。《平脉法》云："诸乘寒者，则为厥，郁冒不仁，以胃无谷气，脾涩不通，口急不能言，战而栗也。"浮则为风，为虚，主病在表，风为百病之长。滑为实，多血少气，主病食，脉滑而微浮，病在肺。沉为水，为实在里，病在肾。涩为津液亏，少血多气，血少病在心。此六脉之太过与不及，实质反映了疾病本质，属主病之脉。

脉象与病候相应，病候复杂，则脉象兼见，往往一部位之中可见多个脉象。但病有主次因素、有内外虚实病机，脉象与之相应，有主、兼脉之别。主证当见主脉，兼证则见兼脉。主兼相合，病证相符。病应于脉，见脉可知病；证合以脉，从证可测脉。故辨证分主次，辨脉从主兼，在脉象太过与不及中辨病机，是脉法运用的基本原则。如《辨脉法》举例：

"脉浮而数，浮为风，数为虚，风为热，虚为寒，风虚相搏，则洒淅恶寒也。

脉浮而滑，浮为阳，滑为实，阳实相搏，其脉数疾，卫气失度，浮滑之脉数疾，发热汗出者，此为不治。"

此两条经文涉及两个"残脉"，即浮脉与滑脉，均属阳脉太过。"脉浮而数"的浮为在表，主风邪；数为卫阳不足，阴气上浮之象，故谓"数为虚"、"虚为寒"。浮为太过，是致病主因；数为不及，为兼证之象。浮脉兼数，示感受风邪，所以"风虚相搏，则洒淅恶寒也"。与"脉浮而数"相应，提示风热表证。"脉浮而滑"的浮为阳脉，在表主风；滑也为阳脉，在里主实。浮脉兼滑，二阳相合，脉法谓之"重实"。浮为卫气热，滑为内邪实，内外相合，气热脉满，故谓"阳实相搏"。有阳无阴，则阳热上亢，风火相煽，"其脉数疾"。阳热盛极则卫外不固，故"卫气失度"。如果"浮滑之脉数疾，发热汗出者"，则阳热至极，厥阳无阴，亡阳而汗，故"此为不治相搏"。

六类"残脉"反映了病机虚实，也与三焦病位相关。《脉经·卷四·辨三部九候脉证》说："诸浮、诸沉、诸滑、诸涩、诸弦、诸紧，若在寸口，膈以上病；若在关上，胃以下病；若在尺中，肾以下病。"

（二）脉候顺逆

脉象与体质虚实、胖瘦、男女、长幼、发病季节、时间等许多因素相关，脉法应用于诊断既有相对性，又有绝对性。脉诊的相对性，指因患者禀赋不同，脉的表象有力度上的相对差异，相对于脉势而言。如同为浮脉，体弱之人的浮势较无力，壮实之人的较有力，随体质禀赋状况稍有脉势度的微细差别。相对于脉状与病候所主而言，脉诊的绝对性，指脉象的形状是固定的，主病也是固定的。如浮脉，脉状举之有余，按之不足，脉候主表，无论胖瘦高矮，禀赋如何，只要是表证，脉象必浮。

但脉法主象的意义又是绝对的，如《平脉法》载："师曰：脉肥人责浮，瘦人责沉。肥人当沉，今反浮；瘦人当浮，今反沉，故责之。"

《脉经·卷第一·平脉视人大小长短男女逆顺法》中进一步总结云："凡诊脉，当视其人大、小、长、短及性气缓、急。脉之迟、速、大、小、长、短，皆如其人形性者，则吉；反之者则为逆也。脉三部大都欲等，只如小人、细人、妇人脉小、软；小儿四五岁，脉呼吸八至，细、数者吉。"

故脉诊之时，尤当注重脉候顺逆诊法，懂得脉有相对性、又有绝对性的道理，脉法应用灵活机动。

（三）脉贵有根

脉贵有根，指脉当弱以滑，和缓流利，是有胃气之脉。《平脉法》谓"谷入于胃，脉道乃成；水入于经，其血乃成"，故脉以胃气为本。病脉中兼濡弱之象，示有胃气，五脏得谷气之养，虽病易治。如脉来紧急强硬而无柔和之象，非纯阳即无阴，示邪气亢盛；或脉来轻浮即有，按之沉涩若无，似若悬绝，示阳气衰竭，生机已灭，皆属无根之脉，不病也亡。《辨脉法》将无根之脉归类为五：

"脉蔼蔼如车盖者，名曰阳结也。

脉累累如循长竿者，名曰阴结也。

脉瞥瞥如羹上肥者，阳气微也。

脉萦萦如蜘蛛丝者，阴气衰也。

脉绵绵如泻漆之绝者，亡其血也。"

从脉法诊断胃气的有无，其原理即在于脉主五脏气机。《素问·玉机真脏论》说：

"人以水谷为本，故人绝水谷则死，脉无胃气亦死。所谓无胃气者，但得真脏脉，不得胃气也。所谓脉不得胃气者，肝不弦、肾不石也。"

又说：

"五脏者，皆秉气于胃，胃者五脏之本也。脏气者，不能自致于手太阴，必因于胃气，乃因于胃气，乃至于手太阴也。故五脏各以其时，自为而至于手太阴也。故邪气胜者，精气衰也。故病甚者，胃气不能与之俱至于手太阴，故真脏之气独见。独见者，病胜脏也，故曰死。"

《平脉法》中对脉贵有根的道理例示：

"师曰：脉病人不病，名曰行尸，以无旺气，卒眩仆不识人者，短命则死。人病脉不病，名曰内虚，以无谷神，虽困无苦。"

无旺气，即脉现无根之象，少生机；无谷神，即脉有濡弱之象，胃气不虚。

有胃气则生，无胃气则死。《伤寒论·平脉法》论述其理有一段精彩对话：

"问曰：濡弱何以反适十一头？师曰：五脏六腑相乘，故令十一。"此"十一"之解，几成千古之谜。实质即指"濡弱"之脉关乎生死存亡，所以五脏六腑的功能恢复正常，取决于脉象之"濡弱"。因为"濡弱"为五脏六腑所对应之脉的兼见之象，为脾所主，示有胃气，乃有根之脉。

（四）色脉互参

色脉互参，是望闻问切四诊方法之一。《素问·五脏生成》说："夫脉之大、小、滑、涩、浮、沉，可以指别；五脏之象，可以类推；五脏相音，可以意识；五色微诊，可以目察。能合色脉，可以万全。"从《伤寒杂病论》中所见，张仲景擅长脉诊，但他并不独倚脉诊，而是强调"观其脉证，知犯何逆，随证治之"，完全继承《素问》色脉互参的精神，主张望闻问切四诊合参。《平脉法》载：

"寸口脉缓而迟，缓则阳气长，其色鲜，其颜光，其声商，毛发长。迟则阴气盛，骨髓生，血满，肌肉紧薄鲜硬，阴阳相抱，荣卫俱行，刚柔相得，名曰强也。

寸口脉微而涩，微者卫气衰，涩者荣气不足。卫气衰，面色黄；荣气不足，面色青。荣为根，卫为叶，荣卫俱微，则根叶枯槁而寒栗、咳逆、唾腥、吐涎沫也。"

以上两条文从色与脉两方面举例，分别从脉象的异同，结合面色容貌、精神状态鉴别营卫的盛衰。

又，《金匮要略·脏腑经络先后病脉证第一》载：

"师曰：寸口脉动者，因其旺时而动，假令肝旺色青，四时各随其色。肝色青而反白，非其时色脉，皆当病。"即提出了如何从四时脉象的主旺以鉴别五脏病色的道理。

五、脉分三部

"脉有三部，尺寸及关。荣卫流行，不失衡铨。"

【解读】

此承问作答，言寸口脉分三部之理。脉有三部，即两手寸、关、尺，此三部所属的脉象反映着阴阳气机的变化。营卫血气在人体内部循行，随着呼吸出入而贯通全身，这个过程与脉动相应有一定规律，都可从寸、关、尺三部的脉象变化之中推测度量。衡铨，为古人称物的器具。《汉书·律历志上》解："衡铨者，衡，平也；铨，重也。衡所以任铨而均物平轻重也。"故"不失衡铨"之"不失"，为双重否定句，等于强烈肯定，比喻营卫血气在脉中循行不仅有规律，且这种规律更可以测知度量。

有关寸口脉法的三部分属，张仲景在《伤寒杂病论》中未暇细解。王叔和针对遗缺予以完善，《脉经·卷第一·分别三关境界脉候所主第三》载：

"从鱼际至高骨，却行一寸，其中名曰寸口。从寸至尺，名曰尺泽，故曰尺寸。寸后尺前名曰关，阳出阴入，以关为界。阳出三分，阴入三分，故曰三阴三阳。

阳生于尺动于寸，阴生于寸动于尺。寸主射上焦，出头及皮毛竟手；关主射中焦，腹及腰；尺主射下焦，少腹至足。"

又，《脉经·卷第一·两手六脉所主五脏六腑阴阳逆顺第七》载：

"肝、心出左，脾、肺出右，肾与命门俱出尺部。"

由此可知，寸口脉法两手脉所主五脏六腑为：左手寸、关、尺三部分别对应心、肝、肾，右手寸、关、尺三部分别对应肺、脾、命门（命门气与肾通，一源两歧，实质仍属肾）。心与小肠相表里，肝与胆相表里，肾与膀胱相表里，肺与大肠相表里，脾与胃相表里，命门与三焦相表里。脏与腑生理上相表里，病理上亦关联，如痔疮病变在大肠，肺与大肠相表里，故病脉见于右寸浮滑上鱼际。

六、脉象有度

"出入升降，漏刻周旋，水下百刻，一周循环。当复寸口，虚实见焉。变化相乘，阴阳相干。"

【解读】

气机的出入升降为昼夜不停地运行，标注刻度的水漏下了一百刻，即一昼一夜，气机周而复始的运行也循环了一周。寸口为手太阴之脉动之处，乃诸脉会合的部位。营卫之气的运行始于手太阴，终于手太阴，出入升降，贯通五脏，联络六腑，运行周身，阴阳相贯，如环无端。所以五脏六腑的虚实，皆可从手太阴寸口相关的脉动节律观察度量。脏腑功能的动态变化、阴阳之气的盈亏盛衰，与寸口部位观察到的气机出入升降、营血循行的脉动之象都是相互影响、相互关联的。漏刻，即漏壶的刻度。漏，为古代计时器，浮箭于壶内，以水减刻出，分昼夜的长短，一昼一夜共计一百刻。脉诊可以度量的道理源于《难经·一难》，其云：

"寸口者，脉之大会，手太阴之脉动也。人一呼脉行三寸，一吸脉行三寸。呼吸定息，脉行六寸。人一夜凡一万三千五百息。脉行五十度周于身。漏水下百刻，营卫行阳二十五度，行阴亦二十五度，为一周也，故五十度复会于手太阴。寸口者，五脏六腑之所终始，故法取于寸口也。"

这段话介绍了寸口脉法如何从呼吸定息度量脉的节律变化的道理。因为营在脉中，卫在脉外，营卫之气周而复始地循行，白天在阳位循行二十五度，夜晚在阴位循行二十五度，满五十度为一个大循环。在整个循环过程中，阴阳之气相互贯通，如环无端，起于手太阴，至于手太阴，故曰终始。五脏六腑之气皆现于此，故取寸口可以度量营卫血气、脏腑气机变化，预决生死吉凶。

从漏刻计算脉行的"度"，是古代医家潜心修行、返观内视的结果。脉行的"度"即脉动的节律，从已知的这种节律变化结合三阴三阳在子午流注的时间节律，测算三阴三阳的多少、脏腑气机的运行状态。分析病机，确定病位，预知病势发展是《伤寒论》中六经病向愈或欲解时的真正内涵。

七、脉证对应

"风则浮虚，寒则牢坚。沉潜水滀，支饮急弦。动则为痛，数则热烦。"

【解读】

脉象性质从属阴阳而分，主病从脉位而定，与证候相关。无论是外感中的风寒暑湿燥火六淫，还是杂病中的表里杂病，皆有相应之脉象。脉象不但与脏腑对应，也与证候相应。脉象因病因、病机、病势的不同而表现各异：如病伤于风，则脉象浮虚；伤于寒，则脉象牢坚。倘脉象之势沉潜，则当知其病是水饮蓄积，即"水滀"；倘脉象之势急弦，则当知其病因为水停一隅，即"支饮"。若是动脉，则示有疼痛；若是数脉，则示有烦热。凡脉象皆当以此类比推理、平脉辨证可以平脉知证，也可平脉断病。

《伤寒杂病论》的内容导向即平脉辨证，著作者对于平脉辨证法的应用指导，每每随文演绎，现场垂教，有示简从繁之妙。如《辨脉法》云：

"寸口脉浮为在表，沉为在里，数为在腑，迟为在脏。假令脉迟，此为在脏也。"

此从类比法示读者当从脉的属性而细心体察，一毫有疑，则辨证必误。又如《平脉法》举例：

"寸口脉浮而大，浮为虚，大为实，在尺为关，在寸为格，关则不得小便，格则吐逆。"

此从因果推理法，示读者不但要注意脉的属性，更当从脉位所在予以鉴别，推理病机。从脉象在脉位的区别判断病机，再从病机推测症状，若症状与病机相符合，则病机的辨识无误。反之，也可以从症状推理病机，从病机推测出相应的脉象，再从脉象所在脉位，预测病势转归。此皆仲景脉法的精妙。凡《伤寒杂病论》中的脉法学习，皆当从以上述理法去感知、悟道。

八、脉法应用要领

"设有不应，知变所缘。三部不同，病各异端，太过可怪，不及亦然。邪不空见，终必有奸，审察表里，三焦别焉。"

【解读】

脉法应用有一定规则。四时、五脏均有主旺之脉，外感六淫、内伤杂病也有相应之脉。脉象的主候与脉位的主病相对固定。所以，只要脉象稍有改变，就可以推理，就可以知晓疾病的病位、病机，以及疾病发生变化的原因。双手寸、关、尺三部六位的脏腑所属不同，阴阳有异，故疾病证候表现出的三部六位脉象也大不相同。三部六位之中某个部位脉象表现太过，即示该部位相应的脏腑气机异常，该脏腑则当有病，脉象不及也是这个道理。凡有病邪，不可能凭空而来，脏腑病变，也不可能无端发生，一定有其或内或外的根本原因。通过脉象辨识阴阳表里、寒热虚实，再结合寸、关、尺三部六位相应五脏六腑的三焦定位，就可以把导致疾病的原因找出来。

这段话是整部《伤寒杂病论》脉法应用的点睛之作，为仲景脉法应用的要领。

仲景脉法运用的最大特色即在于以阴阳为纲，表里虚实为目，提纲挈领，纲举目张，把握阴阳，从表里，辨虚实，而分定三阴三阳。三阴三阳之中，再辨表里虚实，通过平脉辨证，脉证合参，达到精辨病机，以规范方证，确立药证，乃脉法应用的目的所在。仲景从阴阳五行立论，倚重寸口脉法，辅助趺阳脉法、少阴脉法，建立阴阳五行脉法体系。其运用原理，即脉象反映了人体五脏六腑、四肢百骸中气血津液的运行状态。尤其寸口脉法，诊位浅显易得，而蕴含的脉理却十分精微，应用效验并不逊色于《黄帝内经》所载的三部九候脉法。

寸口脉法的应用关键即在于独脉诊法。寸口脉法将左右两手分定寸、关、尺三部，以三部分列上、中、下三焦，以三焦合属五脏六腑，五脏六腑分别对应左右寸、关、尺三部。在三部六位脉动之象的细分论定中，辨识脉动的太过与不及等异常表现，即独脉法。《素问·三部九候论》云："察九候独小者病，独大者病，独疾者病，独迟者病，独热者病，独寒者病，独陷下者病。"与此谓"三部不同，病各异端，太过可怪，不及亦然。邪不空见，终必有奸"，与成语"独处藏奸"的含义相同，是独脉法应用的最好写照。故独脉诊法推论阴阳，判定病位，辨别病机的关键在于三部六位上脉象的太过或不及的异常表现，奥妙在于五脏六腑、阴阳气机在三部六位的对应。《伤寒杂病论》中随处可见的寸口脉，有时是指涵盖寸、关、尺三部的寸口脉法，但更多的情况是指三部六位之中寸部独一处的太过或不及的特异脉象。如《平脉法》：

"寸口脉微，尺脉紧，其人虚损多汗，知阴常在，绝不见阳也。"此"寸口脉微"即仅指寸脉微。寸居于阳位，微为亡阳，尺居于阴位，紧为寒盛。故知"其人虚损多汗，知阴常在，绝不见阳也"。

"寸口诸微亡阳，诸濡亡血，诸弱发热，诸紧为寒。诸乘寒者，则为厥，郁冒不仁，以胃无谷气，脾涩不通，口急不能言，战而栗也。"此寸口则指寸、关、尺三部。

故寸口诊法的太过与不及，既指脉位主象上的特殊表现，也指时间上脉候的异常。

（一）特定脉位的太过与不及

凡寸、关、尺三部各有所主，故脉象三部不同，病各异端。如《伤寒论》244 条："太阳病，寸缓、关浮、尺弱，其人发热汗出，复恶寒，不呕，但心下痞者，此以医下之也。如其不下者，病人不恶寒而渴者，此转属阳明也。小便数者，大便必硬，不更衣十日，无所苦也。渴欲饮水，少少与之，但以法救之。渴者，宜五苓散。"

此"寸缓、关浮、尺弱"三部不同，寸脉缓、尺脉弱为不及，关脉浮则为太过，提示阴阳俱损，而邪气独留于中脘。寸脉缓、尺脉弱与"发热汗出、复恶寒、不呕"的症状对应，为太阳病中风之证；关脉浮与"心下痞"的症状对应，关脉居少阳，脉证合参，知其太阳病不解，为阳陷于阴，将入少阳，或转入阳明，因误用下法而致。131条说"病发于阳，而反下之，热入，因作结胸；病发于阴，而反下之，因作痞也。"此"心下痞"是阴不足所致，故断定"此以医下之也"。如其人呕吐，则寸脉当浮。"如其不下者，病人不恶寒而渴"示已无太阳表证，因太阳病当恶寒，故此断定"此转属阳明也"。若"小便数者，大便必硬，不更衣十日，无所苦也"，则为阳明脾约之证。而"渴欲饮水"，则示太阳病寒化，水饮蓄积，气化不利。故"渴欲饮水"证的治则，除了可以令病人少量饮水之外，提出"但以法救之"，并举例说"渴者，宜五苓散"。此法之义，指"知犯何逆，当随证治之"，即病在太阳中风，可用桂枝汤；将入少阳或转属阳明，可用小柴胡汤；如脾约，则当麻子仁丸。凡从此类，皆当平脉辨证论治。

又，《金匮要略·胸痹心痛短气病脉证并治》篇载：

"师曰：夫脉当取太过不及，阳微阴弦，即胸痹而痛，所以然者，责其极虚也。今阳虚知在上焦，所以胸痹、心痛者，以其阴弦故也。"此中强调"脉当取太过不及"，从"阳微阴弦"的太过不及脉象分析"胸痹而痛"的病机在于上焦阳虚，下焦阴盛。此阳微即寸脉微，阴弦即尺脉弦。从寸、关、尺分属上、中、下三焦。

再，如《金匮要略·五脏风寒积聚病脉证并治》载：

"诸积大法：脉来细而附骨者，乃积也。寸口，积在胸中；微出寸口，积在喉中；关上，积在脐旁；上关上，积在心下；微下关，积在少腹；尺中，积在气冲；脉出左，积在左；脉出右，积在右；脉两出，积在中央。各以其部处之。"

此条经文所言虽为积聚之病的脉诊方法，但应用要领却在于三部六位脉象的太过与不及的辨识。积聚脉法对于脏腑病变的病位判定具有非常高的价值。脉象反映的是脏腑气机，器质性病变过程必有一个从量变到质变的过程，所谓"病占脉气之先"，所以在量变阶段，即可从脏腑气机在相应脉位的异常表现作出正确的判断。

从仲景积聚脉诊法，三关定位在寸、关、尺三部之中仍当细分，即寸口、微出寸口、关上、上关上、微下关、尺中。王叔和推衍其义，在《脉经·卷第十》中将寸、关、尺三部再予细分，其法即"寸口之中，阴阳交会，中有五部。前、后、左、右，各有所主，上、下、中央，分为九道"。故在实际操作中，寸、关、尺三部之中均有前、后或上、下和左、右之分，从脉象变化的"浮、沉、结、散，知邪所在"。

（二）特定时间的太过与不及

《金匮要略·脏腑经络先后病脉证》篇：

"问曰：有未至而至，有至而不至，有至而不去，有至而太过，何谓也？师曰：冬至之后，甲子夜半少阳起，少阳之时阳始生，天得温和。以未得甲子，天因温和，此为未至而至也；以得甲子而天未温和，为至而不至也；以得甲子而天大寒不解，此为至而不去也；以得甲子而天温如盛夏五六月时，此为至而太过也。"

此乃脉象逆从四时诊法，从脉象的太过与不及的异常表现，分析非其时而见其脉的原因，以推测病机。脉有四时季节主旺，与昼夜时辰的阴阳盛衰相关，五运六气变化有相对的节律性，故可从脉象的异常改变，分析与之相应脏腑之气的态势，判定疾病属性的阴阳缓急。《素问·六元正纪大论》说："五常之气，太过不及，其发异也。帝曰：愿卒闻之。岐伯曰：太过者暴，不及者徐，暴者为病甚，徐者为病持。"此"五常之气"，即五行气运。天人合一，五运六气异常，非其时而见其病气，非其时而见其脉候，即属特定时间的太过或不及，也可从独脉辨识。

《伤寒论·伤寒例》篇由王叔和"搜采仲景旧论"而成，重点论述与一年四季时间节律变化相关的流行疫病致病机理；从四季气候特点结合脉象变化，确定辨识普通时行病与传染性疫病的平脉辨证方法，实质是《伤寒杂病论》的导读，为读者学习张仲景撰著的三阴三阳篇作了铺垫，同时也奠定了中医传染病学的理论基础。

（三）寸口脉法的太过与不及

寸口脉法以阴阳为纲，强调从太过与不及之中知常达变，把脉动的形、势、位规定寸、关、尺三部，又把人体营卫气血和脏腑机能的疾病状态，按病候类型及其证候特征分属于太阳、阳明、少阳、太阴、少阴、厥阴六大类病，达到认知方便，可以度量的目的，是仲景脉法的基本内容。

由于"勤求古训、博采众方"的缘故，张仲景在著作中对脉法应用的描述相对庞杂，所以王叔和编次《伤寒杂病论》之时，一方面尽力维护仲景著作原貌，另一方面专撰《脉经》，企图规范脉法应用。故学习仲景脉法，应该特别注意《伤寒杂病论》与《脉经》的互为参照，在脉象太过与不及的内涵中理解脉法本义，以破解脉法应用难题。

脉象太过不及的涵义较广，但以阴阳判别。王叔和《脉经·卷一·辨尺寸阴阳荣卫度数第四》解释：

"脉有太过，有不及，有阴阳相乘，有覆，有溢，有关，有格，何谓也？

然关之前者，阳之动也，脉当见九分而浮。过者，法曰太过；减者，法曰不及。遂上鱼为溢，为外关内格，此阴乘之脉也。关之后者，阴之动也，脉当见一寸而沉。过者，法曰太过；减者，法曰不及。遂入尺为覆，为内关外格，此阳乘之脉，故曰覆溢，是真脏之脉也，人不病自死。"

脉的太过与不及既是判定病候阴阳的依据，又是判定病位的指征。如《素问·平人气象论》载：

"欲知寸口太过与不及，寸口之脉中手短者，曰头痛。寸口之脉中手长者，曰足胫痛。寸口脉中手上击者，曰肩背痛。寸口脉沉而坚者，曰病在中。寸口脉浮而盛者，曰病在外。寸口脉沉而弱，曰寒热及疝瘕，少腹痛。寸口脉沉而横，曰胁下有积，腹中有横积痛。寸口脉沉而喘，曰寒热。"

张仲景独重寸口脉法，脉法应用以阴阳为纲，将五脏六腑从阴阳络属，分定寸、关、尺三关，并对应于三阴三阳经脉，故《伤寒杂病论》中的独脉描述除了有寸、关、尺的界定外，还将寸、关、尺三部直接从阴阳称谓，或随文注释从六经表达。如此行文，更需要学习者的悟性。如《伤寒论》128、129条：

"问曰：病有结胸，有脏结，其状何如？答曰：按之痛，寸脉浮，关脉沉，名曰结胸也。

何谓脏结？答曰：如结胸状，饮食如故，时时下利，寸脉浮，关脉小细沉紧，名曰脏结。舌上白胎滑者，难治。脏结无阳证，不往来寒热，其人反静，舌上胎滑者，不可攻也。"

此从寸、关、尺三部定位，目的在于辨识病位。两条原文均从寸、关脉判定病位在上、中焦，从关脉的异常分辨病势轻重。结胸下之可愈，而脏结纯阴无阳，汗、吐、下均不可，故曰"难治"。据临证观察对照，脏结的脉证与现代医学诊断的胃癌早期类似。

又如3条："太阳病，或已发热，或未发热，必恶寒，体痛，呕逆，脉阴阳俱紧者，名为伤寒。"

12条："太阳中风，阳浮而阴弱。阳浮者，热自发；阴弱者，汗自出。啬啬恶寒，淅淅恶风，翕翕发热，鼻鸣干呕者，桂枝汤主之。"

274 条："太阴中风，四肢烦疼，阳微阴涩而长者，为欲愈。"

此三条原文中的阴阳，即指代三部六位中的寸与尺，目的是强调病机阴阳的属性。寸为阳，尺为阴，"脉阴阳俱紧"指寸脉、尺脉俱紧，紧脉主寒、主痛，提示该病机为太阳病的风寒表实证，寸尺俱紧之脉与"恶寒，体痛，呕逆"证候相对应；"阳浮而阴弱"指寸脉浮、尺脉弱，卫气强则寸脉浮，营气弱则尺脉弱，提示该病机为太阳病营卫不和表虚证，通过寸浮尺弱的脉象推测"热自发，汗自出"的病因；"阳微阴涩而长"指寸脉微、尺脉涩而长，脉微主阳虚、脉涩主阴虚，长脉主阳旺，脉涩而长则提示该病机虽然阴阳俱虚，但已有阳气来复，故断为"欲愈"。《脉经·辨尺寸阴阳荣卫度数第四》载：

"脉有尺寸，何谓也？然尺寸者，脉之大会要也。从关至尺是尺内，阴之所治也。从关至鱼际是寸口内，阳之所治也。故分寸为尺，分尺为寸。故阴得尺内一寸，阳得寸内九分，尺寸终始一寸九分，故曰尺寸也。"

是以寸为阳、尺为阴，凡仲景著作中脉法所论阴阳者皆从此理。

（四）跌阳脉法的太过与不及

跌阳脉法为仲景脉法的重要组成部分，主要从《素问·三部九候论》脉法中下部人即足太阴脉动之法，专以候脾胃之气。其应用要领亦在于观察足背前脉动的太过与不及。《素问·三部九候论》载：

"以左手足上，上去踝五寸按之，庶右手足当踝而弹之。其应过五寸以上，蠕蠕然者，不病；其应疾，中手浑浑者病，中手徐徐然者病；其应上不能至五寸，弹之不应者死。"

仲景应用跌阳脉法经验老道。胃气乃生化之源，故候胃气虚实的跌阳脉法应用经文在《伤寒杂病论》中随处可见。跌阳脉法可单独使用，主要用于脾胃相关疾病的确诊；也可联合寸口脉法或与少阴脉法等多重脉法使用，主要用于病情急危、证候复杂的病机鉴别。如《伤寒论·辨脉法》：

"跌阳脉迟而缓，胃气如经也。跌阳脉浮而数，浮则伤胃，数则动脾，此非本病，医特下之所为也。荣卫内陷，其数先微，脉反但浮，其人必大便硬，气噫而除。何以言之？本以数脉动脾，其数先微，故知脾气不治，大便硬，气噫而除。今脉反浮，其数改微，邪气独留，心中则饥，邪热不杀谷，潮热发渴，数脉当迟缓，脉因前后度数如法，病者则饥。数脉不时，则生恶疮也。"

经文首先确定趺阳脉法的正常标准，即"脉迟而缓"，"胃气如经"，指胃气在趺阳脉中循行常态，以此界定趺阳脉象的太过或不及。接着举例"趺阳脉浮而数"，提示脉象太过，脉见浮是伤胃，脉见数是动脾，浮而数是脾胃俱伤，所以平脉辨证可断定是医者误用下法所致。

"趺阳脉浮而涩，少阴脉如经者，其病在脾，法当下利。何以知之？若脉浮大者，气实血虚也。今趺阳脉浮而涩，故知脾气不足，胃气虚也。以少阴脉弦而浮才见，此为调脉，故称如经也。若反滑而数者，故知当屎脓也。"

此条经文将趺阳脉法与少阴脉法联合应用以鉴别"气实血虚"与"脾气不足"。趺阳脉浮而涩，浮为太过，涩为不及，浮而涩是脾虚胃弱，但少阴脉无异常，故判断病在脾，当泻泄下利。如脉浮大，则示"气实血虚"。

少阴脉正常的调和之脉是"弦而浮"，所主为下焦。如果少阴脉"滑而数"是太过，再合趺阳脉"浮大"为太过，则可判断下焦气实化火，热毒蕴于肠道，当腐败化脓，故知但便脓血。

因此，趺阳脉象失去"脉迟而缓"的脉法常态，即为病脉。凡涉及趺阳脉法的经文皆当凭此解读。趺阳脉主候脾胃病变的阴阳气机变化，故从趺阳脉象的太过与不及可以判别胃肠疾病的寒热虚实。

趺阳脉法主要用于《金匮要略》所载五脏杂病的鉴别诊断，而《伤寒论》三阴三阳六经病的脉法应用主要为阴阳脉法，故趺阳脉法仅见于阳明病篇的 247 条"脾约"证："趺阳脉浮而涩，浮则胃气强，涩则小便数，浮涩相搏，大便则硬，其脾为约，麻子仁丸主之。"

（五）少阴脉法的太过与不及

少阴脉法源于《素问》三部九候脉法中下部地即足少阴脉动之法，专以候肾气强弱，其诊脉部位在足内踝后、跟骨上动脉，为太溪穴，足少阴肾经络属，故少阴脉又名太溪脉。明·杨继洲《针灸大成》注："足内踝后五分，跟骨上动脉陷中。男子、妇人病，有此脉则生、无则死。足少阴肾脉所注为俞土。"俞土，即俞穴属土。从五行生克而言，土克制水，肾为水，脾为土，肾为脾所主，故名其俞穴为俞土。水克制火，心为火，故足少阴肾经与手少阴心经互为关联，病则心肾证候俱现。从寸口脉法看，《灵枢》载："盛者人迎大，再倍于寸口；虚者人迎反小于寸口也。"而王叔和《脉经》载："盛者，则寸口大，再倍于人迎；虚者，则寸口反小于人迎也。"记载颠倒，实际如何？

《脉经·卷一》所载《脉法赞》云："关前一分，人命之主，左为人迎，右为气口。"气口成寸，气口即寸口。左寸属心火主血，右寸属肺金主气。水克火，火克金，金水相生，故肾水盛，才能肺金旺，肾水才得以生。故盛者，当寸口大，再倍于人迎；虚者，当寸口反小于人迎。所以，少阴脉的盛衰从寸口脉法辨识，《脉经》所载为是，《灵枢》所云则非。《灵枢》所载，当属《素问》所谓三部九候脉法之人迎诊法与寸口脉法的对比。

少阴脉法亦即仲景脉法之一。但《伤寒杂病论》中所涉及少阴脉法的经文仅7条，其应用仅限于肾气虚实的鉴别。

《辨脉法》云"以少阴脉弦而浮才见，此为调脉，故称如经也"，指少阴脉的常态脉当是"弦而浮"，意即原来脉有太过或不及表现，现今转为弦为浮，示病邪由里达表，肾气渐充，即为少阴经脉的调和之脉。

如《平脉法》：

"少阴脉弱而涩，弱者微烦，涩者厥逆。"

"少阴脉不至，肾气微，少精血，奔气促迫，上入胸膈，宗气反聚，血结心下，阳气退下，热归阴股，与阴相动，令身不仁，此为尸厥，当刺期门、巨阙。"

此两条经文均示少阴脉象微弱不足是元阳虚弱，元阴衰竭，水火不济所致，故肾病及心，才有心肾不交的种种见证。

由于寸口脉法将三阴三阳六经分别对应于寸、关、尺三部，而少阴脉对应于尺部，故在实际应用中，少阴脉与尺脉的诊断意义相同。如《金匮要略·中风历节病脉证并治》篇载：

"少阴脉浮而弱，弱则血不足，浮则为风，风血相搏，即疼痛如掣。盛人脉涩小，短气，自汗出，历节疼，不可屈伸，此皆饮酒汗出当风所致。"

此经文涉及少阴脉的应用，即《脉经》所载足少阴肾经脉在寸口脉法中"盛者，则寸口大，再倍于人迎；虚者，则寸口反小于人迎也"的体现。饮酒之后，血脉弛张，或先天肾气本虚，风寒之邪乘虚而入，发为尪痹。少阴脉浮而弱示太过，脉盛则病为实；脉涩小示不及，脉虚则病也虚。

再如《金匮要略·水气病脉证并治》篇："水之为病，其脉沉小，属少阴，浮者为风；无水虚胀者，为气。水，发其汗即已，脉沉者，宜麻黄附子汤；浮者，宜杏子汤。"

此中谓"其脉沉小，属少阴"，即因为该脉取于寸口脉法，不然当言"少阴脉沉小"。由此证明，仲景脉法中，少阴脉法与寸口脉法中的尺脉所主性质一致。另如以下经文：

"师曰：寸口脉沉而迟，沉则为水，迟则为寒，寒水相搏，趺阳脉伏，水谷不化，脾气衰则鹜溏，胃气衰则身肿。少阳脉卑，少阴脉细，男子则小便不利，妇人则经水不通。经为血，血不利则为水，名曰血分。"

这条脉法经文貌似涉及 4 种脉法，即寸口脉法、趺阳脉法、少阳脉法、少阴脉法。但以仲景文法惯例分析，此脉法之脉实为互文，其寸口脉沉而迟仅仅指寸部脉沉而迟，少阳脉卑当是关脉弱，少阴脉细当指尺脉细。只有趺阳脉独立于寸口脉法之外，才为寸口脉法的辅助诊断方法。综上所述，仲景脉法以阴阳为纲，经文中每个脉象的异常均代替了阴或阳的太过与不及。除了冠名为"趺阳脉法、少阴脉法"的条文之外，脉法记叙互文互见，都与寸关尺三部的太过与不及相关，只是表述方式简略而已。这种文法致使学者对仲景脉法的理解歧义纷出，自金代成无己注解仲景著作开端迄今一千余年，注家何止千百，但断章取义者多，连篇贯通者极少，然各呈己见，难免疏漏，甚至误解，是明清之后医家们主张错简，提出弃脉从证、类方类证的主要原因。其实，在王叔和编次张仲景著作、整理仲景脉法之时当有料到，故将寸口脉法寸关尺三部细分论述，从两手分定三关，重点推介三关脉候所主作为仲景脉法的羽翼，以利于破解《伤寒杂病论》原文。

仲景脉法强调从阴阳提纲挈领，教导："设有不应，知变所缘。三部不同，病各异端，太过可怪，不及亦然。邪不空见，终必有奸，审察表里，三焦别焉。"此可为正确解读经典原文大开方便之门，故凡仲景脉法的脉象解读当从独脉领悟。此为天机，惜千百年来少有学者悟道，智者不言，昧者难明，殊为憾哉！

九、脉法应用目的

"知其所舍，消息诊看，料度腑脏，独见若神。"

【解读】

这段话是仲景脉法的总结，也即提醒读者脉法应用的最高境界。从脉法可知病邪所在，仔细分析其原因，就可揣测五脏六腑的动态了，熟能生巧，甚至达到有如神灵相助的功夫，什么都了然于指下。

仲景脉法源于《素问》、《灵枢》、《难经》，经仲景推广运用，更有发明，故又称平脉辨证法。了解脉法原理，掌握脉象常与变，应用脉法要领，正确解读脉法提纲，是领悟张仲景思想的前提。仲景认为，医者应该可以"见病知源"，必须做到"视死别生"，若要达到这般技术水准的途径惟有掌握平脉辨证法。故脉法提纲中"料度腑脏，独见若神"的技术要求是仲景脉法的最高境界，而《伤寒论》16条倡导"观其脉证，知犯何逆，随证治之"则是平脉辨证的技术要求。

第二章　阴阳脉法解读

仲景倡导平脉辨证，其脉法应用的显著特色在于脉分阴阳。《辨脉法》《平脉法》这两章作为脉法运用的指导性文献，置于《伤寒论》各篇章之首导读，显然寓含深意，尤其脉法阴阳的提纲界定有其特殊意义。《伤寒论·辨脉法》规定："凡脉大、浮、数、动、滑，此名阳也；脉沉、涩、弱、弦、微，此名阴也。凡阴病见阳脉者生，阳病见阴脉者死。"这段话首先界定了阴阳脉法的定义，强调掌握脉法定义的重要性，是阴阳脉法的提纲。

仲景阴阳脉法以脉大、浮、数、动、滑，为阳病脉提纲；以脉沉、涩、弱、弦、微，为阴病脉提纲。阳脉类主属表、热、实证，阴脉类主属里、寒、虚证，并把阴类脉、阳类脉分别当作阴病、阳病的子目予以简约化认识，据此而构建具有法律规范意义的三阴三阳六经病辨证论治体系。

综观《伤寒杂病论》，阴阳脉法贯彻通篇，脉法应用主要有寸口脉法、趺阳脉法与少阴脉法等。脉法原理是从不同部位脉动的太过与不及变化来规定，即太过者为阳脉、不及者为阴脉。在脉分阴阳的前提下，认定病证的阴阳分属，以表、里、寒、热、虚、实辨识病因病机，从脉象辨识阴阳证候。阴脉当见阴病，阳脉当见阳病，阴阳脉合见者则为阴阳合病。阴病见阳脉为顺，阳病见阴脉为逆，脉象与证候互为对应，疾病的表、里、寒、热、虚、实不仅从证候辨识，相应的病机也可从脉象的阴阳论定。阴、阳、寒、热、虚、实、表、里的鉴别诊断方法被后世总结为八纲辨证，八纲之中，又以阴阳为总纲，证从阴阳而辨，脉从阴阳而分。一言以蔽之，三阴三阳六经病辨证论治体系惟阴阳而已。有鉴于脉法阴阳的重要性，《金匮要略·妇人杂病脉证并治》篇告诫：

"三十六病，千变万端，审脉阴阳，虚实紧弦，行其针药，治危得安，其虽同病，脉各异源，子当辨记，勿谓不然。"

故仲景脉法以阴阳为纲，其具体运用也首辨阴阳，《伤寒论》与《金匮要略》中众多的经文均直接从脉象阴阳之大略，以判断病机、确定治则。因此，分析相关经文当有助于仲景脉法的学习和理解。

仲景脉法不仅从脉象太过与不及的度势判别阴阳，而且也从与脏腑对应的相关脉位界定阴阳，所以脉象阴阳的定位方法，主要从两个方面：一是脉形辨阴阳，二是脉位辨阴阳。

一、脉形辨阴阳

《辨脉法》："问曰：脉有阴阳，何谓也？答曰：凡脉大、浮、数、动、滑，此名阳也；脉沉、涩、弱、弦、微，此名阴也。凡阴病见阳脉者生，阳病见阴脉者死。"

此为脉法从脉象之形辨阴阳的总纲。阴阳脉的认定中包含了脉动浮沉的至数、强弱、虚实、缓急等信息，并对应着病机的阴阳变化。阳病当见阳脉，阴病当见阴脉。阴病见阳脉，示病、脉、证相应，阳生阴长，正气来复，生机恢复，为病情好转向愈之征；阳病见阴脉，示病、脉、证不符，阴阳离绝，生机渐失，病情已有恶化之兆，即为死候。脉象顺应病机变化而变化，故阴阳脉法可从阴阳脉并见的脉象中，识别病机的错综复杂。阴阳脉象之间的相合互见，谓之兼脉。如何从兼脉中辨识阴阳？王叔和在《脉经·辨阴阳大法第九》中例以示范：

"经言：脉有一阴一阳，一阴二阳，一阴三阳；有一阳一阴，一阳二阴，一阳三阴。如此言之，寸口有六脉俱动耶？然经言如此者，非有六脉俱动也，谓浮、沉、长、短、滑、涩也。浮者阳也，滑者阳也，长者阳也。沉者阴也，涩者阴也，短者阴也。所以言一阴一阳者，谓脉来沉而滑也；一阴二阳者，谓脉来沉滑而长也；一阴三阳者，谓脉来浮滑而长，时一沉也。所以言一阳一阴者，谓脉来浮而涩也；一阳二阴者，谓脉来长而沉涩也；一阳三阴者，谓脉来沉涩而短，时一浮也。"

紧接着王叔和特别强调：

"各以其经所在，名病之逆顺也。凡脉大为阳，浮为阳，数为阳，动为阳，长为阳，滑为阳；沉为阴，涩为阴，弱为阴，弦为阴，短为阴，微为阴，是为三阴三阳也。阳病见阴脉者，反也，主死。阴病见阳脉者，顺也，主生。"

结合脉象之形区分三阴三阳六经的分类法，王叔和在《伤寒例》中言"搜采仲景旧论，录其证候、诊脉声色、对病真方有神验者"，将三阴三阳六经病的脉法给予规定：

"尺寸俱浮者，太阳受病也，当一二日发。以其脉上连风府，故头项痛、腰脊强。

尺寸俱长者，阳明受病也，当二三日发。以其脉夹鼻，络于目，故身热、目疼、鼻干、不得卧。

尺寸俱弦者，少阳受病也，当三四日发。以其脉循胁，络于耳，故胸胁痛而耳聋。此三经皆受病，未入于腑者，可汗而已。

尺寸俱沉细者，太阴受病也，当四五日发。以其脉布胃中，络于嗌，故腹满而嗌干。

尺寸俱沉者，少阴受病也，当五六日发。以其脉贯肾，络于肺，系舌本，故口燥舌干而渴。

尺寸俱微缓者，厥阴受病也，当六七日发。以其脉循阴器，络于肝，故烦满而囊缩。此三经皆受病，已入于腑，可下而已。"

相对仲景脉法提纲提倡的"三部不同，病各异端，太过可怪，不及亦然，邪不空见，终必有奸"的独脉法，这种阴阳脉的分类法比较粗糙，但对于平脉辨证法的构建非常重要。六经病中，太阳病主脉浮、阳明病主脉长（等同于脉洪大）、少阳病主脉弦、太阴病主脉沉细、少阴病主脉沉、厥阴病主脉微缓。三阴三阳六经病各脉象特征明显，只要把握其特点就能正确认识六经病，尤其在三阴三阳脉象的兼脉之中，辨别三阴三阳合病更具大道至简的价值。

二、脉位辨阴阳

《辨脉法》载：

"问曰：病有洒淅恶寒而复发热者何？答曰：阴脉不足，阳往从之；阳脉不足，阴往乘之。曰：何谓阳不足？答曰：假令寸口脉微，名曰阳不足，阴气上入阳中，则洒淅恶寒也。曰：何谓阴不足？答曰：假令尺脉弱，名曰阴不足，阳气下陷入阴中，则发热也。阳脉浮，阴脉弱者，则血虚，血虚则筋急也。其脉沉者，荣气微也。其脉浮，而汗出如流珠者，卫气衰也。荣气微者，加烧针，则血流不行，更发热而躁烦也。"

此从寸口脉诊法部位的寸、关、尺三部区分阴脉、阳脉。"寸口脉微，名曰阳不足"、"尺脉弱，名曰阴不足"，即阳为寸、阴为尺之义，故王叔和据此在《脉经·辨阴阳大法第九》中认定"关前为阳、关后为阴"。

应用阳寸阴尺的脉法定位，则病机、病位、病候均可互为对应。如"阳数则吐血，阴微则下利；阳弦则头痛，阴弦则腹痛；阳微则发汗，阴微则自下；阳数口生疮，阴数加微必恶寒而烦恼不得眠也。阴附阳则强，阳附阴则癫。得阳属腑，得阴属脏。无阳则厥，无阴则呕。阳微则不能呼，阴微则不能吸，呼吸不足，胸中短气，依此阴阳以察病也"。据此当知，平脉即可为证候及其病机属性诊断提供一个极为简便的鉴别方法。

《脉经》从阳寸阴尺的脉象之位结合独脉法，尚有以下总结：

"寸口脉浮大而疾者，名曰阳中之阳。病苦烦满，身热，头痛，腹中热。

寸口脉沉细者，名曰阳中之阴。病苦伤悲，不乐，恶闻人声，少气，时汗出，阴气不通，臂不能举。

尺脉沉细者，名曰阴中之阴。病苦两胫酸疼，不能久立，阴气衰，小便余沥，阴下湿痒。

尺脉滑而浮大者，名曰阴中之阳。病苦小腹痛满，不能溺，溺即阴中痛，大便亦然。

尺脉牢而长，关上无有，此为阴干阳。其人苦两胫重，少腹引腰痛。

寸口脉壮大，尺中无有，此为阳干阴。其人苦腰背痛，阴中伤，足胫寒。

夫风伤阳，寒伤阴。阳病顺阴，阴病逆阳。阳病易治，阴病难治。在肠胃之间，以药和之；若在经脉之间，针灸病已。"

故从上所见，脉位辨阴阳，主要指寸口脉法。

第一节　寸口脉法解

寸口脉法源于《难经·一难》："曰：十二经皆有动脉，独取寸口，以决五脏六腑死生吉凶之法，何谓也？然：寸口者，脉之大会，手太阴之脉动也。"但独取寸口的机理却来自《素问·经脉别论》："食气入胃，散精于肝，淫气于筋。食气入胃，浊气归心，淫精于脉。脉气流经，经气归于肺，肺朝百脉，输精于皮毛。毛脉合精，行气于腑。腑精神明，留于四脏。气归于权衡，权衡以平。气口成寸，以决死生。"故寸口脉象的实质乃是胃气的反映，胃气关乎生死存亡。张仲景采用《素问》三部九候法中的中部天之手太阴肺经脉法，结合《难经》独取寸口脉法加以发明，更有创新，参以阴阳大论独重寸口脉法。

寸口脉法的阴阳界定是以寸关尺三部太过与不及的脉候特征来划分的，以阳脉象浮、阴脉象沉为纲，故把阳浮之脉即大、浮、数、动、滑作为阳病类脉提纲的子目，把阴沉之脉即沉、涩、弱、弦、微当作阴病类脉提纲的子目，在阴、阳病类脉子目的变化中，探讨三阴三阳病程的实质，平脉辨证，从而确立病、脉、证、治的诊疗规范。

《伤寒论·辨脉法》指出："阳脉浮大而濡，阴脉浮大而濡，阴脉与阳脉同等者，名缓也。"即认定阴阳和平无偏的生理常态脉当为缓脉，反此者即病脉。与此同时，对疾病预后也提出诊断方法："寸口、关上、尺中三处，大小浮沉迟数同等，虽有寒热不解者，此脉阴阳为和平，虽剧当愈。"指无论见到何脉，只要左、右寸关尺三部六位之间无明显太过或不及之象，脉象相对平和，则示病机单纯，虽病亦无忧。经文意在告诫读者，脉法应用的价值即在于从太过或不及的脉候中把握疾病的动态变化，重点在于辨识脉法阴阳及其类脉的病机属性。

一、阳病类脉解

阳病类脉，指大、浮、数、动、滑五大类脉及其相类脉。

（一）脉大

脉大，《脉经》无释象，但从类脉，当归列于洪、实脉。《辨脉法》："脉蔼蔼如车盖者，名曰阳结也。"此"脉蔼蔼如车盖者"即洪大而盛之象，故为大脉。注解云秋脉，秋脉轻虚如毛，乃散漫之象，非充实似"蔼蔼如车盖者"可比。故脉大指脉体宽大洪泛，为阳热气盛之象，属阳类脉，主热邪结聚，属阳明病。

【脉法】

186 条："伤寒三日，阳明脉大。"

【相关经文】

《辨痉湿暍脉证并治》篇："湿家病，身上疼痛，发热，面黄而喘，头痛鼻塞而烦，其脉大，自能饮食，腹中和无病。病在头中寒湿，故鼻塞，内药鼻中则愈。"（注：凡未注明《金匮要略》的经文均出自《伤寒论》，下同）

《金匮要略·呕吐哕下利病脉证治》篇："下利，脉沉弦者，下重；脉大者，为未止；脉微弱数者，为欲自止，虽发热不死。"

【解读】

《辨脉法》形容"脉蔼蔼如车盖者，名曰阳结也"。此为脉大之象，示阳气盛，主邪热结聚，故脉大乃阳结之象。阳明经气血俱旺，受邪则热势沸腾上扬，病邪自太阳未解，则循经感传于阳明，所以《伤寒论》186 条"伤寒三日，阳明脉大"。

脉大为阳明经证病主脉，鼻额为阳明经络属，寒湿蕴结阳明经气，结热于鼻，故鼻咽部阳结证，如鼻窦脓肿、鼻咽癌之类均见脉大。

（二）脉浮及其兼脉

脉浮，属阳脉类。《脉经》释象"举之有余，按之不足"，即脉象轻取即得，漂浮在上，为阳气在表之象。肺主皮毛，主卫阳之气，《平脉法》"肺者，金也，名太阴，其脉毛浮也"。又"毛浮脉者，是肺脉也"，故浮脉为肺脏主脉。《脉经》云"浮与芤相类"，故临证尤当注意鉴别。

1. 脉浮

（1）主表证：浮以寸为主，主病在表；浮以尺为主，主病在里。

【脉法】

《平脉法》："寸口脉浮为在表。"

《金匮要略·脏腑经络先后病脉证》："师曰：病人脉浮者在前，其病在表；浮者在后，其病在里，腰痛背强不能行，必短气而极也。"

①脉浮见于三关，但以寸为主，主病位在表，示伤于风邪，属太阳病表证中气分病。

【相关经文】

1 条："太阳之为病，脉浮，头项强痛而恶寒。"

45 条："太阳病，先发汗不解，而复下之，脉浮者不愈。浮为在外，而反下之，故令不愈。今脉浮，故在外，当须解外则愈，宜桂枝汤。"

51 条："脉浮者，病在表，可发汗，宜麻黄汤。"

112 条："伤寒脉浮，医以火迫劫之，亡阳必惊狂，卧起不安者，桂枝去芍药加蜀漆牡蛎龙骨救逆汤主之。"

170 条："伤寒脉浮，发热无汗，其表不解，不可与白虎汤。渴欲饮水，无表证者，白虎加人参汤主之。"

235 条："阳明病，脉浮，无汗而喘者，发汗则愈，宜麻黄汤。"

116 条："微数之脉，慎不可灸，因火为邪，则为烦逆，追虚逐实，血散脉中，火气虽微，内攻有力，焦骨伤筋，血难复也。脉浮，宜以汗解，用火灸之，邪无从出，因火而盛，病从腰以下，必重而痹，名火逆也。欲自解者，必当先烦，烦乃有汗而解。何以知之？脉浮故知汗出解。"

《金匮要略·肺痿肺痈咳嗽上气病脉证治》篇："咳而脉浮者，厚朴麻黄汤主之。"

【解读】

以上条文系太阳病表证邪伤气分的脉候。张仲景说："病人脉浮者在前，其病在表。"故太阳病表证，风邪居于阳位，其脉候为浮，当见于寸关，以寸为著。

凡见寸部脉浮，皆当取发汗解表法。但表证有虚实之分，右寸浮实有力为主，为太阳表实，无论兼见喘咳与否，治当麻黄汤或其类方。左寸浮虚无力为主，为太阳表虚，无论兼见自汗出与否，治当桂枝汤或其类方。

1 条为太阳病提纲，强调凡见"脉浮，头项强痛而恶寒"者均当辨证为太阳病。太阳病程居表，故主脉象浮。

112 条仅以"伤寒脉浮"提示病位在表，意在救逆。表证当汗，而医者误用火攻，导致阴阳不固，阳不内守而惊狂不安，故治当潜阳救逆，主以桂枝去芍药加蜀漆牡蛎龙骨汤。

116 条从"脉浮"，提示汗法应用指征。

235 条"阳明病，脉浮"，指太阳阳明病，为阳明经表证，从汗解，取麻黄汤。故170 条说："伤寒脉浮，发热无汗，其表不解，不可与白虎汤。"

②脉浮见于三关，但以尺为主，主病位在里，示伤于水邪，属太阳病表证中水分病。

【相关经文】

71 条："太阳病，发汗后，大汗出，胃中干，烦躁不得眠，欲得饮水者，少少与饮之，令胃气和则愈。若脉浮，小便不利，微热消渴者，五苓散主之。"

223 条："若脉浮发热，渴欲饮水，小便不利者，猪苓汤主之。"

232 条："脉但浮，无余证者，与麻黄汤。若不尿，腹满加哕者，不治。"

《金匮要略·消渴小便不利淋病脉证并治》："脉浮，小便不利，微热消渴者，宜利小便、发汗，五苓散主之。"

《金匮要略·水气病脉证并治》："风水，其脉自浮，外证骨节疼痛，恶风；皮水，其脉亦浮，外证跗肿，按之没指，不恶风，其腹如鼓，不渴，当发其汗。"

又："风水，脉浮，身重，汗出，恶风者，防己黄芪汤主之。"（《痉湿暍病脉证并治》云"风湿，脉浮身重，汗出恶风者，防己黄芪汤主之。"）

又："风水，恶风，一身悉肿，脉浮不渴，续自汗出，无大热，越婢汤主之。"

又："水之为病，其脉沉小，属少阴；浮者为风；无水虚胀者，为气；水，发其汗即已。脉沉者，宜麻黄附子汤；浮者，宜杏子汤。"

又："《外台》防己黄芪汤：治风水，脉浮为在表，其人或头汗出，表无他病，病者但下重，从腰以上为和，腰以下当肿及阴，难以屈伸。"

《金匮要略·黄疸病脉证并治》："诸病黄家，但利其小便；假令脉浮，当以汗解之，宜桂枝加黄芪汤主之。"

《金匮要略·肺痿肺痈咳嗽上气病脉证并治》："肺胀，咳而上气，烦躁而喘，脉浮者，心下有水，小青龙加石膏汤主之。"

《金匮要略·黄疸病脉证并治》："尺脉浮为伤肾，趺阳脉紧为伤脾。"

【解读】

以上经文系太阳病表证邪伤肺卫，病及水分的脉候。张仲景说："浮者在后，其病在里，腰痛背强不能行，必短气而极也。"腰为肾之府，《金匮要略》谓"尺脉浮为伤肾"。肾为水脏，与膀胱相表里，而肺为水之上源，肺居上焦，肾与膀胱居下焦，故从三焦定位为足太阳。病虽在里，脉候仍当三关皆浮，但以尺脉浮为著。

风邪上受，首犯太阳肺卫之气，肺气失宣，三焦不利，水液代谢异常，不但蓄积于下焦，且泛滥于肌肤。如诊脉见浮，只要水肿，且无论是否水肿而以头面为主者，皆当辨为风水，属太阳病表证的水分之证，治当以宣发肺气为主，可从表里分利法，或从表发散，或从里利水，随证候之虚实而治有侧重。当熟悉经文，切实于方证对应。

③脉浮仅见于关，示表邪陷于里，病位由太阳转入阳明。

【相关经文】

244条："太阳病，寸缓关浮尺弱，其人发热汗出，复恶寒，不呕，但心下痞者，此以医下之也。如其不下者，病人不恶寒而渴者，此转属阳明也。小便数者，大便必硬，不更衣十日，无所苦也。渴欲饮水，少少与之，但以法救之。渴者，宜五苓散。"

【解读】

关主中焦，为脾胃所居。关脉见浮，提示太阳病邪即将发生传变，病位已不仅限于太阳。关浮之象，与"心下痞"即胃脘痞闷不舒的症状相对应。

本为太阳表证，治当汗解，但医者以下法误治，导致表邪入里，阳陷于阴，变证丛生。依此分析，太阳病证当见恶寒，若下之未下，病人不恶寒，反口渴，则示病位已转入阳明，为小陷胸汤证；如小便频数，大便多时未解，仅仅便秘但无明显不适，则属阳明病脾约之证；太阳病下之后，渴欲饮水，可与少少饮水的方法试其病势轻重；倘饮不止渴，则为太阳病水蓄下焦膀胱之证，治宜五苓散；诸如此类。张仲景提出"但以法救之"，充分体现了一以贯之的"观其脉证，知犯何逆，随证治之"原则。

（2）主邪在太阳之表：示燥邪伤于卫、动于营，属太阳病表证中血分证。

【相关经文】

6条："风温为病，脉阴阳俱浮，自汗出，身重，多眠睡，鼻息必鼾，语言难出。"

115条："脉浮热甚，而反灸之，此为实。实以虚治，因火而动，必咽燥吐血。"

227条："脉浮发热，口干鼻燥，能食者则衄。"

《金匮要略·惊悸吐衄下血胸满瘀血病脉证并治》："师曰：尺脉浮，目睛晕黄，衄未止；晕黄去，目睛慧了，知衄今止。"

《金匮要略·黄疸病脉证并治》："酒黄疸者，或无热，靖言了，腹满欲吐，鼻燥。其脉浮者，先吐之；沉弦者，先下之。"

【解读】

以上条文中"脉浮"主太阳病表证，为风燥之邪伤于营卫气血的脉候。风为百病之长，风夹燥邪，必犯于肺卫。鼻为肺之窍，风燥合邪，伤津耗液，故鼻中燥。营卫俱伤，迫血作汗，而见鼻衄。左寸心血所主、右寸肺气所主，心肺居阳位，风燥伤于营卫，故太阳病血分之证的脉候必见寸关浮，而以双寸皆浮为主。

平脉辨证，凡脉浮并见鼻中燥者，皆当预知鼻衄之变。

燥邪致病，《素问》载病机十九条未备，《伤寒杂病论》中亦无专论，而略述于以上条文中。盖风寒暑湿燥火六气，燥邪不独存，必附丽于风、寒之中，故致病而有风燥、凉燥之证。明末清初，江西医家喻嘉言独以燥邪立论，自诩阐幽千古，有发明仲景之功，实乃不明六气运化之理。

燥之性与风、寒相从，而易从阳化，故风燥初犯，未得及时表解，则易自太阳转入阳明，甚至直中少阴，蕴热化火，迫血妄行。故血液病之见于鼻衄者，其论治首要于太阳阳明，以阳明经表之白虎加人参汤为正治。

若《金匮要略》所谓"酒黄疸者"，酒毒蕴积者，脉见浮，示邪尚轻浅，有欲从表外透之势，治可取吐；倘脉见沉，示邪入于里，邪势结聚，则当下法。

若燥邪直中于少阴，则血液妄行，病势急危。如《伤寒论》294条："少阴病，但厥无汗，而强发之，必动其血，未知从何道出，或从口鼻，或从目出者，是名下厥上竭，为难治。"

（3）主阳气外越之象：示虚阳上浮，或阴阳离绝，属阴盛格阳证。

【相关经文】

128条："按之痛，寸脉浮，关脉沉，名曰结胸也。"

129条："如结胸状，饮食如故，时时下利，寸脉浮，关脉小细沉紧，名曰脏结。

舌上白苔滑者，难治。"

《金匮要略·血痹虚劳病脉证并治》："男子面色薄者，主渴及亡血；猝喘悸，脉浮者，里虚也。"

《金匮要略·五脏风寒积聚病脉证并治》：

"肺死脏，浮之虚，按之弱如葱叶，下无根者，死。"

"肝死脏，浮之弱，按之如索不来，或曲如蛇行者，死。"

"心死脏，浮之实如麻豆，按之益躁疾者，死。"

"脾死脏，浮之大坚，按之如覆杯，洁洁状如摇者，死。"

"肾死脏，浮之坚，按之乱如转丸，益下入尺中者，死。"

【解读】

脉浮，乃阳气上越之象。《素问·生气通天论》说："阳者，卫外而为固也，阴不胜其阳，则脉流薄疾，并乃狂。"故阴盛阳衰，格阳于外，反映于脉候则三关之浮乱象。《伤寒论》128条与129条所示结胸、脏结属阴阳俱病，为虚阳上浮的脉候。寸脉浮为阳脉，关脉沉或小细沉紧为阴脉，提示中焦阴寒内盛，上焦阳气不固，土运不及，气机逆乱，寒滞气机则结胸，饮寒结聚则脏结。

《金匮要略》所示为五脏死候，属阴阳无根之脉。五脏功能不同，脉象主候各异，因之平脉辨证，可从脉浮在程度上的差异来辨别五脏阴阳的离绝。

2. 兼脉

（1）脉浮弱：指阳脉浮、阴脉弱。主太阳病表虚，示伤于风邪，属太阳病中营卫不和证。

【脉法】

《辨脉法》："阳脉浮、阴脉弱者则血虚，血虚则筋急也。"

【相关经文】

12条："太阳中风，阳浮而阴弱。阳浮者，热自发；阴弱者，汗自出。啬啬恶寒，淅淅恶风，翕翕发热，鼻鸣干呕者，桂枝汤主之。"

42条："太阳病，外证未解，脉浮弱者，当以汗解，宜桂枝汤。"

174条："伤寒八九日，风湿相搏，身体疼烦，不能自转侧，不呕，不渴，脉浮虚而涩者，桂枝附子汤主之。若其人大便硬，小便自利者，去桂加白术汤主之。"（同载于《金匮要略·痉湿暍病脉证并治》）

240条："病人烦热，汗出则解，又如疟状，日晡所发热者，属阳明也。脉实者，宜下之；脉浮虚者，宜发汗。下之与大承气汤，发汗宜桂枝汤。"

《金匮要略·黄疸病脉证并治》："酒疸，心中热，欲呕者，吐之愈。酒疸下之，久久为黑疸，目青面黑，心中如啖蒜薤状，大便正黑，皮肤爪之不仁，其脉浮弱，虽黑微黄，故知之。"

《金匮要略·血痹虚劳病脉证并治》："男子脉浮弱而涩，为无子，精气清冷。"

【解读】

脉浮弱或浮虚，为太阳病表阳不足之象。脉浮为阳，虚弱为阴。《素问·生气通天论》说："凡阴阳之要，阳秘乃固。"脉象浮弱或浮虚，提示卫阳不固，遭受风邪，肺卫气伤。《辨脉法》云："阳脉浮、阴脉弱者则血虚，血虚则筋急也。"此"血虚"即指营血不足，故脉浮弱，反映了太阳病内虚而表证犹存的本质，即为营弱卫强。

《金匮要略》指"酒疸"其脉浮弱，乃佐证酒毒化热，耗伤营阴，病为血虚。而"男子脉浮弱而涩"，即阳气虚弱，下元不足之象。

为了读者明白营弱卫强的道理，张仲景不仅从脉象，并且从症状上反复在经文中告诫。如《伤寒论》53条说："病常自汗出者，此为荣气和。荣气和者，外不谐，以卫气不共荣气谐和故尔。以荣行脉中，卫行脉外，复发其汗，荣卫和则愈，宜桂枝汤。"54条也说："病人脏无他病，时发热自汗出而不愈者，此卫气不和也。先其时发汗则愈，宜桂枝汤。"此两条均探讨了"发热、自汗出"的病机在于营卫不和的机理。故95条再作总结，"太阳病，发热汗出者，此为营弱卫强，故使汗出。欲救邪风者，宜桂枝汤"，进一步强调了"发热汗出"的机理即"营弱卫强"。"欲救邪风者，宜桂枝汤"的治法与12条遥相呼应："太阳中风，阳浮而阴弱。阳浮者，热自发；阴弱者，汗自出。啬啬恶寒，淅淅恶风，翕翕发热，鼻鸣干呕者，桂枝汤主之。"

故从平脉辨证看太阳病中风的脉候、"阳浮而阴弱"所表达的意义，首先是确定"营弱卫强"的病机，再从脉理分析太阳病中风的机理，故其阳浮指寸部浮，尤以左寸浮虚是卫阳不固之象、阴弱指尺弱是营阴不足之象。因为脉从三关定位，法即阳寸阴尺。

（2）脉浮紧：示风寒表实证。

【相关经文】

38条："太阳中风，脉浮紧，发热恶寒，身疼痛，不汗出而烦躁者，大青龙汤主之。若脉微弱，汗出恶风者，不可服之。服之则厥逆，筋惕肉瞤，此为逆也。"

46条："太阳病，脉浮紧，无汗，发热，身疼痛，八九日不解，表证仍在，此当发其汗。服药已微除，其人发烦目瞑，剧者必衄，衄乃解。所以然者，阳气重故也，麻黄汤主之。"

47 条："太阳病，脉浮紧，发热，身无汗，自衄者，愈。"

50 条："脉浮紧者，法当身疼痛，宜以汗解之。假令尺中迟者，不可发汗。何以知然？以荣气不足，血少故也。"

55 条："伤寒脉浮紧，不发汗，因致衄者，麻黄汤主之。"

【解读】

脉浮紧，浮则为风，紧则为寒，浮为阳在表之象，紧为阴在里之象，故风则伤卫，寒则伤荣，荣卫俱病。风行善变，引寒邪自毛孔而入，腠理关节受邪，则骨节烦痛。故平脉辨证，太阳病见脉浮紧，即《平脉法》所谓"风则浮虚，寒则牢坚"之脉，乃阴阳相搏之象，与一身绷紧疼痛的症状相对应，"法当骨节疼痛"，脉证合参，方可确证为太阳病风寒表实。如《辨脉法》解释："寸口脉浮而紧，浮则为风，紧则为寒。风则伤卫，寒则伤荣，荣卫俱病，骨节烦疼，当发其汗。"故 38 条大青龙汤证之平脉见"浮紧"，提示太阳病中风，风寒表实，当从汗法治之。为了慎重起见，故再告诫"脉微弱，汗出恶风者，不可服之。服之则厥逆，筋惕肉瞤，此为逆也。"平脉辨证，一脉浮紧，一脉微弱，虚实当辨，万不可犯阴阳不分的错误。而 46 条、47 条是普通风寒的"太阳病脉浮紧"，55 条是具有传染性质的"伤寒脉浮紧"，均应从发汗法而解，所以"太阳病脉浮紧"者，如果不汗，可以从鼻衄自愈，而"伤寒脉浮紧"者，虽鼻衄仍不解，故当继续以麻黄汤促使发汗。

汗法的指征当见三关脉象浮紧，50 条谓"脉浮紧者，法当身疼痛，宜以汗解之。假令尺中迟者，不可发汗。何以知然？以荣气不足，血少故也。"指出尽管寸关脉浮紧，而尺脉迟弱，荣血亏虚，也不可汗法，意义与 38 条告诫相同。

（3）脉浮而紧

①示太阳病伤于风寒，属风寒表实证。

【脉法】

《平脉法》："寸口脉浮而紧，浮则为风，紧则为寒。风则伤卫，寒则伤荣，荣卫俱病，骨节烦疼，当发其汗也。"

【相关经文】

《金匮要略·水气病脉证并治》："太阳病，脉浮而紧，法当骨节疼痛，反不疼，身体反重而酸，其人不渴，汗出即愈，此为风水。"

【解读】

紧脉属阴，主寒伤阳，《辨脉法》有解："问曰：曾为人所难，紧脉从何而来？师曰：假令亡汗若吐，以肺里寒，故令脉紧也。假令咳者，坐饮冷水，故令脉紧也。假令下利以胃虚冷，故令脉紧也。"提示外感风寒、水湿或中阳不振均可出现脉紧之象。故凡"太阳病脉浮而紧，法当骨节疼痛"，证明是风寒表证，"当发其汗"。但若出现"反不疼，身体反重而酸，其人不渴"状况，则提示与风水相关，也当从汗法治疗。

②示"中风"的机理与外感风寒之邪伤于荣卫血气相关。

【脉法】

《金匮要略·中风历节病脉证并治》："寸口脉浮而紧，紧则为寒，浮则为虚，寒虚相搏，邪在皮肤；浮者血虚，络脉空虚，贼邪不泻，或左或右，邪气反缓，正气即急，正气引邪，喎僻不遂。"

【解读】

《金匮要略·痉湿暍病脉证治》所谓"夫痉脉，按之紧如弦，直上下行"，与"寸口脉浮而紧"的意义相同。

阴阳相固，邪不可干。阴阳相失，风寒之邪自肌表乘虚而入。《金匮要略·中风历节病脉证并治》篇从"寸口脉浮而紧"分析"中风"的病因病机，证明"中风"的机理乃与外感风寒之邪伤于荣卫血气相关，是中风证治从表散的依据。

"中风"见脉浮而紧，故从表散方法治疗，与明清医家发明的所谓"类中风"机理大相径庭。"类中风"的理法方药虽然对于传统经典有所创新，但从实践所见，以葛根汤、《古今录验》续命汤等含有麻黄的方法治疗"中风"则疗效可靠。

③乃弦脉的别称，示外有表邪、内夹瘀热，主气机不利所致的内实外虚，属太阳阳明病。

【脉法】

《辨脉法》："脉浮而紧者，名曰弦也。弦者，状如弓弦，按之不移也。脉紧者，如转索无常也。"

【相关经文】

《伤寒论》189 条："阳明中风，口苦咽干，腹满微喘，发热恶寒，脉浮而紧，若下之，则腹满、小便难也。"

201 条："阳明病，脉浮而紧者，必潮热，发作有时，但浮者，必盗汗出。"

221 条："阳明病，脉浮而紧，咽燥口苦，腹满而喘，发热汗出，不恶寒反发热，身重。若发汗则躁，心愦愦反谵语。若加温针，必怵惕烦躁不得眠。若下之，则胃中空虚，客气动膈，心中懊𢙐，舌上苔者，栀子豉汤主之。"

108 条："伤寒，腹满谵语，寸口脉浮而紧，此肝乘脾也，名曰纵，刺期门。"

【解读】

以上经文中之脉象"浮而紧"，实质指脉象弦。《辨脉法》："脉浮而紧者，名曰弦也。弦者，状如弓弦，按之不移也。脉紧者，如转索无常也。"当以此提纲与太阳病脉象"浮而紧"相鉴别。

脉浮而紧，乃阳明中风的主脉，与阳明经瘀热相应。阳明病程有三：太阳阳明、正阳阳明、少阳阳明。阳明中风，属太阳阳明病。《伤寒论》189 条："本太阳初得病时，发其汗，汗先出不彻，因转属阳明也。伤寒发热无汗，呕不能食，而反汗出濈濈然者，是转属阳明也。"故阳明病主证之中，兼见表证者必属太阳阳明，兼里证者必属少阳阳明。

从平脉辨证，阳明病脉浮而紧提示阳明病虽为里病，却夹杂表证，病机在于内外合邪，瘀热在里。故浮而紧之脉非独主风寒，亦主气机不利。以证测脉，则太阳阳明病为上焦与中焦的合病，故其脉浮而紧，位当见于寸关。

（4）脉浮数：示太阳病表证，主风寒阳化，或伤于风温，或里热外透，属太阳病风热表证。

【脉法】

《平脉法》："诸脉浮数，当发热，而洒淅恶寒……诸阳浮数为乘腑。"

【相关经文】

49 条："脉浮数者，法当汗出而愈。若下之，身重心悸者，不可发汗，当自汗出乃解。所以然者，尺中脉微，此里虚，须表里实，津液自和，便自汗出愈。"

57 条："伤寒发汗已解，半日许复烦，脉浮数者，可更发汗，宜桂枝汤。"

72 条："发汗已，脉浮数，烦渴者，五苓散主之。"

257 条："病人无表里证，发热七八日，虽脉浮数者，可下之。假令已下，脉数不解，合热则消谷喜饥，至六七日不大便者，有瘀血，宜抵当汤。"

363 条："下利，寸脉反浮数，尺中自涩者，必清脓血。"

《金匮要略·疮痈肠痈浸淫病脉证并治》："诸浮数脉，应当发热，而反洒淅恶寒，若有痛处，当发其痈。"

【解读】

浮为在表，数为在里。脉象浮数，示风热合邪，或邪热欲从外透发散，故平脉即可知证。凡脉浮数皆与发热恶寒的症状相对应，有一分恶寒则示一分表证。病在太阳之表，脉位当见于寸关为主。

仲景治太阳表证必从发散汗解，49条指出"脉浮数者，法当汗出而愈"，但"尺中脉微，此里虚"，则不可发汗，即提请读者注意风寒与风温表证的区别。风寒为时邪，风寒化热，阴阳相搏，脉象浮数必三关俱见；风温为伏邪，素有内虚，伤于风邪，卫强营弱，故脉象浮数独盛于寸关，尺脉必弱。凭此而别，尺微即示营阴不足。脉浮数者虽然当汗，可发汗时机难以把握，稍有不慎，或将引邪深入，致生"坏病"。所以，后世温病学派如清代叶天士、吴鞠通等医家引申仲景之义，将"脉浮数、发热、恶寒"的脉证发明为风温，改辛温发散为辛凉发散，舍弃桂枝汤、麻黄汤，另定桑菊饮、银翘散方治，主张截断防变，当是对伤寒学术的一大补充。

（5）脉浮而数：示外有表邪，里有内热，主表邪下陷，阳邪结聚，属太阳、阳明二阳合病。

【脉法】

《辨脉法》："其脉浮而数，能食，不大便者，此为实，名曰阳结也，期十七日当剧。"

《平脉法》："脉浮而数，浮为风，数为热，风为热，虚为寒，风虚相搏，则洒淅恶寒也。"

【相关经文】

52条："脉浮而数者，可发汗，宜麻黄汤。"

134条："太阳病，脉浮而动数，浮则为风，数则为热，动则为痛，数则为虚。头痛、发热，微盗汗出，而反恶寒者，表未解也。医反下之，动数变迟，膈内拒痛（一云头痛即眩），胃中空虚，客气动膈，短气躁烦，心中懊恼，阳气内陷，心下因硬，则为结胸，大陷胸汤主之。若不结胸，但头汗出，余处无汗，剂颈而还，小便不利，身必发黄。"

《金匮要略·腹满寒疝宿食病脉证治》篇："病腹满，发热十日，脉浮而数，饮食如故，厚朴七物汤主之。"

【解读】

脉浮为阳，脉数为阳，脉浮而数，故名阳结。浮为风，数为热，风为热，虚为寒，提示外感风温之邪，素体虚寒，邪热下陷，表里同病，有阳邪结聚之势，当防病势增剧。

脉浮而数，与脉浮数有一定差别。浮为风，数为热，此风为外感，数为内热。脉浮数，纯为外邪所致，主太阳病伤于风温。脉浮而数，则内外合邪所为，主太阳、阳明二阳合病。故平脉辨证，尤当细辨，太阳病浮数之脉以寸部浮数为主。太阳、阳明二阳合病，脉浮而数，以证测脉，当寸关皆有。

从方证辨析，表证可汗，故53条"脉浮而数者"，宜麻黄汤。里热当下，故134条取大陷胸汤主治。《金匮要略》中厚朴七物汤有大黄，亦取表里同治（厚朴七物汤组成：厚朴半斤，甘草三两，大黄三两，大枣十枚，枳实五枚，桂枝二两，生姜五两。上七味，以水一斗，煮取四升，温服八合，日三服。呕者加半夏五合，下利去大黄，寒多者加生姜至半斤）。

（6）脉浮缓：示伤于风邪。

【脉法】

《辨脉法》："阳脉浮大而濡，阴脉浮大而濡，阴脉与阳脉同等者，名曰缓也。"

【相关经文】

39条："伤寒脉浮缓，身不疼，但重，乍有轻时，无少阴证者，大青龙汤发之。"

【解读】

浮主表证，是伤于风邪之象；缓，小快于迟之谓。脉缓示阴阳无损，主有胃气。故39条"伤寒脉浮缓"即指脉象比较缓慢但浮，虽伤于风寒湿之邪，但体质壮实，仍当辨为风寒表实之证，可以考虑仍取辛温重剂大青龙汤。

38条提出"太阳中风，脉浮紧，发热恶寒，身疼痛，不汗出而烦躁者，大青龙汤主之。若脉微弱，汗出恶风者，不可服之。服之则厥逆，筋惕肉瞤，此为逆也。"已经明确"脉浮紧"是大青龙汤证，告诫"若脉微弱，汗出恶风者，不可服之。"而39条"脉浮缓"，当在排除少阴虚证的前提下，才可取"大青龙汤发之"。此言"发之"而不曰"主之"，说明大青龙汤药力峻烈，用之务必慎之又慎。

（7）脉浮而缓：示风湿合邪，伤于脾胃，主湿热黄疸，属太阴病。

【脉法】

《金匮要略·黄疸病脉证并治》："寸口脉浮而缓，浮则为风，缓则为痹。痹非中风，四肢苦烦，脾色必黄，瘀热以行。"

【相关经文】

187条："伤寒脉浮而缓，手足自温者，是为系在太阴。太阴者，身当发黄；若小便自利者，不能发黄。至七八日大便硬者，为阳明病也。"

278 条："伤寒脉浮而缓，手足自温者，系在太阴。太阴当身黄，若小便自利者，不能发黄。至七八日，虽暴烦下利十余行，必自止，以脾家实，腐秽当去故也。"

【解读】

浮为在表，指伤于风邪；缓主卫气和，指脾胃之气。脉浮而缓，提示外感于风邪，内伤于水湿。脾虚生湿，故脉缓往往见于湿痹。但此"脉浮而缓"，是风邪伤于足太阴脾胃之象，因脾胃功能受损，运化不及，脾虚色黄，故病在太阴。太阴病当解未解，则蕴湿化热，熏于肌肤，达于四肢，故黄疸证的病机在于"脾色必黄，瘀热以行"。

从平脉辨证法，风邪居上位，脾胃居中焦，故太阴病脉浮而缓，当见于寸关，而以关脉为著。

（8）脉浮而迟：示表热里寒，主阳明经气不足，属阳明病中寒证。

【脉法】

《辨脉法》："寸口脉浮为在表，沉为在里，数为在腑，迟为在脏。假令脉迟，此为在脏也。"

"脉浮而迟，面热赤而战栗者，六七日当汗出而解，反发热者，差迟。迟为无阳，不能作汗，其身必痒也。"

《平脉法》："荣气和，名曰迟……迟者荣中寒，荣为血，血寒则发热。"

《金匮要略·消渴小便不利淋病脉证并治》："寸口脉浮而迟，浮即为虚，迟即为劳，虚则卫气不足，劳则荣气竭。趺阳脉浮而数，浮即为气，数即消谷而大坚，气盛则溲数，溲数即坚，坚数相搏，即为消渴。"

【相关经文】

225 条："脉浮而迟，表热里寒，下利清谷者，四逆汤主之。"

《金匮要略·水气病脉证并治》篇："寸口脉浮而迟，浮脉则热，迟脉则潜，热潜相搏，名曰沉；趺阳脉浮而数，浮脉即热，数脉即止，热止相搏，名曰伏；沉伏相搏，名曰水；沉则络脉虚，伏则小便难，虚难相搏，水走皮肤，即为水矣。"

【解读】

脉浮为阳在表，迟为阴在脏。脉浮而迟，提示风寒伤于里，阳运不足，阳明经气空虚，脾虚邪实。故平脉辨证，脉浮而迟，对应的症状当"面热赤"，此为虚热，与少阴病"戴阳"之证类似，为"血寒则发热"的真寒假热之象，属阳明病中寒证。《伤寒论》191 条："阳明病，若中寒者，不能食，小便不利，手足濈然汗出，此欲作痼瘕，必大便初硬后溏。所以然者，以胃中冷，水谷不别故也。"故《伤寒论》225 条四逆汤证即阴阳相反，当属寒盛迫阳，浮为虚阳外越，故"表热里寒"为真寒假热之证，脉浮而迟，主真寒假热之象，所以治反从逆，急当温化寒湿，回阳救逆。

《金匮要略》中所谓"寸口脉浮而迟"，实质指阳运不足、荣血空虚之人，冠名于经文之前，即为从脉法分析致病机理，确定此类体质易于罹患"消渴"和"水气"的疾病类型。

（9）脉浮而滑：主卫气失度，阳气盛极，属三阳合病。

【脉法】

《平脉法》："脉浮而滑，浮为阳，滑为实，阳实相搏，其脉数疾，卫气失度。浮滑之脉数疾，发热汗出者，此为不治。"

《金匮要略·痰饮咳嗽病脉证并治》篇："脉浮而细滑，伤饮。"

【相关经文】

176 条："伤寒脉浮滑，此以表有热，里有寒，白虎汤主之。"

138 条："小结胸病，正在心下，按之则痛，脉浮滑者，小陷胸汤主之。"

140 条："太阳病，下之，其脉促，不结胸者，此为欲解也。脉浮者，必结胸。脉紧者，必咽痛。脉弦者，必两胁拘急。脉细数者，头痛未止。脉沉紧者，必欲吐。脉沉滑者，协热利。脉浮滑者，必下血。"

【解读】

从生理而言，阴阳脉法提纲谓："凡脉大、浮、数、动、滑，此名阳也。"脉浮为阳，脉滑为阳，浮为在表，滑为在里，表里相合，三阳俱病，故脉浮滑乃阳气重叠之象，主阳气盛极。脉浮滑疾数，而发热汗出，提示阳气暴出，汗出亡阳，故张仲景断定"浮滑之脉数疾，发热汗出者，此为不治。"140 条脉浮滑乃热迫营血之象，故"必下血"。

从病理而言，浮主伤风，滑主痰热，脉浮滑，提示风邪入里，风火相煽，炼液为痰；从生理而言，脾主运化水谷，寒伤脾阳，阳运不足，水谷运化不及则为痰饮化生之源；故饮为寒，痰为热，饮积痰凝，痰热互结阻于胸膈，故痰饮的本质仍在寒。因此，《金匮要略·痰饮咳嗽病脉证并治》篇论定："脉浮而细滑，伤饮。"据此而论，《伤寒论》176 条："伤寒脉浮滑，此以表有热，里有寒，白虎汤主之。"其"表有热"与脉浮相应，"里有寒"与脉滑对应，此"以表有热，里有寒"即从伤寒脉浮滑的形成机理，分析阳郁而厥，阳气郁闭不宣的病机，其"浮滑"的意义与脉"洪大"类似。

此 176 条文悬疑千古，注家一般认为错简或笔误。宋代林亿等整理《伤寒论》的

当时就怀疑道:

"臣亿等谨按:前篇云,热结在里,表里俱热者,白虎汤主之。又云其表不解,不可与白虎汤。此云脉浮滑,表有寒,里有热,必表里字差矣。又阳明一证云,脉浮迟,表热里寒,四逆汤主之。又少阴一证云,里寒外热,通脉四逆汤主之,以此表里自差明矣。《千金翼》云白通汤,非也。"

林亿等以350条佐证,主张"表有寒,里有热"。倘如此,则与脉象浮滑的机理不符。若"表有寒、里有热",寒主收引,脉当"浮而紧",即是"弦"(如《辨脉法》"脉浮而紧者,名曰弦也"),乃阳明中风之脉(如189条"阳明中风,口苦咽干,腹满微喘,发热恶寒,脉浮而紧,若下之,则腹满小便难也"为表寒里热的太阳阳明病),与白虎汤证不合,治当别论。故170条强调:"伤寒脉浮滑,发热无汗,其表不解,不可与白虎汤。"

又,225条:"脉浮而迟,表热里寒,下利清谷者,四逆汤主之。"

此"脉浮而迟",主表热里寒,乃脏器功能衰竭,阳运不足的"戴阳"之证,为少阴病营阴不足,虚阳外越,阴阳将脱的真寒假热之象。

317条:"少阴病,下利清谷,里寒外热,手足厥逆,脉微欲绝,身反不恶寒,其人面色赤,或腹痛,或干呕,或咽痛,或利止脉不出者,通脉四逆汤主之。"此"脉微欲绝",主阳气虚衰至极,示阳气将亡,与225条机理相同,仅仅有轻重缓急程度上的区别,故治当回阳救逆,均取甘草、附子、干姜,药味相同,但用法随阳气虚衰的程度稍有不同。四逆汤中"甘草一两炙,干姜一两半,附子一枚生用,去皮,破八片。上三味,以水三升,煮取一升二合,去滓,分温二服。强人可大附子一枚,干姜三两";通脉四逆汤中"甘草二两炙;附子大者一枚,生用,去皮,破八片;干姜三两,强人可四两。上三味,以水三升,煮取一升二合,去滓,分温再服,其脉即出者愈。面色赤者,加葱九茎;腹中痛者,去葱,加芍药二两;呕者,加生姜二两;咽痛者,去芍药,加桔梗一两;利止脉不出者,去桔梗,加人参二两。病皆与方相应者,乃服之。"此中脉象变化即脉由"微欲绝"转出可见,表示阳气来复。用方强调"病皆与方相应者,乃服之",此病即包含着"病、脉、证"三者的对应,缺一不可。

再看白通汤。

314条:"少阴病,下利,白通汤主之。葱白四茎,干姜一两,附子一枚,生,去皮,破八片。上三味,以水三升,煮取一升,去滓,分温再服。"

315条:"少阴病,下利脉微者,与白通汤。利不止,厥逆无脉,干呕烦者,白通加猪胆汁汤主之。服汤，脉暴出者死，微续者生，白通加猪胆汁汤。葱白四茎，干姜一两，附子一枚（生，去皮，破八片，人尿五合），猪胆汁一合。上五味，以水三升，煮取一升，去滓，内胆汁、人尿，和令相得，分温再服。若无胆，亦可用。"

白通汤证脉微，白通加猪胆汁汤证厥逆无脉，属少阴病。而白虎汤证脉浮滑或洪大，属阳明病。故林亿说孙思邈"《千金翼》云白通汤，非也。"

而《伤寒论》350条："伤寒脉滑而厥者，里有热，白虎汤主之。"此"里有热"，即是针对"伤寒脉滑而厥者"之"厥者"的解释。337条乃定义曰："凡厥者，皆阴阳气不相顺接，便为厥。厥者，手足逆冷者是也。"白虎汤证之厥的病机在于阳郁不解而厥逆，内热盛于里，故胸腹灼热；阳气不达四肢，则手足冷为厥。如219条："三阳合病，腹满身重，难以转侧，口不仁，面垢，谵语遗尿，发汗则谵语，下之则额上生汗，手足逆冷。若自汗出者，白虎汤主之。"厥阴病之厥的病机在于阴盛阳虚，气机宣发不畅而致上实下虚，证见寒热夹杂、上热下寒、里寒外热等错综复杂症状，故阳明病之厥与厥阴病之厥在本质上大相径庭。

其实脉滑与寒相关，《平脉法》有专题讨论：

"问曰：翕奄沉，名曰滑，何谓也？师曰：沉为纯阴，翕为正阳，阴阳和合，故令脉滑，关尺自平。阳明脉微沉，食饮自可。少阴脉微滑，滑者，紧之浮名也，此为阴实，其人必股内汗出，阴下湿也。

问曰：曾为人所难，紧脉从何而来？师曰：假令亡汗若吐，以肺里寒，故令脉紧也。假令咳者，坐饮冷水，故令脉紧也。假令下利以胃虚冷，故令脉紧也。"

从对话中可见，脉滑的机理在于"阴阳和合"，表现为"关尺自平"。滑脉，属寒郁化热，是"紧之浮"的别称。而产生紧脉的原因，与"肺里寒"、"坐饮冷水"、"胃虚冷"相关。以此推理，脉滑岂不与寒大有关联？故176条"伤寒脉浮滑，此以表有热，里有寒，白虎汤主之"。其将"表有热、里有寒"对应于"伤寒脉浮滑"的解释，以示寒郁化热、热郁不解的病机并无不妥。白虎汤证的脉象"浮滑"应该是脉象"浮而紧"的别名。

故从平脉辨证，脉浮滑当辨虚实，虚则为亡阳之兆，实乃三阳合病，为痰热互结。脉浮细滑，则主痰饮邪热阻于胸膈。从三关定位，脉浮滑主虚、主亡阳暴脱当三关俱见，主实则虽浮滑也见于三关，但细心体察，仍可当辨其浮滑之中，浮以寸为主、滑以关尺为主。

以上所观，张仲景擅长平脉辨证，其著作内容前后照应，详略互见，字字珠玑，绝无半点絮语。平脉辨证法一以贯之，不从脉法解伤寒，无异于盲人摸象。

（10）脉浮而洪：示阳气盛极，主浮阳无根，属少阴病；又主阳郁血热，属太阳病。

【脉法】

《辨脉法》："脉浮而洪，身汗如油，喘而不休，水浆不下，形体不仁，乍静乍乱，此为命绝也。又未知何脏先受其灾，若汗出发润，喘不休者，此为肺先绝也。阳反独留，形体如烟熏，直视摇头，此为心绝也。唇吻反青，四肢漐习者，此为肝绝也。环口黧黑，柔汗发黄者，此为脾绝也。溲便遗失、狂言、目反直视者，此为肾绝也，又未知何脏阴阳前绝。若阳气前绝，阴气后竭者，其人死，身色必青；阴气前绝，阳气后竭者，其人死，身色必赤，腋下温，心下热也。"

《平脉法》："南方心脉，其形何似？师曰：心者，火也，名少阴，其脉洪大而长，是心脉也。心病自得洪大者，愈也。假令脉来微去大，故名反，病在里也。脉来头小本大，故名覆，病在表也。上微头小者，则汗出。下微本大者，则为关格不通，不得尿，头无汗者可治，有汗者死。"

【相关经文】

《金匮要略·水气病脉证并治》篇："脉浮而洪，浮则为风，洪则为气，风气相搏，风强则为隐疹，身体为痒，痒为泄风，久为痂癞。气强则为水，难以俯仰。风气相击，身体洪肿，汗出乃愈，恶风则虚，此为风水；不恶风者，小便通利，上焦有寒，其口多涎，此为黄汗。"

【解读】

脉浮而洪，浮为表阳，洪为里阳，浮而洪即阳气盛极。洪为心脉，心为五脏六腑之大主，络属于手少阴心经，故五脏绝，必先见少阴病心阳衰竭、浮阳无根之脉。"浮而洪"的脉象与"身汗如油，喘而不休，水浆不下，形体不仁，乍静乍乱"的症状对应，是阴阳格拒的心绝之兆，故辨证为命绝。《伤寒论》283条云："病人脉阴阳俱紧，反汗出者，亡阳也，此属少阴，法当咽痛而复吐利。"此"脉阴阳俱紧"实质指三关之中，寸、尺脉俱类象浮而洪，以阳寸阴尺之故。

心病见洪大之脉为本脏主脉，示心气足、心血旺，《平脉法》断定："心病自得洪大者，愈也。"心主火，汗为心液，心气不足则阳虚漏汗，心火亢盛则熏蒸汗出。因此，脉象洪大的主病有心气不足与心火亢盛两大类型。两大类型从"反"与"覆"的不同鉴别。从脉势，"脉来微去大"即脉象浮而洪，当属太过之脉即"反"，示心火亢盛，主病在里热；"脉来头小本大"即脉浮而大，当属不及之脉即"覆"，示心阳不足，主病在表。从脉位而论，"上微头小者"即寸脉微而涩，主心阳不足，荣卫俱弱，故有"汗出"；"下微本大者"即尺脉浮而大，主心阳上越，肾阳虚衰，阴阳格拒，故"为关格不通，不得尿，头无汗者可治，有汗者死。"

《金匮要略·水气病脉证并治》所载"脉浮而洪"是提示心火旺的病机，《素问》病机十九条谓："诸痛痒疮，皆属于心。"故其脉浮为在表主风，洪为气实化火，风气相搏，阳郁血热，遂有"隐疹，身体为痒，痒为泄风，久为痂癞"的皮肤顽疾。阳气宣发不畅，风邪郁于肌肤，则水热互结为风水；风邪入于上焦，肺胃本寒，水湿不化，湿热相合为黄汗。故平脉辨证，脉浮而洪提示了隐疹、风水、黄汗的病机均与风、湿、热邪相关。

与《金匮要略·水气病脉证并治》所载内容相同的解释也见于《平脉法》："脉浮而大，浮为风虚，大为气强，风气相搏，必成隐疹，身体为痒。痒者名泄风，久久为痂癞。"凭此可据，仲景脉法非常强调脉法阴阳的属性，此"风气相搏"的"脉浮而洪"与"脉浮而大"，只是文字表达的不同，其性为阳的本质一致。

（11）脉浮大：示表有热，里有寒，阳气上浮，阴气不固，主上实下虚。

【脉法】

《辨脉法》："若脉浮大者，气实血虚也。"

《辨脉法》："寸口脉浮大，而医反下之，此为大逆。浮则无血，大则为寒，寒气相搏，则为肠鸣，其人即噫。"

《平脉法》："若表有病者，脉当浮大，今脉反沉迟，故知愈也。"

【相关经文】

132条："结胸证，其脉浮大者，不可下，下之则死。"

268条："三阳合病，脉浮大，上关上，但欲眠睡，目合则汗。"

《金匮要略·血痹虚劳病脉证治》篇："劳之为病，其脉浮大，手足烦，春夏剧，秋冬瘥，阴寒精自出，酸削不能行。"

《金匮要略·肺痿肺痈咳嗽上气病脉证治》篇："上气面浮肿，肩息，其脉浮大，不治，又加利尤甚。"又："咳而上气，此为肺胀，其人喘，目如脱状，脉浮大者，越婢加半夏汤主之。"

《金匮要略·疟病脉证并治》篇："师曰：疟脉自弦，弦数者多热，弦迟者多寒，弦小紧者下之差，弦迟者可温之，弦紧者可发汗、针灸也。浮大者可吐之，弦数者风发也，以饮食消息止之。"

【解读】

"脉浮大"在以上经文中的意义均提示表热不解，内寒不化，阴阳相搏，虚阳外越，主气实血虚，上实下虚之证。但此脉浮大主虚劳，必浮大无根，为阴阳不固之象。

（12）脉浮而大：示阳气虚浮，阴邪内盛，主上虚下实。

【脉法】

《辨脉法》："脉浮而大，心下反硬，有热。属脏者，攻之，不令发汗；属腑者，不令溲数，溲数则大便硬。汗多则热愈，汗少则便难，脉迟尚未可攻。"

《平脉法》："寸口脉浮而大，浮为虚，大为实，在尺为关，在寸为格，关不得小便，格则吐逆。"

"脉浮而大，浮为风虚，大为气强，风气相搏，必成隐疹，身体为痒。痒者，名泄风，久久为痂癞。"

【相关经文】

《伤寒论》30条："问曰：证象阳旦，按法治之而增剧，厥逆，咽中干，两胫拘急而谵语。师曰：言夜半手足当温，两脚当伸，后如师言。何以知此？答曰：寸口脉浮而大，浮为风，大为虚，风则生微热，虚则两胫挛。病形象桂枝，因加附子参其间，增桂令汗出，附子温经，亡阳故也。厥逆咽中干，烦躁，阳明内结，谵语，烦乱，更饮甘草干姜汤；夜半阳气还，两足当热，胫尚微拘急，重与芍药甘草汤；尔乃胫伸，以承气汤微溏，则止其谵语，故知病可愈。"

《金匮要略·腹满寒疝宿食病脉证治》篇："问曰：人病有宿食，何以别之？师曰：寸口脉浮而大，按之反涩，尺中亦微而涩，故知有宿食，大承气汤主之。"

【解读】

脉浮而大，浮为在表，示卫阳不固；大则为芤，示阴血不足。故"脉浮而大"主阳气虚浮于上，阴邪内盛于下，而有上虚下实，甚至阳绝之证。

综上所见，脉大主气盛，洪大乃本象，为阳明经实热的脉候。若脉大或浮大兼见，当分虚实。实则为太阳表热实证的脉候，虚则为劳、属虚阳上越或格阳上浮的脉候，但有上实下虚和上虚下实的不同，当脉证合参，仔细鉴别。

凡脉见大，皆属阳，故大脉乃同类脉的统称。《伤寒论》246条即谓"脉浮而芤"，与"浮而大"意义相同。张仲景谓"大则为芤"，主张脉证合参，病候虚实当与证候同辨，故王叔和撰著《脉经》不收"大"脉，仅仅列出芤、洪、革、实、虚、散六种与"浮"或"大"脉形相关或拟似的同类脉，类比并资以替代与鉴别。这六种脉象的脉形辨识方法如下：

"芤脉，浮大而软，按之中央空，两边实。

洪脉，极大在指下。

革脉，有似沉、伏、实、大而长，微弦。

实脉，大而长，微强，按之隐指愊愊然。

虚脉，迟、大而软，按之不足，隐指豁豁然。

散脉，大而散。散者，气实血虚，有表无里。"

《脉经》收载病脉体象 24 种，总结脉象特征要点时，依仲景之说仅言"浮与芤相类"、"革与实相类"，示学者以规矩，与仲景脉分阴阳之法异曲同工。

仲景脉法推演脉大的证治，主要从三阴三阳六经病程论定，脉大为太阳病、阳明病。若从脏腑病变论定，则脉大属心，主火。脉大诊从三关，则外感实热当见于左、右寸关尺三部，脉洪大为白虎汤或白虎加人参汤证所独有；内伤杂病实热之证则见于寸关部，以左寸为著，如《千金》三物黄芩汤证当见此脉；尺部脉芤大，主阳气虚浮，以双尺均见为准，当防虚脱，必扶阳救逆，如清代医家郑钦安在四逆汤基础上发明的潜阳封髓丹，幸可救其万一。

（13）脉浮而芤：示阳气将绝。

【脉法】

246 条："脉浮而芤，浮为阳，芤为阴，浮芤相搏，胃气生热，其阳则绝。"

【解读】

"脉浮而芤"，是元阳无根之象；浮大中空，是阴阳离绝、孤阳外越之兆。示阳气将绝，故判定"其阳则绝"。

（14）脉大而浮数：示阳气渐旺。

【脉法】

《辨脉法》："问曰：病有不战而汗出解者，何也？答曰：脉大而浮数，故知不战汗出而解也。"

【解读】

"脉大而浮数"，提示邪去正复，属阳气渐旺之象。

（15）脉浮虚而涩：示阳运不足，风湿相搏。

【相关经文】

174 条："伤寒八九日，风湿相搏，身体疼烦，不能自转侧，不呕不渴，脉浮虚而涩者，桂枝附子汤主之。若其人大便硬，小便自利者，去桂加白术汤主之。"（同见于《金匮要略·痉湿暍病脉证治》篇作"大便硬"）

【解读】

脉浮虚而涩，浮为在表，虚主不足，涩主阴阳虚损，故浮虚而涩即外实内虚之象，以此提示桂枝附子汤的病机在于阳运不足，风湿相搏。此条文先述证候，再参脉象，脉证互佐，是以证测脉法。脉法运用，其"风湿相搏，身体疼烦，不能自转侧，不呕不渴"的症状与"脉浮虚而涩"相对应，象见三关，以寸关为主，轻取见浮虚，重按见涩，故曰"浮虚而涩"。"大便坚、小便自利"，提示津亏脾约，故去桂之辛燥，加白术以健运助阳。

（16）脉浮弱而涩：示元阳虚浮，真阴不足。

【相关经文】

《金匮要略·血痹虚劳病脉证治》："男子脉浮弱而涩，为无子，精气清冷。"

【解读】

脉浮弱而涩，当为元阳虚浮、真阴不足之象。肾元虚损，故脉见涩，当为三关俱弱，而以双尺脉浮弱而涩为主。从平脉辨证，此属病应于脉的见脉知病法，故从"男子脉浮弱而涩"判定"为无子，精气清冷"。

（17）脉浮微而涩：示失血过多，卫阳之气虚浮。

【相关经文】

《金匮要略·疮痈肠痈浸淫病脉证并治》："问曰：寸口脉浮微而涩，然当亡血，若汗出，设不汗者云何？答曰：若身有疮，被刀斧所伤，亡血故也。"

【解读】

寸口脉浮微而涩，此失血过多，卫阳之气虚浮之象。《平脉法》云："荣卫血气，在人体躬。呼吸出入，上下于中，因息游布，津液流通。"此脉中见涩，为津液缺乏之证。

（18）脉由沉微转浮：示阳气来复，病邪由里出表，疾病向愈。

【脉法】

《辨脉法》："凡阴病见阳脉者生，阳病见阴脉者死"。

【相关经文】

274条："太阴中风，四肢烦痛，阳微阴涩而长者，为欲愈。"

290条："少阴中风，脉阳微阴浮者，为欲愈。"

327条："厥阴中风，脉微浮为欲愈，不浮为未愈。"

【解读】

太阴、少阴、厥阴病程阴多阳少，故三阴病本脉当沉细微弱，属阴类脉象。太阴病脉见"阳微阴涩而长"，此脉"长"即浮而较强，是胃气渐复，阳气来复之象。少阴病脉见"阳微阴浮"，即尺脉浮出，示肾气渐充，是阳气将旺之象。厥阴病脉见"微浮"，即稍浮，示阳气来复，是气机调畅之象，如"不浮"即阳气不宣，为病势未解。此三阴脉象皆"阴脉见阳脉"，示有生机，故判定"欲愈"。

（三）脉数及其兼脉

脉数，《脉经》释象"去来促急"，又"滑与数相类"，指脉率急促的热烦之象，属阳脉，当见于三关。脉象主属同而有异，实则为阳，虚则属阴，虚中有实，实中有虚，虚实还当从所兼之脉的阴阳属性辨别。脉数者皮肤温度一般高于平时，脉滑者皮肤温度多般无明显异常。《脉经》中所谓"尺肤热甚者脉盛躁者，病温也"。此"尺肤"即触摸皮肤，此"脉盛躁者"即脉数之象。

1. 脉数

（1）示热盛烦躁，为阳气独盛之象。

【脉法】

《平脉法》："数则热烦……若得数者则剧。"

【相关经文】

4条："伤寒一日，太阳受之，脉若静者，为不传；颇欲吐，若躁烦，脉数急者，为传也。"

《金匮要略·惊悸吐衄下血胸满瘀血病脉证治》："夫吐血，咳逆上气，其脉数而有热，不得卧者，死。"

【解读】

脉数，独主阳气盛。阳病见脉数，示重阳叠加，是孤阳独盛之象。脉数与烦躁、烦热症状相对应，故从脉数推测病势的转归，提示亢热极盛，当防阳气暴脱、预后不良。

（2）示数为客热，当辨真假虚实。

【相关经文】

122条："病人脉数，数为热，当消谷引食，而反吐者，此以发汗，令阳气微，膈气虚，脉乃数也。数为客热，不能消谷，以胃中虚冷，故吐也。"

《金匮要略·呕吐哕下利病脉证治》："问曰：病人脉数，数为热，当消谷引食，而反吐者，何也？师曰：以发其汗，令阳微，膈气虚，脉乃数，数为客热，不能消谷，胃中虚冷故也。"

【解读】

脉数为阳，主热盛之象。《伤寒论》122条与《金匮要略·呕吐哕下利病脉证治》的经文显然同一不二。经文强调了脉数为热的病机，但此脉数非独主一端，当辨"数为客热"，即真寒假热。

（3）示热气有余，当辨脏腑气血燔灼化脓。

【脉法】

《辨脉法》："数为在腑。"

《平脉法》："数者，南方火，火克西方金，法当痈肿，为难治也。"

【相关经文】

258条："若脉数不解，而下不止，必协热便脓血也。"

332条："伤寒始发热六日，厥反九日而利。凡厥利者，当不能食，今反能食者，恐为除中。食以索饼，不发热者，知胃气尚在，必愈，恐暴热来出而复去也。后日脉之，其热续在者，期之旦日夜半愈。所以然者，本发热六日，厥反九日，复发热三日，并前六日，亦为九日，与厥相应，故期之旦日夜半。后三日脉之，而脉数，其热不罢者，此为热气有余，必发痈脓也。"

《金匮要略·肺痿肺痈咳嗽上气病脉证治》："曰：寸口脉数，其人咳，口中反有浊唾涎沫者何？师曰：为肺痿之病。若口中辟辟燥，咳即胸中隐隐痛，脉反滑数，此为肺痈，咳唾脓血。脉数虚者为肺痿，数实者为肺痈。"

《金匮要略·肺痿肺痈咳嗽上气病脉证治》："咳而胸满，振寒脉数，咽干不渴，时出浊唾腥臭，久久吐脓如米粥者，为肺痈，桔梗汤主之。"

《金匮要略·疮痈肠痈浸淫病脉证并治》："肠痈之为病，其身甲错，腹皮急，按之濡，如肿状，腹无积聚，身无热，脉数，此为腹内有痈脓，薏苡附子败酱散主之。"

【解读】

《平脉法》："寸口脉浮为在表，沉为在里，数为在腑，迟为在脏。假令脉迟，此为在脏也。"五脏六腑之中，脏为阴，腑为阳，故脉象与之相应，脉数主病在腑，脉迟主病在脏。故脉数不仅为阳气盛之象，且提示病位在腑，为腑实内热，是热气有余，毒热壅滞气血不通之象。

火为热之极，《平脉法》从五行生克之理，将脉数机理比拟火克金，推测痈肿化脓的病机。因此，《伤寒论》258条、332条及《金匮要略》中肺痈、肠痈的相关经文中的脉数均提示了脏腑内热不解，气血壅滞不通的病机。从脉数与气血燔灼症状对应，告诫辨识脉数时，除了注意脉数所包含的病机鉴别外，更当从病程如发热时间、热势等相关内容鉴别，以预知脏毒不解可能引致痈肿化脓的倾向，即所谓"脉数不解"或"脉数，其热不罢者，此为热气有余，必发痈脓也"的诊断意义。脉数主阳盛，仍当脉位辨虚实，寸数主上焦病，尺数主下焦病，而数脉的虚实是辨识病机的关键。脉数有力属实，当虑肺痈、肠痈；脉数无力属虚，当虑肺痿。脉数的度势截然不同。

（4）示正气来复，为病邪从太阳表散之象。

【脉法】

《辨脉法》："问曰："伤寒三日，脉浮数而微，病人身凉和者，何也？答曰：此为欲解也，解以夜半。脉浮而解者，濈然汗出也；脉数而解者，必能食也；脉微而解者，必大汗出也。"

【相关经文】

361条："下利，脉数，有微热汗出，今自愈。设复紧，为未解。"

367条："下利，脉数而渴者，今自愈。设不差，必清脓血，以有热故也。"

此两条经文同见于《金匮要略·呕吐哕下利病脉证治》篇。

【解读】

正邪相搏即寒热虚实相争，阴盛则寒、阳盛则热，证分表里，脉象与之相应。寒证或虚证见脉转数，提示阳气盛来，为正气抗邪有力之象，故从脉数知病邪将从太阳之表证而解。

2. 兼脉

脉数弦：示阳郁寒闭。

【相关经文】

《金匮要略·腹满寒疝宿食病脉证治》："其脉数而紧乃弦，状如弓弦，按之不移。脉数弦者，当下其寒；脉紧大而迟者，必心下坚；脉大而紧者，阳中有阴，可下之。"

【解读】

《辨脉法》解："脉浮而紧者，名曰弦也。弦者，状如弓弦，按之不移也。脉紧者，如转索无常也。"指出脉浮而紧为弦。而本条经文谓"其脉数而紧乃弦，状如弓弦，按之不移"是指脉数而紧为弦。凡脉大、浮、数、动、滑为阳，脉沉、涩、弱、弦、微为阴，故脉浮而紧与脉数而紧意义不尽相同，俱为阴中有阳或阳中有阴之象。阳郁寒闭，阴寒盛而阳气微，则脉见数弦，故"脉数弦者，当下其寒"。脉紧大而迟，提示阴寒极盛，阳郁内结不宣，故断定"必心下坚"。脉大而紧，提示阳郁内结。大为阳盛，紧为寒郁，阳郁因于寒闭，故判定"阴中有阳，可下之"。综合分析，凡脉兼见阴中有阳或阳中有阴之象者，均可从阳脉之实当下。

（四）脉动及其兼脉

脉动属阳脉类，《脉经》释象："见于关上，无头尾，大如豆，厥厥然动摇。"故动脉在关，为脉率不齐，应指短促且动摇不定，属热扰心神之象。

1. 脉动

【脉法】

《辨脉法》："阴阳相搏，名曰动。阳动则汗出，阴动则发热。形冷恶寒者，此三焦伤也。若数脉见于关上，上下无头尾，如豆大，厥厥动摇者，名曰动也。"

《平脉法》："动则为痛。"

【相关经文】

《伤寒例》篇："凡得病，厥脉动数，服汤药更迟，脉浮大减小，初躁后静，此皆愈证也。"

134 条："太阳病，脉浮而动数，浮则为风，数则为热，动则为痛，数则为虚，头痛发热，微盗汗出，而反恶寒者，表未解也。医反下之，动数变迟，膈内拒痛。胃中空虚，客气动膈，短气躁烦，心中懊恼，阳气内陷，心下因硬，则为结胸，大陷胸汤主之。若不结胸，但头汗出，余处无汗，剂颈而还，小便不利，身必发黄。"

《金匮要略·惊悸吐衄下血胸满瘀血病脉证治》："寸口脉动而弱，动则为惊，弱则为悸。"

【解读】

脉动为阴阳搏击、阴阳俱伤之象。故《辨脉法》谓："阴阳相搏，名曰动。"汗为心液，汗出过多，心阴心阳俱不足，阴阳气血不通则痛，神不守舍则惊悸。故脉动主痛，亦主心神不定。

动脉当见于双关，是数脉的相类脉。《辨脉法》界定："若数脉见于关上，上下无头尾，如豆大，厥厥动摇者，名曰动也。"故 134 条太阳病"脉浮而动数"，浮为太阳病的主脉，动数为主病的兼脉，据此从脉法分析，平脉以测证，见脉即知机，结胸证阳陷于阴，阴邪结聚化热的病机一目了然。同理，《伤寒例》篇之"厥脉动数"中厥脉系"脉初来大，渐渐小，更来渐大"的脉势不均匀脉象，即在厥脉中见"动数"，提示阳郁内热而厥，从"数"的相类脉辨厥病之实。

另有《金匮要略·脏腑经络先后病脉证》载："师曰：寸口脉动者，因其王时而动，假令肝主色青，四时各随其色。肝色青而反色白，非其时色脉，皆当病。"此脉动，只是言脉象变化，与动脉定义无涉。

2. **兼脉**

脉动而弱：示心神不安。

【脉法】

《金匮要略·惊悸吐衄下血胸满瘀血病脉证治》："寸口脉动而弱，动则为惊，弱则为悸。"

【解读】

《辨脉法》释："阴阳相搏，名曰动。阳动则汗出，阴动则发热，形冷恶寒者，此三焦伤也。若数脉见于关上，上下无头尾，如豆大，厥厥动摇者，名曰动也。"据此可知，脉动是阴阳俱伤、阳无所依之象。故"寸口脉动而弱"之脉动示"阴阳相搏动"，兼见脉弱示阴阳不足，故阴阳相背而不守，神无所舍，故解"动则为惊，弱则为悸"。此条经文是惊悸、惕动不安之类心神不宁的脉法解。诊脉当见于寸关，以左寸为著。

（五）脉滑及其兼脉

脉滑，为阳脉类，《脉经》释："往来前却流利，展转替替然，与数相似。"又云"滑与数相类"、"滑为实、为下，数为虚、为热"，故脉滑主内热，为腑气内实之象。

1. 脉滑

【脉法】

《辨脉法》："脉浮而滑，浮而阳，滑为实，阳实相搏，其脉数疾，卫气失度。浮滑之脉数疾，发热汗出者，此为不治。"

《平脉法》："问曰：翕奄沉，名曰滑，何谓也？沉为纯阴，翕为正阳，阴阳和合，故令脉滑，关尺自平。阳明脉微沉，食饮自可。少阴脉微滑，滑者，紧之浮名也，此为阴实，其人必股内汗出，阴下湿也。"

【相关经文】

《辨可下病脉证并治》："下利，脉反滑，当有所去，下乃愈，宜大承气汤。"此条文同见于《金匮要略·呕吐哕下利病脉证治》篇。

【解读】

脉滑为实，故主内热。脉滑与脉数相似，多为兼见。但脉滑仅主内热，肌表温度不一定升高；而脉数，为热气有余，当表里俱热，肌肤温度一般较高。后世从脉滑主内热气盛之理，而定脉滑为痰热之象。脉浮滑为二阳合病，示阳气盛极，有阳无阴，故谓"浮滑之脉数疾，发热汗出者，此为不治"为孤阳不生、虚阳外越之象。

《平脉法》谓脉滑本义即"阴阳和合，关尺自平"，此脉滑而柔和，当是常态脉，一般见于妇女月经期，以及怀孕期约三个月之后。

从"阴阳和合，故令脉滑，关尺自平"中推理，脉平即脉滑。如391条："吐利发汗，脉平小烦者，以新虚，不胜谷气故也。"此中脉平当是脉滑，滑为实，主内热，脉平即提示"吐利发汗"之后"新虚，不胜谷气"，仍存有实证内热，故见"小烦"症状。398条解释："病人脉已解，而日暮微烦，以病新差，人强与谷，脾胃气尚弱，不能消谷，故令微烦，损谷则愈。"此病状即"食复"之病。另《金匮要略·呕吐哕下利病脉证治》篇云："下利，三部脉皆平，按之心下坚者，急下之，宜大承气汤。"此言"三部脉皆平"，也即谓"三部脉滑"，故从内热而实论治，处以大承气汤。

2. 兼脉

（1）脉滑而数：示阳明腑实内热。

【相关经文】

256条："阳明少阳合病，必下利。其脉不负者，为顺也。负者，失也，互相克贼，名为负也。脉滑而数者，有宿食也，当下之，宜大承气汤。"

《金匮要略·腹满寒疝宿食病脉证治》："脉数而滑者，实也，此有宿食，下之愈，宜大承气汤。"

【解读】

脉滑为阳主实、脉数为阳主热，故脉滑而数或数而滑，为二阳并病，属阳郁气盛之象，提示内热而实，主病阳明腑实。故平脉辨证，以此判定"宿食"为阳明腑实的原因。故见"脉滑而数者"，治之皆当下法。

经文256条中提到"其脉不负者，为顺也。负者，失也，互相克贼，名为负也"，即阳明少阳合病，若脉见实大而滑为顺，脉见弦细而弱则为逆。故阳明少阳合病见阳脉，是阳气盛于阴，虽病不重，此为"顺"，属相得"不负"之脉。反此，见阴脉，为寒气上攻，实中夹虚，"互相克贼"，此为逆，属相失而"负"之脉。此为平脉辨证法的一个重要原则，即脉象必须与病证相符合，阳病当见阳脉，阴病当见阴脉，或阴病见渐盛之阳脉，为"顺"；否则，脉象与病证相背，如阳病见阴脉，或阴病见暴出之阳脉，则为"负"。此与《辨脉法》的阴阳脉法提纲的意义相同："凡阴病见阳脉者生，阳病见阴脉者死。"

（2）脉滑而疾：示阳明腑实内热。

【相关经文】

《辨可下病脉证并治》："阳明病，谵语，发潮热，脉滑而疾者，小承气汤主之。因与承气汤一升，腹中转气者，更服一升；若不转气者，勿更与之。明日又不大便，脉反微涩者，里虚也，为难治，不可更与承气汤。"

【解读】

滑为阳，主胃气实；疾，即速度极快。故脉滑而疾，即言脉象滑而快，含义与"脉滑而数"相同，提示阳明腑实内热。故平脉得"脉滑而疾者"当知阳明病，辨其相应症状如"谵语，发潮热"，即证属阳明病腑实内热，平脉辨证，论治有据，故当从下法。如得"脉反微涩者"，则提示"里虚"，故考虑"为难治，不可更与承气汤"。

（3）脉滑而厥：示阳明经热盛。

【相关经文】

350 条："伤寒脉滑而厥者，里有热，白虎汤主之。"

【解读】

厥分两类，此为阳厥。337 条释："凡厥者，阴阳气不相顺接，便为厥。厥者，手足逆冷者是也。"但厥有阴阳之别。《金匮要略·脏腑经络先后病脉证》篇另解："问曰：经云：'厥阳独行'，何谓也？师曰：此为有阳无阴，故称厥阳。"此指津液亏而阳气偏亢的阳明经气过盛。本条文脉滑主内热；厥乃厥脉，为"脉初来大、渐渐小，更来渐大"的脉势不均匀之象。因阳气不通，故脉滑而厥主胸腹灼热而四肢冷，故平脉辨证为"里有热"。白虎汤证之厥属于津液不足、阳气亢奋的"厥阳"，脉象洪滑与之相应。

（六）脉洪及其兼脉

1. 脉洪

《脉经》释象："洪脉，极大在指下。"《辨脉法》载"脉蔼蔼如车盖者，名曰阳结也"即洪大而盛之象；又载"立夏得洪大脉是其本位"。《脉经》谓："心象火，心与小肠合为腑。其经手少阴，与手太阳为表里，其脉洪。"洪为心脉本象，象火炎上，故洪属阳结气盛之脉，主实证。洪脉"极大在指下"、"洪大而长"，凡脉见大，皆属阳，故《辨脉法》把"脉大"归类于"脉洪"。如《伤寒例》所谓"尺寸俱长者，阳明受病也"、186条"伤寒三日，阳明脉大"中的"长"与"大"皆当从洪脉理解。但《脉经》以洪脉类大脉，所以"长"与"大"脉在《脉经·脉形状指下秘诀》中均不作专类脉解。

2. 兼脉

（1）脉洪大：示阳明经热盛。

【脉法】

《辨脉法》："立夏得洪大脉是其本位。"又："其脉洪大而长，是心脉也。心病自得洪大者，愈也。"

【相关经文】

25条："服桂枝汤，大汗出，脉洪大者，与桂枝汤，如前法。若形似疟，一日再发者，汗出必解，宜桂枝二麻黄一汤。"

26条："服桂枝汤，大汗出后，大烦渴不解，脉洪大者，白虎加人参汤主之。"

【解读】

洪大属阳气极盛之脉。阳明经气本旺，服温热之桂枝汤，无异于火上浇油，故脉洪大示阳明病热盛。25条"脉洪大"，当是"脉浮虚"。《辨可发汗病脉证并治》篇解："病人烦热，汗出即解，又如疟状，日晡所发热者，属阳明也。脉浮虚者，当发汗，属桂枝汤证。"

（2）脉洪数：示热毒极盛。

【相关经文】

《金匮要略·疮痈肠痈浸淫病脉证并治》："肠痈者，少腹肿痞，按之即痛如淋，小便自调，时时发热，自汗出，复恶寒，其脉迟紧者，脓未成，可下之，当有血。脉洪数者，脓已成，不可下也，大黄牡丹汤主之。"

【解读】

脉洪为阳气盛极之象，脉数为热气有余之象，故脉洪数提示热毒极盛，为气血燔灼之象。故肠痈的平脉辨证，脉迟紧为纯阴之象，断定"脓未成，可下之，当有血"；脉洪数为纯阳之象，故断定"脓已成，不可下也"。由此提醒，脉象阴阳的辨别，是确诊肠痈脓成与否的重要方法。

（七）脉促

《脉经》释脉促"来去数，时一止复来"为阳气伤而病邪不衰之象。

【脉法】

《辨脉法》："脉来缓，时一止复来者，名曰结。脉来数，时一止复来者，名曰促。脉阳盛则促，阴盛则结，此皆病脉。"

【相关经文】

21 条："太阳病，下之后，脉促胸满者，桂枝去芍药汤主之。"

34 条："太阳病，桂枝证，医反下之，利遂不止，脉促者，表未解也，喘而汗出者，葛根黄芩黄连汤主之。

140 条："太阳病，下之，其脉促，不结胸者，此为欲解也。脉浮者，必结胸。脉紧者，必咽痛。脉弦者，必两胁拘急。脉细数者，头痛未止。脉沉紧者，必欲呕。脉沉滑者，协热利。脉浮滑者，必下血。"

【解读】

《辨脉法》谓"阳盛则促"，脉促为阳脉、为阳气伤而病邪不衰之象，因而经文中所见脉促者，皆在太阳病误下之后出现。因太阳病本当汗解，误以下法，病邪未除，但阴液耗失，伤于心阳，胸部为心脏所居，故脉促对应胸满的症状。寸为阳、尺为阴，脉促为阳气伤，故促脉当见在寸为著。

脉结为阴盛之象，脉促为阳盛之象。心在体为阴，在用为阳，体用功能之中阴中有阳、阳中有阴，阴阳过度皆相失。阴伤则阳盛，阳伤则阴盛，故《辨脉法》认定"脉阳盛则促，阴盛皆结，此皆病脉。"

（八）脉实及其兼脉

《脉经》释象："实脉，大而长，微强，按之隐指愊愊然。"隐，隐匿之义，《老子·四十一章》"大象无形，道隐无名"。喻比下指重按。愊愊，即满闷郁结的样子。《后汉书·冯衍传》："讲圣贤之通论兮，心愊愊而纷纭。"《脉经》："寸口脉弦，心下愊愊，微头痛，心下有水气，宜甘遂丸。针期门，泻之。"故"愊愊然"，乃形容实脉无论轻取重按都有的脉象充实感。《脉经》又云："革与实相类。"孙思邈认为，王叔和以革脉代牢脉，此当"牢与实相类"。从《辨脉法》可据："脉弦而大，弦则为减，大则为芤，减则为寒，芤则为虚，寒虚相搏，此名为革，妇人则半产漏下，男子则亡血失精。"革主虚劳，属阴脉类。而《平脉法》谓"寒则牢坚"，此"牢坚"在《伤寒杂病论》中仅此一见，从字义解，此脉当为"如转索无常"的紧脉。王叔和谓"弦与紧相类"，故此所谓"寒则牢坚"之脉也属阴脉类。但实脉之象大而有力，是阳盛邪实之象，显然与"革脉"有异。

1. 脉实

【相关经文】

240条："病人烦热，汗出则解，又如疟状，日晡所发热者，属阳明也。脉实者，宜下之；脉浮虚者，宜发汗。下之与大承气汤，发汗宜桂枝汤。"

245条："脉阳微而汗出少者，为自和也；汗出多者，为太过。阳脉实，因发其汗，出多者，亦为太过。太过者，为阳绝于里，亡津液，大便因硬也。"

369条："伤寒下利，日十余行，脉反实者死。"

【解读】

脉实即阳气盛而邪气也盛之象。240条从"脉实者，宜下之；脉浮虚者，宜发汗。下之与大承气汤，发汗宜桂枝汤"的对比中，在于鉴别正阳阳明病的阳明腑实与太阳阳明病的表虚不解。于此可据，实脉主属阳明内实。故245条从"阳脉实"即寸脉实为阳明内实之理，结合"汗出多"的症状，知其为内热盛，阳气不固，蒸汗伤津，导致大便硬。369条即从实脉为内阳盛实之理推理，"下利，日十余行"，正气已衰，病邪当去，但"脉反实"提示病势不减，邪气独盛，此虚其虚、实其实，故知其为死证。

2. 兼脉

脉实大数：示阳气暴盛之象。

【相关经文】

《金匮要略·痰饮咳嗽病脉证并治》："久咳数岁，其脉弱者，可治；实大数者，死；其脉虚者，必苦冒，其人本有支饮在胸中故也，治属饮家。"

【解读】

"久咳数岁"提示久病必虚，脉弱即《脉经》所谓"极软而沉细，按之欲绝指下"，属阴脉，主气虚血少，与病证相宜，故曰可治。脉实大数，为阳气暴盛之象，久病虚弱已极，反见阳脉，提示浮阳无根，故断定必死。脉虚即《脉经》所谓"迟大而软，按之不足，隐指，豁豁然空"，属阴脉，与久病相宜，主寒饮在胸之象，对应的症状为"必苦冒"，即眩晕而伴泛泛欲吐。脉证合参，判定"其人本有支饮在胸中故也，治属饮家。"

二、阴脉类

阴脉，指脉沉、涩、弱、弦、微的五大类脉象及其相类脉。

（一）脉沉及其兼脉

《平脉法》谓："缓迟相搏，名曰沉。"《脉经》释"举之有不足，按之有余"为病在里之象，属阴脉。又，《平脉法》云"肾沉心洪"即心统领一身之阳，其脉当洪；肾统领一身之阴，其脉当沉。阳宜升，阴宜降，故脉沉在尺，是肾气潜藏的常态脉。

《平脉法》："师曰：脉肥人责浮，瘦人责沉。肥人当沉今反浮，瘦人当浮今反沉，故责之。"肥胖之人，血管受脂肪挤压的影响，其常态脉为沉，故病态脉当从浮象推寻。瘦弱之人则恰好相反，当从脉浮之象中分辨脉沉。仲景以此提示脉法应用既有脉势的相对性，又有脉状的绝对性，倘若知常达变，精妙无穷。

1. 脉沉

（1）示病在里，主少阴病。

【脉法】

《辨脉法》："其脉沉者，荣气微也。"又，"沉为在里"。

《伤寒例》："尺寸俱沉者，少阴受病也。"

【相关经文】

92 条："病发热头痛，脉反沉，若不差，身体疼痛，当救其里。"

148 条："伤寒五六日，头汗出，微恶寒，手足冷，心下满，口不欲食，大便硬，脉细者，此为阳微结，必有表，复有里也，脉沉亦在里也。汗出为阳微，假令纯阴结，不得复有外证，悉入在里，此为半在里半在外也。脉虽沉紧，不得为少阴病。所以然者，阴不得有汗，今头汗出，故知非少阴也，可与小柴胡汤。设不了了者，得屎而解。"

218 条："伤寒四五日，脉沉而喘满，沉为在里，而反发其汗，津液越出，大便为难，表虚里实，久则谵语。"

301 条："少阴病，始得之，反发热脉沉者，麻黄细辛附子汤主之。"

305 条："少阴病，身体痛，手足寒，骨节痛，脉沉者，附子汤主之。"

323 条："少阴病，脉沉者，急温之，宜四逆汤。"

【解读】

脉沉为病在里，主阳虚阴盛，故凡脉沉者皆当辨为少阴病。从三关定位，唯有尺、寸俱沉，才可辨为少阴病。若脉沉与他脉兼见，则为合病，当脉证合参，宜细加分别。如148条举例："脉虽沉紧，不得为少阴病。所以然者，阴不得有汗，今头汗出，故知非少阴也。"强调了平脉辨证的灵活性。

（2）示病在里，主水气病。

【脉法】

《平脉法》："沉潜水滀。"

《金匮要略·水气病脉证并治》："寸口脉浮而迟，浮脉则热，迟脉则潜，热潜相搏，名曰沉。趺阳脉浮而数，浮脉即热，数脉即止，热止相搏，名曰伏；沉伏相搏，名曰水。沉则络脉虚，伏则小便难，虚难相搏，水走皮肤，即为水矣。"

【相关经文】

《金匮要略·肺痿肺痈咳嗽上气病脉证并治》："脉沉者，泽漆汤主之。"

《金匮要略·水气病脉证并治》："里水者，一身面目黄肿，其脉沉，小便不利，故令病水。假如小便自利，此亡津液，故令渴也，越婢加术汤主之。"

《金匮要略·水气病脉证并治》："脉得诸沉，当责有水，身体肿重。水病脉出者，死。"

"问曰：黄汗之为病，身体肿（一作重），发热汗出而渴，状如风水，汗沾衣，色正黄如柏汁，脉自沉，何从得为之？师曰：以汗出入水中浴，水从汗孔入得之，宜芪芍桂酒汤主之。"

《金匮要略·黄疸病脉证并治》："脉沉，渴欲饮水，小便不利者，皆发黄。"

【解读】

脉沉为病在里，主阳运不足，为阴水泛滥之象。肾为水脏，肾气虚则膀胱气化不利，水湿蓄积，泛滥于周身，故《平脉法》提纲规定"沉潜水滀"。故《金匮要略·水气病脉证并治》说："脉得诸沉，当责有水，身体肿重。水病脉出者，死。"凡脉见沉，皆当注意水病。泽漆汤、越婢加术汤、芪芍桂酒汤证脉象必沉，提示病机与"水滀"相关。而黄疸的生成，也与水气不利、湿热交蒸相关，故平脉辨证，从"脉沉"结合"渴欲饮水，小便不利者"的证候表现，确定病机。

"肾沉心洪"，肾为水脏，肾脉当沉；心主火，故心脉洪大。"水病脉出"即水病当脉沉，阴阳离绝，水火不济，反现尺脉浮，为肾气外越，则属死候。因"尺脉浮为伤肾"之故。

（3）示主病在里，但脉沉在三关，主证有异。

【相关经文】

128 条："问曰：病有结胸，有脏结，其状何如？答曰：按之痛，寸脉浮，关脉沉，名曰结胸也。"

《辨可下病脉证并治》："伤寒后脉沉，沉者，内实也，下之解，宜大柴胡汤。"

《金匮要略·痰饮咳嗽病脉证并治》："青龙汤下已，多唾口燥，寸脉沉，尺脉微，手足厥逆，气从小腹上冲胸咽，手足痹，其面翕热如醉状，因复下流阴股，小便难，时复冒者，与茯苓桂枝五味甘草汤，治其气冲。"

【解读】

三关之中，寸主上焦，关主中焦，尺主下焦。128 条探讨结胸与脏结的脉证鉴别，以寸脉浮、关脉沉为结胸。即寸浮属上焦为阳，主病邪在表；关沉属中焦为阴，主病邪在里；阳脉浮示阳气盛，阴脉沉示阴寒盛，阴阳不通，阳陷于阴，气机失宣，故有结胸。

《辨可下病脉证并治》："伤寒后脉沉，沉者内实也，下之解，宜大柴胡汤。"此"脉沉"即《辨脉法》所谓"沉为在里"的原始含义。故"沉者，内实也"提示脉沉不尽属虚，也有属实之证。属实之"脉沉"，为"伤寒后"的里证，即知伤寒不解，邪实结聚于内，故下指当见三关脉沉伏有力，治从"下之解，宜大柴胡汤"。

《金匮要略·痰饮咳嗽病脉证并治》篇探讨小青龙汤应用之后饮邪尚未尽除而阴液已伤的证治。小青龙汤证脉当浮弦，为"伤寒表不解，心下有水气"，小青龙汤解表化饮，用后反增"多唾口燥，手足厥逆，气从小腹上冲胸咽，手足痹，其面翕热如醉状，小便难，时复冒"的症状，而脉象见"寸脉沉，尺脉微"即提示病况已由表入里，上焦阳郁不足则气机逆乱，下焦肾阳虚衰则气化不及，以此判定冲气上逆在于饮邪"因复下流阴股"所致，故"与茯苓桂枝五味甘草汤，治其气冲"。

《平脉法》云："三部不同，病各异端，太过可怪，不及亦然。邪不空见，终必有奸，审察表里，三焦别焉。"凡经文中脉象从三关分属表里三焦分别论定的辨证方法，皆仲景脉法应用的最好例证。

【案例】

胡先生　男　43 岁　泰和县城老车站

2012-4-3　右寸沉滑稍弦，关弦滑，尺细弦稍滑；左寸上沉弦、寸下稍滑，关弦滑，尺弦滑。舌紫，苔白腻。血压：150/120mmHg。体格壮实，腹大，肌肉肥厚。

诉：头晕、胸闷、心慌心悸、脘腹胀已多时。检查血脂高，脂肪肝。大小便如常。正服西药降压与扩张血管药之类，但症状无改善。

诊断：厥阴病胸痹。大柴胡汤合苍附导痰汤加味：

柴胡30g，黄芩15g，法半夏15g，枳实15g，赤芍60g，大黄15g，生姜15g，大枣15g，苍术30g，香附15g，神曲15g，川芎10g，栀子15g，泽泻30g，制首乌15g。10剂，煎药机煎取30包，每日3包。嘱节食油腻，晚饭后运动一小时，以出汗为佳。西药停服。

2012-6-5　脉右寸沉弦稍滑，关弦滑，尺细弦稍滑；左寸上细弦，寸下稍浮，关沉弦稍滑，尺沉细弦稍滑。舌淡紫，苔白。血压135/98mmHg。

诉：体重已减20斤，但检查血脂偏高，肝肾功能正常，未服西药。仍然胸闷，心慌心悸，偶有胸痛，服药期间大便稀，现大便稍紧。

诊断：厥阴病胸痹。大柴胡汤合枳实薤白桂枝汤：

柴胡30g，黄芩15g，法半夏15g，枳实30g，赤芍30g，大黄15g，生姜15g，大枣15g，瓜蒌皮30g，瓜蒌仁30g，薤白20g，桂枝15g，厚朴30g。10剂，煎服调摄如前法。

2012-8-3　血压：130/89mmHg。江西省人民医院心内一科冠脉造影检查示：冠状动脉中断壁冠状动脉。

脉右寸沉弦，关沉弦稍实，尺沉滑稍弦；左寸弦细稍滑，关上沉弦滑，关下沉弦，尺沉稍弦。舌淡青，苔白，偏瘦。

诉：偶有胸憋闷感，心悸动。大小便正常。

诊断：厥阴病胸痹。大柴胡汤合瓜蒌薤白汤合小陷胸汤：

柴胡30g，黄芩15g，法半夏15g，枳实30g，赤芍60g，大黄15g，生姜15g，大枣15g，瓜蒌皮30g，瓜蒌仁15g，薤白30g，黄连15g。10剂，煎服法如前。

2012-8-14　血压：122/79mmHg。脉右寸沉细弦稍滑，关弦，尺沉弦稍紧；左寸沉细涩，关弦稍短，尺沉稍滑。舌淡紫，苔白腻。

诉：感觉不适症状明显好转，偶有胸闷，睡眠较差。

诊断：厥阴病胸痹。大柴胡汤合瓜蒌薤白汤合小陷胸汤加味：

柴胡30g，黄芩15g，法半夏40g，枳实30g，赤芍60g，大黄15g，生姜15g，大枣15g，瓜蒌皮60g，瓜蒌仁15g，薤白30g，黄连15g，附子10g。10剂，煎服法如前。

【平脉辨证】

第一、二、三诊均见左右六脉度势不等的"右寸沉滑稍弦，关弦滑，尺细弦稍滑；左寸上沉弦，寸下稍滑，关弦滑，尺弦滑"的同类脉，此属厥类脉。双寸见沉为不及，主病在里，示上焦阳气不宣；关尺见弦滑当太过，主中下焦内实阻滞，故属"阳微阴弦"的胸痹之象。脉弦兼滑象，类同"结胸"之脉浮滑，主痰浊内生，但无寒热，当诊为胸痹实证与"结胸"。平脉知证，"左寸上沉弦、寸下稍滑"与检查所示"冠状动脉中断壁冠状动脉"的心脏供血不良相关，属胸痹心络痹阻之象。

患者肥胖壮实，血压异常，舌质淡紫或淡青，苔白腻。症见头晕，胸闷，心慌，脘腹胀已多时。检查示血脂高，脂肪肝。其病机当辨从阴寒内伏，阳郁不宣，痰浊瘀阻而致胸痹之证。凡三焦气血水不利者，皆属"阴阳气不相顺接"之厥逆，故平脉辨证，脉证合参，诊从厥阴病胸痹之证。

复习相关经文，《金匮要略·胸痹心痛短气病脉证治》篇指出："夫脉当取太过不及，阳微阴弦，即胸痹而痛。所以然者，责其极虚也。今阳虚知在上焦，所以胸痹、心痛者，以其阴弦故也。平人无寒热，短气不足以息者，实也。"又："胸痹不得卧，心痛彻背者，栝楼薤白半夏汤主之。胸痹心中痞，留气结在胸，胸满，胁下逆抢心，枳实薤白桂枝汤主之；人参汤亦主之。"而《伤寒论·辨可下病脉证并治》篇载："伤寒后脉沉，沉者，内实也，下之解，宜大柴胡汤。"138条谓："小结胸病，正在心下，按之则痛，脉浮滑者，小陷胸汤主之。"故平脉以定方，治内实，当取人参汤；化痰浊解肥胖，可取苍附导痰汤；开胸痹，必枳实薤白桂枝汤、栝楼薤白半夏汤之类；除痰热，合以小陷胸汤。另从药证配伍：加泽泻、制首乌，可以降脂；重剂用法半夏，可以催眠；加附子，通行阳气。凡此为例，临证不必拘于现代医学的病名，总以平脉辨证为要，当知脉沉在三关，而主证各异，但不尽属虚的道理。

2. 兼脉

（1）脉沉微：示少阴病阳气虚衰。

【相关经文】

61条："下之后，复发汗，昼日烦躁不得眠，夜而安静，不呕，不渴，无表证，脉沉微，身无大热者，干姜附子汤主之。"

【解读】

《辨脉法》云"假令寸口脉微，名曰阳不足"，故《平脉法》总结"寸口诸微亡阳"。脉沉属阴主病在里，脉微属阴主亡阳。因此，脉沉微示少阴病阳气虚衰。太阳病误下之后，从脉沉微结合"昼日烦躁不得眠，夜而安静，不呕，不渴，身无大热"的症状断定"无表证"，判定病程已转入少阴，故取干姜附子汤回阳救逆。

（2）脉沉迟：示荣卫虚而阳运不足。

【相关经文】

62条："发汗后，身疼痛，脉沉迟者，桂枝加芍药生姜各一两人参三两新加汤主之。"

《金匮要略·痉湿暍病脉证治》："太阳病，其证备，身体强，几几然，脉反沉迟，此为痉，栝楼桂枝汤主之。"

《金匮要略·水气病脉证并治》："师曰：病有风水、有皮水、有正水、有石水、有黄汗。风水，其脉自浮，外证骨节疼痛，恶风；皮水，其脉亦浮，外证胕肿，按之没指，不恶风，其腹如鼓，不渴，当发其汗；正水，其脉沉迟，外证自喘；石水，其脉自沉，外证腹满不喘；黄汗，其脉沉迟，身发热，胸满，四肢头面肿，久不愈，必致痈脓。"

【解读】

脉沉为阴，主荣气微；脉迟为阴，主无阳。故脉沉迟提示荣卫虚而阳运不足，以此明确了太阳病桂枝加芍药生姜各一两人参三两新加汤证、太阳病栝楼桂枝汤证的病机。而"水气病"中，"正水"见脉沉迟，主阳虚水盛，提醒当从阳运不足导致气化不利，形成水湿潴留的病机以推论方证。"黄汗"的定义即"身肿而冷，状如周痹，胸中窒，不能食，反聚痛，暮躁不得眠，此为黄汗，痛在骨节。"此与荣卫虚而阳运不足，而阳运不足导致气化不利，形成水湿潴留的病机相关，故脉沉迟。但伴有"身发热，胸满，四肢头面肿，久不愈"者，则阴从阳化，故当考虑"必致痈脓"。然此际脉象必改变，当由脉沉迟转变为脉浮数或弦数之类。

【案例】

刘先生　49岁　住泰和县城经四路96号

2012-8-24　脉右寸沉细滑稍弦，关弦稍滑，尺沉细弦稍滑；左寸沉迟稍弦，关弦，尺细弦。舌淡紫，苔白腻，齿痕明显。血压133/83mmHg。

诉：阵发性头晕目眩，发则剧烈，余症不显。无口苦，无呕吐。数日前在烈日下劳作，有中暑史。

诊断：厥阴病。栝楼桂枝汤：

天花粉 20g，桂枝 30g，白芍 30g，甘草 20g，生姜 30g，大枣 30g。5 剂，水煎，日一剂，分三服。

2012-8-30 右寸沉稍滑，关弦稍滑，尺沉弦滑；左寸稍弦，关弦稍滑，尺沉稍弦。舌淡紫，苔薄黄稍腻。血压 106/70mmHg。诉：服上方后不适症状已除，大小便正常。手掌潮红，稍有口干。要求继续调理。

诊断：阳明病。大柴胡汤：

柴胡 15g，黄芩 15g，法半夏 15g，枳实 15g，白芍 15g，大黄 10g，生姜 15g，大枣 15g，赤芍 15g，泽泻 30g。7 剂，水煎，日一剂，分三服。

【平脉辨证】

初诊脉见"右寸沉细滑稍弦，关弦稍滑，尺沉细弦稍滑；左寸沉迟稍弦，关弦，尺细弦"，示左、右寸关尺六脉兼弦，但不对等，故诊从厥阴病。诸脉兼弦，示生理之常，但双寸见沉，提示病在阳位，尤其左寸沉迟稍弦与荣卫虚而阳运不足有关，当辨为独脉，与"阵发性头晕目眩"的症状对应。"舌淡紫，苔白腻。血压 133/83mmHg"属厥阴病血气不利的特征性脉象。主诉"阵发性头晕目眩，发则剧烈，余症不显。无口苦，无呕吐。数日前在烈日下劳作，有中暑史"提示与痉病相关。联系《金匮要略·痉湿暍病脉证治》所谓"太阳病，其证备，身体强，几几然，脉反沉迟，此为痉，栝楼桂枝汤主之"经文，虽然无明显太阳病主证，但也不具备"身体强，几几然"的痉病主证，但平脉见"左寸沉迟稍弦"则与"脉反沉迟"吻合，故治从栝楼桂枝汤。

复诊脉"右寸沉稍滑，关弦稍滑，尺沉弦滑；左寸稍弦，关弦稍滑，尺沉稍弦。舌淡紫，苔薄黄稍腻。血压 106/70mmHg"，左右寸关尺六脉中双关"弦稍滑"已成对应之势，提示病位由阴转阳，知血气不利好转，故患者诉症状已除。然此双关弦稍滑，提示阳明瘀热在里，属大柴胡汤之特征性脉象，结合患者"舌淡紫，苔薄黄稍腻，手掌潮红，稍有口干"的症状，当辨阳明病，并知该患者仍血气不和，脂质代谢异常，故取大柴胡汤通腑泄热的方证，加上泽泻降浊化脂的药证，协同增效，起到调畅血气作用。

（3）脉沉而迟：示寒郁化热。

【脉法】

《辨脉法》："其脉沉而迟，不能食，身体重，大便反硬，名曰阴结也，期十四日当剧。"

《平脉法》："师曰：病家人请云，病人苦发热，身体疼，病人自卧。师到诊其脉，沉而迟者，知其差也。何以知之？若表有病者，脉当浮大，今脉反沉迟，故知愈也。

假令病人云腹内卒痛，病人自坐，师到脉之，浮而大者，知其差也。何以知之？若里有病者，脉当沉而细，今脉浮大，故知愈也。"

《金匮要略·水气病脉证并治》："师曰：寸口脉沉而迟，沉则为水，迟则为寒，寒水相搏。趺阳脉伏，水谷不化，脾气衰则鹜溏，胃气衰则身肿。少阳脉卑，少阴脉细，男子则小便不利，妇人则经水不通。经为血，血不利则为水，名曰血分。"

【相关经文】

357 条："伤寒六七日，大下后，寸脉沉而迟，手足厥逆，下部脉不至，喉咽不利，唾脓血，泄利不止者，为难治，麻黄升麻汤主之。"

366 条："下利，脉沉而迟，其人面少赤，身有微热，下利清谷者，必郁冒汗出而解，病人必微厥。所以然者，其面戴阳，下虚故也。"同见于《金匮要略·呕吐哕下利病脉证并治》篇。

【解读】

阴盛则脉沉，寒剧则脉迟，故《金匮要略·水气病脉证并治》说："师曰：寸口脉沉而迟，沉则为水，迟则为寒，寒水相搏。"故《辨脉法》认定脉"沉而迟"，为阴寒结聚的"阴结"之象，对应着"不能食，身体重，大便反硬"的症状。

何以"阴结"之证"十四日"当剧？盖疾病发展有"阴数六、阳数七"的规律，阴六阳七合为十三，而十三日为三阴三阳的气机周身运行循环期满，第十四日阳气当旺，但脉"沉而迟"，提示阴寒结聚，阳不胜阴，故预知"阴结"之证的恶变当"十四日剧"。

《平脉法》从"脉沉而迟"的阴脉之象，结合证候变化与脉象变化判断脉候阴阳的病机，推测诈病、伪病，是从以脉测证，以此为例，强调了学习运用平脉辨证法的重要性。

357 条从"寸脉沉而迟、下部脉不至（指尺部脉微弱欲绝）"的"阴结"之象，反佐"手足厥逆，喉咽不利，唾脓血，泄利不止"等症状，以判定麻黄升麻汤证的寒热错杂、上实下虚夹杂病机。凡阴阳不交，气机不利，使上、中、下三焦均有见证，病候呈现寒热虚实夹杂者，即为厥阴病。366 条述"下利，脉沉而迟，其人面少赤"即脉证不和，故判定为厥阴病之"戴阳"即真寒假热、虚阳外越证。

【平脉辨证】

357 条"寸脉沉而迟，下部脉不至"为独脉表现，366 条"脉沉而迟"当三关脉均沉而迟。《金匮要略·水气病脉证并治》篇有"寸口脉沉而迟"与"趺阳脉伏、少阳脉卑、少阴脉细"共计四种脉的诊法运用，此"寸口脉沉而迟"当指寸口脉法之寸、关、尺三关的总体脉象。

【案例】

刘先生　34岁　住泰和县沙村镇

2012-6-4　初诊：脉右寸细弦缓，关细弦稍紧，尺沉细弦稍紧；左寸浮缓，关弦而短，尺沉细弦稍紧。舌淡紫，苔白腻。

诉：口舌易溃烂，咽喉异物感，饥饿时胃脘痛，大便一日三次以上，大便稀溏，小便黄。无口苦。

诊断：厥阴病。半夏泻心汤合半夏厚朴汤：

法半夏15g，黄芩15g，黄连10g，党参15g，干姜15g，甘草10g，大枣15g，厚朴15g，茯苓15g，苏叶15g，生姜30g。7剂，水煎，日一剂，日三服。

2012-6-20　二诊：泰和县中医院检查示：舌根下部可见一灰白色肿物。鼻咽部可见黏膜轻度充血增厚，咽侧索可见红肿。咽喉壁黏膜轻度充血，可见淋巴滤泡增生。诊断：肿物待查。

脉右寸沉迟缓稍弦，关稍弦，尺沉细微弦；左寸沉迟缓稍弦、关沉、尺沉细稍滑。舌淡紫，苔白腻。咽峡暗紫。

诉：咽中梗阻不适，有异物感，一吃西瓜即胃痛，时欲吐痰。大便日二三次，大便溏，肛门灼热。

诊断：厥阴病。麻黄升麻汤：

麻黄15g，升麻10g，当归15g，知母10g，黄芩15g，玉竹15g，赤芍10g，天冬10g，桂枝10g，茯苓10g，甘草10g，石膏30g，白术10g，干姜10g。7剂，水煎，日一剂，日三服。

2012-6-26　三诊：22日下午四点半，患者咯出一大块状有韧性的烂肉样黏腻物。现咽喉无明显感觉，余症大有好转。

【平脉辨证】

初诊见"脉右寸细弦缓，关细弦稍紧，尺沉细弦稍紧；左寸浮缓，关弦而短，尺沉细弦稍紧"，此左右三部六位不等，示气机厥逆，升降不利，为厥阴病独有的脉象。"舌淡紫，苔白腻"，提示血气不利，为厥阴病特征性舌象。

诉"口舌易溃烂，咽喉异物感，饥饿时胃脘痛，大便一日三次以上，大便稀溏，小便黄，无口苦"，证属厥阴喉痹、厥阴下利，柴胡剂不中与之。当辛开苦降，宣畅气机，故治喉痹取半夏厚朴汤、治下利取半夏泻心汤。

二诊见"脉右寸沉迟缓稍弦、关稍弦、尺沉细微弦，左寸沉迟缓稍弦、关沉、尺沉细稍滑"，上部脉较实，下部脉较虚，与厥阴病麻黄升麻汤证"寸脉沉而迟、下部脉不至"相类。

检查示舌根下部可见一灰白色肿物，但性质不明。症见"咽中梗阻不适，有异物感，一吃西瓜即胃痛，时欲吐痰，大便日二三次，大便溏，肛门灼热"，示厥阴病仍存，虽无唾脓血，但时欲吐痰，故脉证合参，治取麻黄升麻汤。

按： 患者感觉喉咽部异物一月余，消炎无效，自外地专程回乡求治。初诊要求其检查确诊，二诊时携带报告单前来，甚为紧张，力求我处方，允不效则手术。第三天患者来诊室报告，服药7包，咯出烂肉状物一大块，笑逐颜开。有一位来自广东顺德桂洲医院的莫国友医师随我跟诊在场，见此极为惊讶，直言不敢相信经方有如此神效。其实，尽管张仲景认为"寸脉沉而迟，手足厥逆，下部脉不至，喉咽不利，唾脓血，泄利不止者，为难治"，但言"麻黄升麻汤主之"，其"主之"实质肯定了麻黄升麻汤对喉咽部肿物的疗效。

（4）脉沉紧：示寒饮生成而虚。

【相关经文】

67条："伤寒若吐、若下后，心下逆满，气上冲胸，起则头眩，脉沉紧，发汗则动经，身为振振摇者，茯苓桂枝白术甘草汤主之。"

148条："伤寒五六日，头汗出，微恶寒，手足冷，心下满，口不欲食，大便硬，脉细者，此为阳微结，必有表，复有里也，脉沉亦在里也。汗出为阳微，假令纯阴结，不得复有外证，悉入在里，此为半在里半在外也。脉虽沉紧，不得为少阴病。所以然者，阴不得有汗，今头汗出，故知非少阴也，可与小柴胡汤。设不了了者，得屎而解。"

266条："本太阳病不解，转入少阳者，胁下硬满，干呕不能食，往来寒热，尚未吐下，脉沉紧者，与小柴胡汤。"

【解读】

脉沉主病在里，紧主寒、主痛、主寒饮。《平脉法》云："问曰：曾为人所难，紧脉从何而来？师曰：假令亡汗，若吐，以肺里寒，故令脉紧也。假令咳者，坐饮冷水，故令脉紧也。假令下利，以胃虚冷，故令脉紧也。"故67条"脉沉紧"，系治不得当，太阳病本当发汗解表，但误用了吐法或下法而伤阳，阳气不宣，致有"心下逆满，气上冲胸，起则头眩"的饮邪停蓄上焦之证。当此之时，诊脉沉紧，提示病程因误治转入少阴。"发汗则动经，身为振振摇者"，即寒饮内停之象。《脉经》云"弦与紧相类"，弦主饮，故"脉沉紧"即与"脉沉弦"相类，为寒饮生成的脉象。如326条谓"少阴病，饮食入口则吐，心中温温欲吐，复不能吐。始得之，手足寒，脉弦迟者，此胸中实，不可下之，当吐之。如膈上有寒饮，干呕者，不可吐也，当温之，宜四逆汤。"治饮必从温，故茯苓桂枝白术甘草汤证由太阳病误治而来，治当顺势而为，取温阳化饮。四逆汤证之饮，由于少阴化源不足，故治从温阳化气。

148条提示"脉沉紧"，本属少阴病，不当有汗，但见"头汗"，头汗出非少阴证，故知其病尚未转变，治仍当从少阳，宜小柴胡汤。同理，266条谓太阳病直传少阳，脉见沉紧，提示表证陷里，有伤阳化饮之嫌，但病位在中焦。中焦所病，一为少阳，一为太阴，故"胁下硬满，干呕不能食，往来寒热，尚未吐下"乃病在少阳的证据，而"尚未吐下"即病邪居半表半里尚未入太阴的证据（如273条太阴病定义："太阴之为病，腹满而吐，食不下，自利益甚，时腹自痛。若下之，必胸下结硬"），故治仍当从少阳，主张"与小柴胡汤"而不言"小柴胡汤主之"。此在于提醒读者，当此之时，平脉辨证尤当慎重。

平脉辨证：茯苓桂枝白术甘草汤、四逆汤证之脉沉紧，病属上焦，独脉当居双寸；小柴胡汤证之脉沉紧，病属中焦，当诊见双关。

（5）脉沉而紧：示饮邪热结而实。

【相关经文】

135条："伤寒六七日，结胸热实，脉沉而紧，心下痛，按之石硬者，大陷胸汤主之。"

《金匮要略·水气病脉证并治》："问曰：病者苦水，面目身体四肢皆肿，小便不利，脉之，不言水，反言胸中痛，气上冲咽，状如炙肉，当微咳喘。审如师言，其脉何类？师曰：寸口脉沉而紧，沉为水，紧为寒，沉紧相搏，结在关元，始时当微，年盛不觉。阳衰之后，荣卫相干，阳损阴盛，结寒微动，肾气上冲，喉咽塞噎，胁下急痛。医以为留饮而大下之，气击不去，其病不除。后重吐之，胃家虚烦，咽燥欲饮水，小便不利，水谷不化，面目手足浮肿。又与葶苈丸下水，当时如小差，食饮过度，肿复如前，胸胁苦痛，象若奔豚，其水扬溢，则浮咳喘逆。当先攻击冲气，令止；乃治咳，咳止，其喘自差。先治新病，病当在后。"

【解读】

《金匮要略·水气病脉证并治》解："寸口沉而紧，沉为水，紧为寒，沉紧相搏，结在关元。"提示凡诊脉沉而紧，当属阴盛寒凝的水饮蓄积之证。135条"伤寒六七日"，从病程提示少阴、厥阴合病。《伤寒例》云："尺寸俱沉者，少阴受病也，当五六日发……尺寸俱微缓者，厥阴受病也，当六七日发。""结胸热实"提示太阳病不解，病邪结聚于上焦胸膈；"脉沉而紧"与"心下痛，按之石硬"的症状对应，是饮邪热结而实的积聚之象。治当攻逐急下，防止陷入寒热虚实夹杂的厥阴之境。

平脉辨证：脉沉紧当为寸口脉法寸或关的独脉，脉沉而紧当从寸口脉法的寸、关、尺三关均见沉，在沉中辨紧，故曰"沉而紧"，是兼见之脉。凡仲景脉法谓之"浮而迟"、"浮而紧"、"弱而缓"之类皆当从寸口脉三关解读。

（6）脉沉弦：示里阳不足。

【相关经文】

365条："下利，脉沉弦者，下重也；脉大者为未止；脉微弱数者，为欲自止，虽发热，不死。"

《金匮要略·腹满寒疝宿食病脉证并治》："腹痛，脉弦而紧，弦则卫气不行，即恶寒，紧则不欲食，邪正相搏，即为寒疝。绕脐痛，若发则白汗出，手足厥冷，其脉沉弦者，大乌头煎主之。"

【解读】

厥阴病病机在于三焦气机不利，水热互结，见证错综复杂，有虚实夹杂、寒热并见的特点。365条谓"脉沉弦"即里阳不足，寒湿阻滞气机之象。故"下重"，即有里急后重感。不仅从平脉"脉沉弦"而辨"下重"的病机，而且也从"脉大"为阳盛不衰，辨识邪气剧而"下利"不止；从"脉微弱数"的二阴一阳脉象，辨邪气虚微、阳气来复而判定"下利"将愈。365条内容同见于《金匮要略·呕吐哕下利病脉证并治》："下利，脉沉弦者，下重；脉大者，为未止；脉微弱者，为欲自止，虽发热不死。"

（7）脉沉而弦：示悬饮证。

【相关经文】

《金匮要略·痰饮咳嗽病脉证并治》："脉沉而弦者，悬饮内痛。"

【解读】

"脉沉而弦"即脉象轻取见沉、重按兼见弦而有力，故曰"沉而弦"，与重按才得的"沉弦"之象稍有差异，"沉而弦"为兼脉，"沉弦"为独脉。《辨脉法》"沉为在里"

示阴寒内盛，阳郁不足；"弦"，如《金匮要略·痰饮咳嗽病脉证并治》云"脉双弦者，寒也，皆大下后善虚。脉偏弦者，饮也"，故知"弦"主饮病。故"脉沉而弦者"提示了阳虚寒盛，水饮不化的病机。平脉"沉而弦"则知饮邪蓄积于中、上焦皮内膜外之间，症必见"悬饮内痛"。反之，症见"悬饮内痛"，从"脉沉而弦"当知"饮"病生成之机理。故《金匮要略·痰饮咳嗽病脉证并治》篇承上文直接点明治疗方法："病悬饮者，十枣汤主之。"此可简化临证思路，即"脉沉而弦者，十枣汤主之"，由脉证相符而脉方对应。

（8）脉沉结：示蓄血证。

【相关经文】

125 条："太阳病身黄，脉沉结，少腹硬，小便不利者，为无血也。小便自利，其人如狂者，血证谛也，抵当汤主之。"

【解读】

脉沉为阴，主病在里；结，《辨脉法》释为："脉来缓，时一止复来着，名曰结。脉来数，时一止复来者，名曰促。脉阳盛则促，阴盛则结，此皆病脉。"故"脉沉结"，是里寒盛、阳气弱的二阴之象。125 条冠名"太阳病"，指病位原本在表，从"脉沉结"辨其"身黄"的病机，在于阴邪结聚，参合"少腹硬，小便不利"的证候特征，从而判定其"身黄"系"无血"所致，而导致"无血"的病因即里寒盛、阳气弱而化源不足。如"小便自利，其人如狂者"，即便是"身黄、脉沉结"，也当以瘀血蓄积之证论治。

"血证谛"之"谛"，即"细察、明了"之义，意喻"当重视血证的这个证据"。此条承 124 条而论："太阳病，表证仍在，脉微而沉，反不结胸，其人发狂者，以热在下焦，少腹当硬满，小便自利者，下血乃愈。所以然者，以太阳随经，瘀热在里故也，抵当汤主之。"观此意义相关的两条经文，可知"血证"有虚实之分：虚者"无血"，为阴盛阳微、化源不足，故"小便不利"；实者"瘀热在里"，血与热结蓄积于下焦，化源无损，故"小便自利"。提示平脉辨证，虚实鉴别不能仅从脉象，亦当重视证候特征。

（9）脉沉实：示内实证。

【相关经文】

394 条："伤寒差以后，更发热，小柴胡汤主之。脉浮者，以汗解之；脉沉实者，以下解之。"

【解读】

脉浮为在表，沉为在里。"脉沉实者"，即沉取时，指下实大有力，提示病位在里。此条文以脉法辨识病机，从脉象定治则。脉浮者主表病，故"以汗解之"；脉沉实者主邪实结聚，属里病，故"以下解之"。《辨可下病脉证并治》篇据此补充："伤寒后脉沉，沉者内实也，下之解，宜大柴胡汤。"

（10）脉沉而细：示内虚证。

【相关经文】

《金匮要略·痉湿暍病脉证治》："太阳病，发热，脉沉而细者，名曰痉，为难治。"

"太阳病，关节疼痛而烦，脉沉而细者，此名湿痹。湿痹之候，小便不利，大便反快，但当利其小便。"

【解读】

《脉经》释："沉脉，举之不足，按之有余……细脉，小甚于微，常有，但细耳。"《辨脉法》云"沉为在里"，故"脉沉而细"，为里虚之象。

太阳病发热，属病在表，当见脉浮之象。今反见"脉沉而细"，为阳病见阴脉。《辨脉法》强调"凡阴病见阳脉者生，阳病见阴脉者死"，故曰"难治"。

《脉经》中凡"痉"均写作"痓"。成无己云"痓，当作痉"。痉者，强也；痓者，恶也。两者意义不同，此传写之误。故自林亿等整理《伤寒论》之后，"痓"即改作"痉"。痉病的定义："病身热足寒，颈项强急，恶寒，时头热面赤，目脉赤，独头摇，卒口噤，背反胀者，痉病也。"痉病分为两个类型：一为刚痉："太阳病，发热无寒，反恶寒者，为刚痉。"一为柔痉："太阳病，发热汗出，而不恶寒，名曰柔痉。"痉病本系太阳病，病在表、多属实，对应之脉当见浮大弦实，尤以寸关为著，治以大剂量葛根汤有特效。

《金匮要略·痉湿暍病脉证治》："太阳病，关节疼痛而烦，脉沉而细者，此名湿痹。湿痹之候，其人小便不利，大便反快，但当利其小便。"太阳病位在表，风湿相搏，故一身尽痛，甚至"关节疼痛而烦"。湿为阴邪，湿气下流，阳郁不宣，故对应之脉当见"沉而细"。平脉辨证："关节疼痛而烦"与"脉沉而细"互为对应，是确诊"湿痹"的证据。故治湿当在通阳，当在利小便。

《金匮要略·痉湿暍病脉证治》篇与《伤寒论·辨痉湿暍病脉证治》篇的部分内容雷同。正如《伤寒论·辨痉湿暍病脉证治》篇所谓："伤寒所致太阳病痉湿暍，此三种宜应别论，以为与伤寒相似，故此见之。"这显然是因整理者重新编辑。

（11）脉沉而弱：示历节病。

【相关经文】

《金匮要略·中风历节病脉证并治》："寸口脉沉而弱，沉即主骨，弱即主筋，沉则为肾，弱即为肝。汗出入于水中，如水伤心，历节黄汗出，故曰历节。"

【解读】

脉沉主病在里，脉弱主卫气微、阳气不足。《脉经》释："弱脉，极软而沉细，按之欲绝指下。"《金匮要略·中风历节病脉证并治》解为脏腑脉法运用法则，提示脉法运用不仅辨识证候之阴阳，而且也辨脏腑之虚实。《平脉法》云："肾沉心洪，肺浮肝弦，此自经常，不失铢分。"又云"沉潜水滀"。从五行生克乘侮规律推理，肾从水主骨，肝从木主筋，水生木，故知"寸口脉沉而弱，沉即主骨，弱即主筋，沉则为肾，弱即为肝"。提示脉沉而弱，为肝肾亏虚、筋骨俱弱之象。筋骨本亦虚弱，恰逢汗出腠理空虚之际，伤于水湿，因心从火，汗为心液，故形容是"如水伤心"，心火与水气相搏，湿邪自骨虚筋弱的关节而出，即历节病黄汗出的机理。由此提醒，历节黄汗之病本虚标实，本为肝肾亏虚，标从水热互结。

（12）脉沉小迟：示水气病。

【相关经文】

《金匮要略·水气病脉证并治》："水之为病，其脉沉小，属少阴；浮者为风；无水虚胀者，为气。水，发其汗即已，脉沉者，宜麻黄附子汤；浮者，宜杏子汤。"

《金匮要略·血痹虚劳病脉证并治》："脉沉小迟，名脱气。其人疾行则喘喝，手足逆寒，腹满，甚则溏泄，食不消化也。"

【解读】

《平脉法》"沉潜水滀"，故脉沉属肾主病水。《金匮要略·水气病脉证并治》："水之为病，其脉沉小，属少阴。"281条少阴病提纲云："少阴之为病，脉微细，但欲寐也。"据此可知，"其脉沉小"与"脉微细"都属阳虚阴盛之象，本义相同，故《脉经》中无单独之"小"脉的专门阐述。

《金匮要略·血痹虚劳病脉证并治》中"脉沉小迟"为"沉小"之脉，并兼"迟"脉。《平脉法》："寸口脉弱而迟，弱者卫气微，迟者荣中寒。荣为血，血寒则发热。卫为气，气微者心内饥，饥而虚满，不能食也。"又《金匮要略·水气病脉证并治》："寸口脉沉而迟，沉则为水，迟则为寒，寒水相搏。"故"脉沉小迟"提示了阳虚水盛，荣卫极虚，寒郁气滞的机理。平脉辨证，见脉知病，即"脉沉小迟，名脱气"；再从脉测证，"脉沉小迟"乃明确告诉了"其人疾行则喘喝，手足逆寒，腹满，甚则溏泄，食不消化也"的病机。

（13）脉沉绝：示阳虚水盛。

【相关经文】

《金匮要略·水气病脉证并治》："夫水病人，目下有卧蚕，面目鲜泽，脉伏，其人消渴。病水腹大，小便不利，其脉沉绝者，有水，可下之。"

【解读】

脉沉绝，指脉象轻取无、重取有，但脉势极沉。此"脉沉绝"即《平脉法》所载的"沉潜"，为"水滀"之象。脉象的形容一如"脉沉小"与"脉微细"、"脉沉滑"与"脉沉大而滑"之类，既有脉形的绝对性，也有脉势的相对性。脉沉之象是绝对的，脉沉的态势在程度上却可以相对区分，故同一种脉象可以出现语义近似的描述。

脉沉主水，其脉象形成的机理即："寸口脉浮而迟，浮脉则热，迟脉则潜，热潜相搏，名曰沉；趺阳脉浮而数，浮脉即热，数脉即止，热止相搏，名曰伏；沉伏相搏，名曰水；沉则脉络虚，伏则小便难，虚难相搏，水走皮肤，即为水矣。"故平脉辨证，病人脉伏者有热，证当见"消渴"；脉沉绝者则肾虚水盛，与"病水腹大，小便不利"的证候相应，所以断定"其脉沉绝者，有水，可下之"。

【案例】

郭先生　31岁　泰和县塘洲镇上洲村

2011-3-10　受邀出诊泰和县某医院传染病区。诊见：脉右寸沉细，关濡，尺弦细；左寸沉细，关细弦弱，尺沉细弦。舌质红绛，苔薄黄。查体：腹部胀大。尿蛋白 26g/L。诉：腹胀难忍，口干，不苦，不黏，大便正常，小便量约 2000ml。肝硬化已两年余，久治不效。蛋白大量流失，每天输入白蛋白 10g，均无济于事。

诊断：少阴病。猪苓汤合五苓散、桂枝茯苓丸：

猪苓 100g，茯苓 60g，茯苓皮 30g，泽泻 15g，滑石 30g，阿胶 15g，丹皮 15g，桃仁 15g，桂枝 15g，白芍 15g，赤芍 30g，白术 30 g。3剂，日三服。

2011-3-18：父亲代诉：腹水消失，精神恢复。今出院带药：

猪苓 100g，茯苓 60g，茯苓皮 30g，泽泻 15g，滑石 30g，阿胶 15g，丹皮 15g，桃仁 15g，桂枝 15g，白芍 15g，赤芍 30g，白术 30g，菟丝子 60g。3剂，日三服。

【平脉辨证】

三部六位脉中，除右尺弦细外，余脉皆沉。脉沉主水，右尺弦细，示下焦有瘀。脉沉属少阴，故为少阴水气病。

【方证相应】

腹部胀大，病为鼓胀。口干，为消渴，符合《金匮要略·水气病脉证并治》"夫水病人，目下有卧蚕，面目鲜泽，脉伏，其人消渴。病水腹大，小便不利，其脉沉绝者，有水，可下之"的诊断要求。舌质红绛，苔薄黄，属水热互结，猪苓汤主之；渴者，五苓散主之；腹大，与桂枝茯苓丸之血水蓄积相类。蛋白大量流失，属肾气不充，故加大剂量菟丝子肝脾肾同补。

按：该患者因久治不效而失信心，由江西传染病医院转回不久，恰其时该院宋高峰医师在我处跟诊，而由他介绍就诊。见我开大剂量猪苓，大为惊讶，三天后复诊，更惊喜万分。其时平脉辨证，处方有理有据，加上猪苓大量专治低蛋白血症，疗效自在帷幄。

（14）脉沉滑：示表热内陷，阳郁不宣。

【相关经文】

140条："太阳病，下之，其脉促，不结胸者，此为欲解也。脉浮者，必结胸。脉紧者，必咽痛。脉弦者，必两胁拘急。脉细数者，头痛未止。脉沉紧者，必欲呕。脉沉滑者，协热利。脉浮滑者，必下血。"

《金匮要略·脏腑经络先后病脉证》："问曰：寸脉沉大而滑，沉则为实，滑则为气，实气相搏，血气入脏即死，入腑即愈，此为卒厥。何谓也？师曰：唇口青，身冷，为入脏即死；知身和，汗自出，为入腑，即愈。"

《金匮要略·水气病脉证并治》："寸口脉沉滑者，中有水气，面目肿大，有热，名曰风水。视人之目窠上微拥，如蚕新卧起状，其颈脉动，时时咳，按其手足上，陷而不起者，风水。"

【解读】

脉沉为阴脉，主里证；滑为阳脉，主实证。脉沉滑即提示表邪内陷，腑气不通而致内热蕴结，血气不通的病机。《金匮要略·脏腑经络先后病脉证》解释："寸脉沉大而滑，沉则为实，滑则为气，实气相搏，血气入脏即死，入腑即愈，此为卒厥。"

《金匮要略·水气病脉证并治》中"寸口脉沉滑者"，当从《脉经》"一阴一阳者，谓脉来沉而滑者也"理解，提示了水气病类型中"风水"因为阴阳相搏，阳郁不宣，导致水热互结的病理机制。

140 条即平脉辨证法对太阳病发生种种传变的鉴别诊断，从脉象变化中推测病候寒热虚实的特征："其脉促，不结胸者，此为欲解也。脉浮者，必结胸。脉紧者，必咽痛。脉弦者，必两胁拘急。脉细数者，头痛未止。脉沉紧者，必欲呕。脉沉滑者，协热利。脉浮滑者，必下血。"这段文字显示了平脉辨证法的高超，尤其可从"必"字中理会"料度脏腑，独见若神"的脉法精妙。

（二）脉涩及其兼脉

涩属阴脉类。《脉经》释象："涩脉，细而迟，往来难且散，或一止复来。"又云："微与涩相类。"《平脉法》云："问曰：人不饮，其脉何类？师曰：脉自涩，唇口干燥也。"提示涩脉的发生与津液缺乏相关，与微脉类似，同属虚损之象，临证时不易区分，当细心体察。

1. 脉涩

（1）示阴阳虚损。

【脉法】

《平脉法》："诸阴迟涩，为乘脏也。"

【相关经文】

100 条："伤寒，阳脉涩，阴脉弦，法当腹中急痛，先与小建中汤。不差者，小柴胡汤主之。"

274 条："太阴中风，四肢烦疼，阳微阴涩而长者，为欲愈。"

【解读】

《平脉法》云："阴脉不足，阳往从之；阳脉不足，阴往乘之。"乘，《说文解字》释"加其上曰乘"，乃倍加为顺之义。脉涩即示气血津液不足，六腑为阳，五脏为阴，故五脏虚损当见迟涩之类的阴脉，是病与脉相应为顺；反之，见阳脉则为逆，此即"诸阴迟涩为乘脏也"的本义。

100 条"阳脉涩，阴脉弦"即寸脉见涩，关尺见弦。寸主卫气，阳脉涩即阳不足；尺主荣阴，阴脉弦即阴寒盛。阳脉不足，阴往乘之，故曰"法当腹中急痛"。274 条"阳微阴涩而长"即寸微关尺涩，提示阴阳俱不足。脉象虽然虚弱，脉势却相对较旺，故此曰"长"，是"阴脉不足，阳往从之"的阳生阴长之象，故平脉辨证断定"太阴中风，四肢烦疼，阳微阴涩而长者，为欲愈"。

（2）示津液耗伤，气血凋亡。

【脉法】

《脉经》"微与涩相类"。《辨脉法》解："病人脉微而涩者，此为医所病也。大发其汗，又数大下之，其人亡血……又阴脉迟涩，故知亡血也。"又解："其脉自微，此以曾发汗、若吐、若下、若亡血，以内无津液。"据此可知，脉涩是津液耗伤，气血凋亡之象。《平脉法》谓"脉绵绵如泻漆之绝者，亡其血也"，以油漆的黏而涩来形容失血时的脉象，此脉即涩脉。

【相关经文】

212 条："伤寒若吐若下后不解，不大便五六日，上至十余日，日晡所发潮热，不恶寒，独语如见鬼状。若剧者，发则不识人，循衣摸床，惕而不安，微喘直视，脉弦者生，涩者死。微者，但发热谵语者，大承气汤主之。若一服利，则止后服。"

363 条："下利，寸脉反浮数，尺中自涩者，必清脓血。"

《辨发汗后病脉证并治》："二阳并病，太阳初得病时，发其汗，汗先出不彻，因转属阳明，续自微汗出，不恶寒。若太阳病证不罢者，不可下，下之为逆，如此可小发汗。设面色缘缘正赤者，阳气怫郁在表，当解之熏之。若发汗不彻，不足言，阳气怫郁不得越，当汗不汗，其人烦躁，不知痛处，乍在腹中，乍在四肢，按之不可得，其人短气，但坐以汗出不彻故也，更发汗则愈。何以知汗出不彻，以脉涩故知也。"

《辨不可下病脉证并治》："脉濡而弱，弱反在关，濡反在巅，微反在上，涩反在下。微则阳气不足，涩则无血，阳气反微，中风汗出，而反躁烦；涩则无血，厥而且寒。阳微则不可下，下之则心下痞硬。"

【解读】

212 条谓"脉弦者生，涩者死"为何意？病历经吐、下，本已津液耗伤，大便多时未解，此阳明燥热，腑实内结，热扰神明，甚至神志不清，提示阴阳气血均已衰竭，故津液耗伤的程度决定着生机的有无。脉弦为阴，脉涩也属阴，皆阳气虚损之象，但有强弱盛衰之别。《脉经》释"肝者，东方木，万物始生，其气来缗而弱，宽而虚，故脉为弦。缗即不可发汗，弱则不可下。宽者开，开者通，通者利，故名曰宽而虚。"缗即柔弱之义，"宽而虚"即血脉畅通的形容，弦脉之状当"其气来濡弱轻虚而滑，端直以长，故曰弦。反此者病。"又解："肝脉来濡弱招招，如揭竿末梢曰平。春以胃气为本，肝脉来盈实而滑，如循长竿，曰肝病。肝脉来急而益劲，如新张弓弦，曰肝死。"故从此解，可知阳明病病期热邪引动肝风，但见弦平之脉，证明津液耗伤程度尚轻浅，病势当挫，判定此脉弦示有胃气，乃有生机之象。若"脉涩"，则证明津液耗伤至极，气血衰竭，故判定阴阳不复当死。汗为心液，心主血脉，且主神明。心血耗伤，神失所养，故有"独语如见鬼状"，甚至"若剧者，发则不识人，循衣摸床，惕而不安，微喘直视"等症状。因此，仲景提醒：脉见"微者，但发热谵语者，大承气汤主之。若一服利，则止后服。"是脉见"微"、证候"但发热谵语"，示阳气尚存，虽津液消耗几乎殆尽，亦尤当急下存阴，切忌再下伤津。

363条提示下利致津液耗伤，但热势不解，阳毒蕴结，腐败伤络，故下脓血。寸为阳，尺为阴，寸脉浮数乃阳结之象，尺脉涩乃耗伤津血之象。故平脉辨证，知"下利，寸脉反浮数，尺中自涩者，必清脓血。"

《辨发汗后病脉证并治》条文谓"何以知汗出不彻，以脉涩故知也"，是以脉测证，因脉涩而知津液耗伤。

《辨不可下病脉证并治》条文乃平脉辨证法则的例证之一，从"脉濡而弱"引申类比，分析"濡、弱、微、涩"四种脉象相应证候的机理。此中明白告知"涩则无血"，提醒脉涩乃气血凋亡之象。

2. 兼脉

《平脉法》云："脉有弦、紧、浮、滑、沉、涩，此六脉名曰残贼，能为诸脉作病也。"所谓"残贼"，即主病之脉。涩脉主荣血不足，为津液耗伤、血行不畅之象；《脉经》中云"脉涩者少血多气"。气为血之帅，血附于气，血少即气滞不通，故谓"多气"。因此，涩脉为加乘之脉，属于气血类疾病的"残脉"，是导致气滞血瘀病变的主病之脉。

（1）脉涩小：示浊毒瘀积。

【相关经文】

《金匮要略·中风历节病脉证并治》："少阴脉浮而弱，弱则血不足，浮则为风，风血相搏，即疼痛如掣。盛人脉涩小，短气，自汗出，历节疼，不可屈伸，此皆饮酒汗出当风所致。"

【解读】

历节，即骨关节。本条经文所述为历节病的脉法分析。少阴属肾主骨，"少阴脉浮而弱"即外感风寒，气血不足，寒湿留滞于骨节之间的脉象。平脉而知证，故知历节病"风血相搏，即疼痛如掣"的病机在于"少阴脉浮而弱，弱则血不足，浮则为风"。肥胖之人即"盛人"的历节病脉象"涩小"，此当指寸口脉涩小，以提示肌肤肥厚挤压脉管，浊毒瘀积，导致血运不畅，但与"少阴脉浮而弱"的历节病类型不同，故告诫"短气自汗出，历节疼不可屈伸，此皆饮酒汗出当风所致"是类证别病、病以证分的平脉辨证法。此两类历节病，"少阴脉浮而弱"者为虚，"盛人脉涩小"者为实，一虚一实，虽脉类似虚，但本质有异，藉此提醒脉证合参的重要性。

（2）脉弱涩：示少阴病阳已虚。脉浮弱，示太阳表虚。

【相关经文】

42 条："太阳病，外证未解，脉浮弱者，当以汗解，宜桂枝汤。"

《金匮要略·黄疸病脉证并治》："酒疸下之，久久为黑疸，目青面黑，心中如啖蒜齑状，大便正黑，皮肤爪之不仁，其脉浮弱，虽黑微黄，故知之。"

【解读】

脉浮为阳在表、弱为阴主虚，脉浮弱属一阴一阳之象，故以证合脉，推测虚实互见的病机。42 条"太阳病，外证未解，脉浮弱"，提示太阳表虚。《金匮要略·黄疸病脉证并治》篇"黑疸"见"脉浮弱"，提示虚中夹实。

【相关经文】

286 条："少阴病，脉微，不可发汗，亡阳故也。阳已虚，尺脉弱涩者，复不可下之。"

【解读】

脉微示亡阳之兆，尺脉弱涩示阳随津脱、元阳虚衰。少阴病脉当沉，主阳虚阴盛，脉微、弱涩皆属沉类脉，为阳气虚衰至极之象，故主少阴病急危重证。

（三）脉弱

弱脉属阴脉类。《脉经》释象："极软而沉细，按之欲绝指下。"又云："软与弱相类。"《辨脉法》解："假令尺脉弱，名曰阴不足，阳气下陷入阴中，则发热也……阴脉弱者，则血虚，血虚则筋急也。"尺为阴，尺脉弱，故示阴血不足；反佐寸脉弱，则阳气不足。以此提示脉弱为阴阳俱不足之象。

脉弱在寸，提示卫阳不足，属三阴病；在尺，提示荣阴不足，属三阳病。

【脉法】

《平脉法》："寸口脉弱而迟，弱者卫气微，迟者荣中寒。荣为血，血寒则发热；卫为气，气微者心内饥，饥而虚满，不能食也。"

"寸口脉弱而缓，弱者阳气不足，缓者胃气有余，噫而吞酸，食卒不下，气填于膈上也。"

"少阴脉弱而涩，弱者微烦，涩者厥逆。"

"诸弱发热。"

【相关经文】

12 条："太阳中风，阳浮而阴弱。阳浮者，热自发；阴弱者，汗自出。啬啬恶寒，淅淅恶风，翕翕发热，鼻鸣干呕者，桂枝汤主之。"

113 条："形作伤寒，其脉不弦紧而弱。弱者必渴，被火必谵语。弱者发热脉浮，解之当汗出愈。"

244 条："太阳病，寸缓关浮尺弱，其人发热汗出，复恶寒，不呕，但心下痞者，此以医下之也。如其不下者，病人不恶寒而渴者，此转属阳明也。小便数者，大便必硬，不更衣十日，无所苦也。渴欲饮水，少少与之，但以法救之。渴者，宜五苓散。"

251 条："得病二三日，脉弱，无太阳、柴胡证，烦躁，心下硬。至四五日，虽能食，以小承气汤，少少与，微和之，令小安，至六日，与承气汤一升。若不大便六七日，小便少者，虽不受食，但初头硬，后必溏，未定成硬，攻之必溏；须小便利，屎定硬，乃可攻之，宜大承气汤。"

280 条："太阴为病，脉弱，其人续自便利，设当行大黄、芍药者，宜减之，以其人胃气弱，易动故也。"

360 条："下利，有微热而渴，脉弱者，今自愈。"

377 条："呕而脉弱，小便复利，身有微热，见厥者难治，四逆汤主之。"（同见于《金匮要略·呕吐哕下利病脉证并治》篇）

《金匮要略·痰饮咳嗽病脉证并治》："久咳数岁，其脉弱者，可治；实大数者，死。其脉虚者，必苦冒，其人有支饮在胸中故也，治属饮家。"

【解读】

脉弱为阴阳俱不足之象，寸脉见弱为卫阳之气虚微不足，尺脉见弱为荣阴不足之血虚津亏。故"寸口脉弱而迟"之"弱"主卫气弱，"寸口脉弱而迟"之"迟"主阳气不足，"少阴脉弱而涩"指尺脉弱而涩，弱主荣阴不足，阳气下陷于阴中，故"弱者微烦"。

脉弱则阳气浮，故《平脉法》云："诸弱发热"。12 条所谓"阳浮而阴弱，阳浮者，热自发；阴弱者，汗自出"，从《脉经》中阳为寸、阴为尺的规定可知，"阳浮"指寸脉浮，"阴弱"指尺脉弱，故"阳浮者，热自发；阴弱者，汗自出"是对卫强荣弱病机的高度概括。12 条、113 条、244 条、251 条属三阳病见脉弱，俱当从荣阴不足解，热邪伤津故见大便难。阳脉浮而阴脉弱，阴不足则"阳气下陷入阴中"，为卫强荣弱，阴阳不和，故见证皆"发热"。故从三关，此脉弱当见于尺为主。

280条、360条、377条与《金匮要略·痰饮咳嗽病脉证并治》篇为三阴病见脉弱，为阴病见阴脉，脉证相符，属阴阳俱不足之象。此脉弱当三关俱见，而以寸为主。

（四）脉弦及其兼脉

弦为阴脉类。《脉经》释象"举之无有，按之如弓弦状"，又云"弦与紧相类"，故实践中往往弦、紧难分。《辨脉法》有专门解释："脉浮而紧者，名曰弦也。弦者，状如弓弦，按之不移也。脉紧者，如转索无常也。"指出脉象浮而紧者才是弦，特别着重弦与紧的鉴别：弦之象"状如弓弦，按之不移"，紧之象"如转索无常"，以此提醒读者当从脉象的度、势、位等多途径去辨。度势较弱者为弦，度势强者为紧；脉位相对固定而独见为甚者为弦，如绞动的绳索般坚急而三关必见者为紧。《平脉法》谓"脉累累如循长竿者，名曰阴结也"，此脉即弦脉。有注家云此乃夏脉，不妥。

《脉经·卷四·平杂病脉》篇说："弦为痛痹，偏弦为饮，双弦则胁下拘急而痛，其人啬啬恶寒。"故弦脉是一个临床常见而主属相对复杂的脉象，故脉弦的"太过"或"不及"在程度上的差异，其主属的意义也大有不同。

1. 脉弦

（1）示为肝脏主象，属春季肝时之脉，有强弱之分，生死之别。

【脉法】

《平脉法》："肺浮肝弦。"

《平脉法》："问曰：东方肝脉，其形何似？师曰：肝者，木也，名厥阴，其脉微弦濡弱而长，是肝脉也。肝病自得濡弱者，愈也。假令得纯弦脉者，死，何以知之？以其脉如弦直，是肝脏伤，故知死也。"

《辨不可下病脉证并治》："弦为阳运。"

【相关经文】

《金匮要略·呕吐哕下利病脉证治》："下利，脉反弦，发热身汗者，自愈。"

【解读】

弦属阴脉，但"弦为阳运"，为阴中之阳，故实践中对弦脉的认识误解甚多。春天万物始生，其气升发，脉当见弦，弦为春季主旺之象。故凡有生气，其脉必弦，故弦为肝脏主象，为肝之外候。肝藏血，主气机，疏泄为本。肝脉之弦的定位首先当从脉弦的度势上定位，区分何为生理平和的常见脉，何为太过与不及的病态脉。《平脉法》认为"肝者，木也，名厥阴，其脉微弦濡弱而长，是肝脉也"。此"微弦濡弱而长"应该就是平常之弦，示有生机之象。反此太过或不及，就是病脉，例如王叔和所谓"脉长而弦，病在肝"，即从弦的度势差异、弦的三关定位，以判别病机、病位、病势。

此"肝病自得濡弱者，愈也。假令得纯弦脉者，死"，是对比"濡弱"之弦与"脉累累如循长竿"的纯弦，提醒读者当从脉的度势上区分弦脉的主属，灵活把握弦脉的运用。为此，王叔和在《脉经》中更作了进一步解释："肝脉来濡弱招招，如揭竿末梢曰平。春以胃气为本。肝脉来盈实而滑，如循长竿，曰肝病。肝脉来急而益劲，如新张弓弦，曰肝死。真肝脉至，中外急，如循刀刃，责责然，如按琴瑟弦。色青白不泽，毛折乃死。春胃微弦曰平，弦多胃少曰肝病，但弦无胃曰死，有胃而毛曰秋病，毛甚曰今病。"不仅分别指出弦脉度势强弱的的五种状况，即"春胃微弦曰平，弦多胃少曰肝病，但弦无胃曰死，有胃而毛曰秋病，毛甚曰今病"；而且还为平和的生态脉定格，即"春以胃气为本"，告诫"春胃微弦曰平"。由此而知，弦脉非独主一脏一病，但以胃气为本，脉当见"脉来濡弱招招，如揭竿末梢"的"微弦濡弱而长"。故《金匮要略·呕吐哕下利病脉证治》："下利，脉反弦，发热身汗者，自愈。"此中"脉反弦"之弦，应该是属于胃气来复的弦，下利当伤阴耗气，脉当弱，今反弦，而发热身汗，则知荣卫调和，故自愈。

平脉辨证过程中，只有正确认识弦作为肝的主象之脉与春季相应、与病候相符的价值，才能够从弦象的度势上精辨病机。《脉经》中弦脉分为五种："春胃微弦曰平，弦多胃少曰肝病，但弦无胃曰死，有胃而毛曰秋病，毛甚曰今病。"简而言之，即微弦、弦多、弦、弦稍浮、浮弦。如此分类，说明脉弦在度势上的差异决定着病机主属的不同，也决定了临证中弦脉的描述必须多样性，才能切合实际。脉弦可以从太过与不及的程度上划分等级，脉态为常，脉势为变，常与变中蕴含着不同的病机。可能从临证需要出发，后世学者会根据自己的经验，甚至把脉弦之象分得更细、种类更多，当然也不可避免地有不规范的因素。

《素问·六节藏象论》说"凡十一脏皆取决于胆"，故弦脉作为肝胆之脉主象，是临证中最为常见之脉，主属广泛，兼脉甚多。弦与紧脉相类，互为兼见，区分不易。另有积聚脉，又当与弦、紧相鉴别。弦、紧、硬三脉在指下的感觉皆弦，但弦较虚、紧较实、硬稍短，且主属不同。《金匮要略·五脏风寒积聚病脉证并治》载："诸积大法，脉来细而附骨者，乃积也。"此"脉来细而附骨者"，在指下感觉当沉弦而实的硬结之象，故可形容为"硬脉"。阳化气，阴成形，脏器组织坏死变性或赘生的有形之物如肿瘤包块，在脉象往往表现为寸关尺三部相应脉位的脉象沉弦，但硬结如豆不散之状。

（2）示主属少阳病。

【脉法】

《伤寒例》："尺寸俱弦者，少阳受病也，当三四日发，以其脉循胁络于耳聋。此三经皆受病，未入于府者，可汗而已。"

【相关经文】

142条："太阳与少阳并病，头项强痛，或眩冒，时如结胸，心下痞硬者，当刺大椎第一间、肺俞、肝俞，慎不可发汗。发汗则谵语，脉弦，五日谵语不止，当刺期门。"

【解读】

弦为肝脏主象之脉。《平脉法》云："肝者，木也，名厥阴。"肝与胆合为腑，故其经足厥阴肝与足少阳为表里。《脉经》解："冬至之后得甲子，少阳起于夜半，肝家王。肝者，东方木，万物始生，其气来缓而弱，宽而虚，故脉为弦。缓即不可发汗，弱则不可下。宽者开，开者通，通者利，故名曰宽而虚。春以胃气为本，不可犯也。"《伤寒例》据此认为："尺寸俱弦者，少阳受病也，当三四日发。以其脉循胁络于耳，故胸胁痛而耳聋。此三经皆受病，未入于府者，可汗而已。"故此知弦乃少阳受病之象，当主少阳病。以此类推，脉弦在脏属肝、在体为阴、在腑属胆、在用为阳，故弦脉示少阳枢机不利，为阴中有阳之象，诊脉当寸关尺三关俱见，而以双关为著。

142条"太阳与少阳并病，头项强痛"，病属太阳；"或眩冒，时如结胸，心下痞硬"为厥阴肝脉太过或不及的主证，病属少阳。提示病邪从表陷里，已经入腑，为太阳少阳合病，故"当刺大椎第一间、肺俞、肝俞，慎不可发汗"。其所据即"少阳受病也，当三四日发……此三经皆受病，未入于府者，可汗而已"。如果错误治疗，则"发汗则谵语，脉弦，五日谵语不止，当刺期门"，提示病邪由阳入阴，热入血室，属肝乘脾之证，故治当刺期门以泻肝。108条可佐："伤寒，腹满谵语，寸口脉浮而紧，此肝乘脾也，名曰纵，刺期门。"此"寸口脉浮而紧"即脉弦。平脉辨证，从脉弦以辨太阳病转入少阳的病机。大椎第一间，即大椎，刺之可泻太阳热。同见于171条："太阳少阳合病，心下硬，颈项强而眩者，当刺大椎、肺俞、肝俞，慎勿下之。"肺俞，在背第三椎，募在中府，刺之可泻阳明热。肝俞，在背第九椎，募在期门，刺之可泻少阳热。

刺期门，属截断性治疗。如8条说："太阳病，头痛至七日以上自愈者，以行其经尽故也。若欲作再经者，针足阳明，使经不传则愈。"216条则明确："阳明病，下血谵语者，此为热入血室，但头汗出，当刺期门，随其实而泻之，濈然汗出者愈。"《金匮要略·妇人杂病脉证并治》篇载："妇人伤寒发热，经水适来，昼日明了，暮则谵语，如见鬼状者，此为热入血室，治之无犯胃气及上二焦，必自愈。"强调刺期门泻肝的治疗，目的在于调畅气机，调和阴阳，截断传变，方法上"无犯胃气及上二焦"，而邪热可以从枢机转出，随少量血出而汗出热减。

（3）示主胁痛。

【脉法】

《金匮要略·腹满寒疝宿食病脉证治》："寸口脉弦者，即胁下拘急而痛，其人啬啬恶寒也。"

【相关经文】

140条："太阳病，下之，其脉促，不结胸者，此为欲解也。脉浮者，必结胸。脉紧者，必咽痛。脉弦者，必两胁拘急。脉细数者，头痛未止。脉沉紧者，必欲呕。脉沉滑者，协热利。脉浮滑者，必下血。"

【解读】

140条经文的本意在于从平脉辨证法入手，告诉读者如何鉴别太阳病当汗法却误用下法之后可能出现的种种变证。此中平脉见"脉弦者，必两胁拘急"，与《金匮要略·腹满寒疝宿食病脉证治》中所谓"寸口脉弦者"的意义相同，从脉弦而知"胁下拘急而痛"。分析缘由，在于弦属少阳主象，而少阳经脉循行胁下，故脉弦主胁痛，辨当见于关。

（4）偏弦，示主饮邪积聚；双弦，主虚寒至极。

【脉法】

《辨脉法》："支饮急弦。"

《金匮要略·痰饮咳嗽病脉证并治》："脉双弦者，寒也，皆大下后善虚。脉偏弦者，饮也。"

【相关经文】

《金匮要略·痰饮咳嗽病脉证并治》："肺饮不弦，但苦喘短气。"

《金匮要略·痰饮咳嗽病脉证并治》："咳家，其脉弦，为有水，十枣汤主之。"

《辨可下病脉证并治》："脉双弦而迟者，必心下硬；脉大而紧者，阳中有阴也，可下之，宜大承气汤。”

【解读】

弦为阴，为肝乘脾之象。肝主疏泄气机，脾主运化水谷，疏泄不利则运化不及，又阳化气，阴成形，水谷之气失于疏泄，阳虚阴盛，水饮不化，故而饮邪积聚。《辨脉法》"支饮急弦"中的"急弦"即"浮而紧"的弦，属于五类弦脉中"毛甚曰今病"的浮弦，应指弦而有力。

饮病有四，即痰饮、悬饮、溢饮、支饮。脉弦主属水饮潴留积聚的悬饮之象，故《金匮要略·痰饮咳嗽病脉证并治》篇谓"肺饮不弦，但苦喘短气"是从脉弦以资鉴别，故而《金匮要略·痰饮咳嗽病脉证并治》篇据此判定"咳家，其脉弦，为有水，十枣汤主之"，强调了平脉见弦而辨证处方的价值。如条文"脉浮而细滑，伤饮，脉弦数，有寒饮，冬夏难治。脉沉而弦者，悬饮内痛。病悬饮者，十枣汤主之。"以一贯之的分析，显现了平脉辨证的优势。

另有"双弦"之脉，如《金匮要略·痰饮咳嗽病脉证并治》载："脉双弦者，寒也，皆大下后善虚。脉偏弦者，饮也。"此从排比修辞的语法以鉴别判定"脉双弦"与"脉偏弦"的病机属性。从仲景脉法提纲中"脉有三部，尺寸及关……三部不同，病各异端"的独脉法来分析，其"脉双弦者"，应属寸口脉法左、右三关均见弦。《辨可下病脉证并治》篇谓："脉双弦者，必心下硬；脉大而紧者，阳中有阴也，可下之，宜大承气汤。"据"脉大而紧者，阳中有阴也，可下之，宜大承气汤"之句的含义反佐分析，"阳中有阴"即内实。故"脉双弦者"，当属纯阴无阳，以示虚寒至极，而判定"必心下硬"。"心下"一般指剑突下胃脘部，若寒剧，腹肌紧张，故曰"硬"。脉法对应当在左右关部。如《脉经·卷六·脾足太阴经病证第五》篇载："寸口脉双紧，即为如入，其气不出，无表有里，心下痞坚。"此"寸口脉双紧"即指双寸脉皆紧，紧为寒，左寸心、右寸肺，均为上焦受寒，寒闭心肺，阳气不宣，故"其气不出，无表有里，心下痞坚"。

"悬饮"之证应于脉，因饮邪积聚而表现为同侧寸关部脉象的弦，此即"偏弦"。

（5）在尺，示主阴结而痛。

【相关经文】

100 条："伤寒，阳脉涩，阴脉弦，法当腹中急痛，先与小建中汤。不差者，小柴胡汤主之。"

《金匮要略·胸痹心痛短气病脉证并治》："师曰：夫脉当取太过不及，阳微阴弦，即胸痹而痛。所以然者，责其极虚也。今阳虚知在上焦，所以胸痹、心痛者，以其阴弦故也。"

《金匮要略·妇人妊娠病脉证并治》："妇人怀妊六七月，脉弦发热，其胎愈胀，腹痛恶寒者，少腹如扇。所以然者，子脏开故也，当以附子汤温其脏。"

【解读】

脉浮而紧谓之弦，故脉弦为阴寒之象。阳寸阴尺，故100条所谓"阳脉涩，阴脉弦"，与《金匮要略·胸痹心痛短气病脉证并治》篇所谓"阳微阴弦"的"阴弦"都指尺脉弦，阳虚于上焦，阴盛于下焦，故尺脉弦属阴寒结聚之象。"法当腹中急痛"，说明寒滞气机，阴结而痛的必然性。《金匮要略·妇人妊娠病脉证并治》载"妇人怀妊六七月，脉弦发热，其胎愈胀，腹痛恶寒者，少腹如扇，所以然者，子脏开故也，当以附子汤温其脏。"其中脉弦，与"阴弦"意义相同，属下焦胞宫受寒，当指尺脉弦。

（6）主疟，示可能有寄生虫之象。

【相关经文】

《金匮要略·疟病脉证并治》："师曰：疟脉自弦，弦数者多热，弦迟者多寒，弦小紧者下之差，弦迟者可温之，弦紧者可发汗、针灸也。浮大者可吐之，弦数者风发也，以饮食消息止之。"

《金匮要略·趺蹶手指臂肿转筋阴狐疝蛔虫病脉证治》："问曰：病腹痛有虫，其脉何以别之？师曰：腹中痛，其脉当沉，若弦，反洪大，故有蛔虫。"

【解读】

脉弦主属少阳之象。《金匮要略·疟病脉证并治》篇谓"疟脉自弦"，提示疟病有特殊性，当推知疟原虫侵袭非入厥阴肝即在少阳胆。故从脉弦的合并兼见之脉，判定疟病的寒热虚实，并确定相应治则。

《金匮要略·趺蹶手指臂肿转筋阴狐疝蛔虫病脉证治》篇记载了从脉象判定体内感染寄生虫的方法，即脉见弦。故从疟病因于疟原虫感染的事实，结合本条文内容，推测脉弦可能是寄生虫感染的主脉。

（7）示主虚，但微弦，又名革脉，属虚劳之象。

【相关经文】

《金匮要略·五脏风寒积聚病脉证并治》："心伤者，其人劳倦，即头面赤而下重，心中痛而自烦，发热，当脐跳，其脉弦，此为心脏伤所致也。"

《金匮要略·呕吐哕下利病脉证治》："脉弦者虚也。胃气无余，朝食暮吐，变为胃反。寒在于上，医反下之，今脉反弦，故名曰虚。"

【解读】

弦为肝之主象，肝主气机疏泄，故弦为气滞。劳倦耗气，《金匮要略·五脏风寒积聚病脉证并治》篇从"心伤"的见证，运用五行生克之木生火，结合脉弦主气滞的原理，解释"头面赤而下重，心中痛而自烦，发热，当脐跳"的病机，以此判定脉弦是导致虚劳的原因。而《金匮要略·呕吐哕下利病脉证治》篇介绍脉法为"脉弦者虚也"，其言"今脉反弦，故名曰虚"可资佐证。但从《平脉法》有关虚劳脉象的分析，此虚劳之脉象弦，当是"弦而大"之弦，此弦又名"革"脉。《脉经》释象："革脉，有似沉、伏、实大而长，微弦。"再看《辨脉法》载："脉弦而大，弦则为减，大则为芤，减则为寒，芤则为虚，寒虚相搏，此名为革。妇人则半产漏下，男子则亡血失精。"（此条文分别见载于《金匮要略·血痹虚劳病脉证并治》、《呕吐哕下利病脉证治》、《妇人妊娠病脉证并治》三篇）。故此当知，经文实则以脉弦代革，脉弦主虚仅仅只是革脉在程度上的差异。《金匮要略·血痹虚劳病脉证并治》所谓："男子脉虚沉弦，无寒热，短气里急，小便不利，面色白，时目瞑，兼衄，少腹满，此为劳使之然。"其"脉虚沉弦"，实则革脉的另样表述。故此当知，经文中有关虚劳脉弦与革脉的主属意义等同。

2. 兼脉

（1）脉弦细：在双关，主少阳病，为胆胃不和。

【相关经文】

265条："伤寒，脉弦细，头痛发热者，属少阳。少阳不可发汗，发汗则谵语，此属胃。胃和则愈，胃不和，烦而悸。"

【解读】

细脉，《脉经》释象"小大于微，常有，但细耳"是稍有虚弱之象。脉弦细，弦属少阳，与细相兼，提示脉弦的程度相对较弱，为少阳病的常见脉象。故虽"头痛发热"，仍据脉象判定"属少阳"。少阳经络于胆腑，居半表半里之间，故不可发汗。《内经》云"凡十一脏皆取决于胆"，胆为中精之腑，胆汁疏泄与脏腑功能息息相关，决定了健康状态与否。《脉经》言"胆病者，善太息，口苦，呕宿汁，心澹澹，恐，如人将捕之，嗌中介介然，数唾……邪在胆，逆在胃，胆液则口苦，胃气逆则呕苦汁，故曰呕胆。"此条经文与"发汗则谵语，此属胃。胃和则愈，胃不和，烦而悸"意思相同。故脉弦细，当为小柴胡汤证的主脉。从三关分定，少阳病脉弦细对应在双关。

从脉弦主属少阳之类，结合本条文与其他相关经文分析，可以推定柴胡剂系列的主脉：小柴胡汤证为少阳病夹虚，主脉当双关弦细；大柴胡汤证为少阳阳明病夹实，主脉当双关弦实；柴胡桂枝干姜汤证为少阳病阴阳微结的虚实互兼，主脉当两关脉弦细不对等；四逆散为少阳病转入少阴有饮，主脉当双关均弦。

（2）脉弦迟：示阴寒结聚。

【相关经文】

324条："少阴病，饮食入口则吐，心中温温欲吐，复不能吐。始得之，手足寒，脉弦迟者，此胸中实，不可下也，当吐之。若膈上有寒饮，干呕者，不可吐也，当温之，宜四逆汤。"

【解读】

弦主寒饮，迟主寒实，故脉弦迟，提示阴寒结聚，当"胸中实"。此"胸中实"有位置轻浅，治疗方法当因其势，胸膈之上"当吐之"，胸膈之下"当温之"。故脉弦迟，主少阴病胸中实，为阴寒结聚之象。

（3）脉弦数：示寒郁化热。

【相关经文】

《金匮要略·痰饮咳嗽病脉证并治》："脉弦数，有寒饮，冬夏难治。"

《金匮要略·疟病脉证并治》："师曰：疟脉自弦，弦数者多热，弦迟者多寒。弦小紧者下之差，弦迟者可温之，弦紧者可发汗、针灸也，浮大者可吐之，弦数者风发也、以饮食消息止之。"

【解读】

脉弦属阴，脉数属阳，脉弦数兼见，提示阴中有阳。弦主饮，数主热气有余，故脉弦数为寒饮郁久化热之象。冬季阳气当潜藏，脉与之相应为沉；夏季阳气升发，脉与之相应为洪大。寒饮之脉本当沉弦或弦而紧，而脉见弦数是非其时见其脉，见其脉而非其证，据此脉证阴阳不合之理，故断定"冬夏难治"。疟病见弦数之脉，则疟邪伤肝化之象。

（4）脉弦浮大：示三阳受邪，邪毒热结。

【相关经文】

231条："阳明中风，脉弦浮大而短气，腹都满，胁下及心痛，久按之气不通，鼻干不得汗，嗜卧，一身及目悉黄，小便难，有潮热，时时哕，耳前后肿，刺之小差，外不解，病过十日，脉续浮者，与小柴胡汤。"

在《辨可发汗病脉证并治》篇增加内容："脉但浮，无余证者，与麻黄汤不溺，腹满加哕者，不治。"

【解读】

阳明病有三：太阳阳明、正阳阳明、少阳阳明。189 条定义："阳明中风，口苦咽干，腹满微喘，发热恶寒，脉浮而紧，若下之，则腹满、小便难也。"此中脉象"浮而紧"实即"脉弦"，故脉证合参，阳明中风实为少阳阳明病。本条文冠名"阳明中风"，其"脉弦浮大"，弦主少阳属本经，浮为在表属太阳经，大主邪实属阳明经，故此脉当提示三经皆受病，即三阳合病。而脉弦为主，浮大为兼，知其病仍以少阳为主，但表里同病，邪毒结聚，治疗当刺期门。"刺之小差，外不解，病过十日，脉续浮者，与小柴胡汤"是病邪有外透之机，故治调畅气机，以小柴胡汤和解少阳。

而"脉但浮，无余证者，与麻黄汤不溺，腹满加哕者，不治"者，意从脉浮判定病势已经出表，以麻黄汤解表不效，反增"不溺、腹满加哕"是提醒此脉浮乃伤肾之象，为肾功能衰竭的尿毒症晚期，属于《平脉法》所谓"寸口脉浮而大，浮则为虚，大为实，在尺为关，在寸为格，关不得小便，格则吐逆"的关格不治。

（5）脉弦而紧：主脐下寒痛。

【相关经文】

《金匮要略·腹满寒疝宿食病脉证并治》："腹痛，脉弦而紧，弦则卫气不行，即恶寒；紧则不欲食，邪正相搏，即为寒疝。绕脐痛，若发则白汗出，手足厥冷，其脉沉弦者，大乌头煎主之。"

《金匮要略·水气病脉证并治》："寸口脉弦而紧，弦则卫气不行，即恶寒，水不沾流，走于肠间。"

【解读】

弦为主气机不利，紧主寒实而痛，故脉弦而紧乃厥阴肝经寒滞气机之象，故曰"弦则卫气不行"，阴寒之性下沉，故主寒疝或脐下寒痛。

（6）脉弦而大：示虚劳之象。

【脉法】

《辨脉法》："脉弦而大，弦则为减，大则为芤，减则为寒，芤则为虚，寒虚相搏，此名为革。妇人则半产漏下，男子则亡血失精。"

【相关经文】

《伤寒论·辨可下病脉证并治》篇："下利脉大者，虚也，以强下之故也。设脉浮革，因尔肠鸣者，属当归四逆汤。"

《金匮要略·血痹虚劳病脉证并治》篇："夫男子平人，脉大为劳，极虚亦为劳。"又："人年五六十，其病脉大者，痹夹背行，苦肠鸣，马刀侠瘿者，皆为劳得之。"

【解读】

"脉大为劳，极虚亦为劳"。其所指脉大，实质指芤脉。芤则为虚，寒虚相搏即脉浮革。故脉大主虚劳，为阳气外越之象。脉弦而大，亦示虚劳，与芤脉意义相近。

（五）脉微及其兼脉

微属阴脉类。《脉经》释象："微脉，极细而软，若有若无。"又云："微与涩相类。"《辨脉法》解："假令寸口脉微，名曰阳不足，阴气上入阳中，则洒淅恶寒也。"又云："脉萦萦如蜘蛛丝者，阳气衰也。"此"如蜘蛛丝者"脉象，当是微脉的具体形容。有注家认为，此为阴气。实质阳微则阴弱，阴阳俱微之时往往难分彼此，阴阳互根互用，亡阳则伤阴，故脉微当主阳气衰。《辨不可下病脉证并治》谓"微为阴寒"，故阳不足则阴寒盛。

1. 脉微

（1）示主病后虚弱。

【脉法】

《辨脉法》："问曰：病有不战不汗出而解者，何也？答曰：其脉自微，此以曾发汗，若吐、若下、若亡血，以内无津液，此阴阳自和，必自愈，故不战不汗出而解也。"

【相关经文】

245 条："脉阳微而汗出少者，为自和也；汗出多者，为太过。阳脉实，因发其汗，出多者，亦为太过。太过者，为阳绝于里，亡津液，大便因硬也。"

【解读】

微脉属阴，主阳不足。《伤寒例》云："凡得病，厥脉动数，服汤药更迟，脉浮大减小，初躁后静，此皆愈证也。"意即疾病正确治疗之后，病势受挫，但正气伤，当此时若无明显漏汗，而脉势由盛转为较弱，故平脉见微即知邪气衰，阴阳将自和。脉微乃病后虚弱之象，是相对虚弱的意思，提示疾病向愈，机体有自我修复功能，治疗无过伐正气。阳为寸，尺为阴，阴阳自和者当尺寸俱微。

（2）示亡阳之象。

【脉法】

《平脉法》："寸口诸微亡阳，诸濡亡血，诸弱发热，诸紧为寒。诸乘寒者则为厥，郁冒不仁，以胃无谷气，脾涩不通，口急不能言，战而栗也。"

【相关经文】

286 条："少阴病，脉微，不可发汗，亡阳故也。阳已虚，尺脉弱涩者，复不可下之。"

315 条："少阴病，下利脉微者，与白通汤。利不止，厥逆无脉，干呕烦者，白通加猪胆汁汤主之。服汤，脉暴出者死，微续者生。"

343 条："伤寒六七日，脉微，手足厥冷，烦躁，灸厥阴，厥不还者，死。"

385 条："恶寒，脉微，而复利，利止亡血也，四逆加人参汤主之。"

《辨不可发汗病脉证并治》："太阳病，得之八九日，如疟状，发热恶寒，热多寒少，其人不呕，清便续自可，一日二三度发，脉微而恶寒者，此阴阳俱虚，不可发汗也。"

【解读】

《平脉法》云"寸口脉诸微亡阳"，意喻寸关尺三部之中，无论脉微见于何部，皆主阳气衰亡之象。少阴病脉本沉细，阳气已衰，微脉之弱甚于沉细，在指下若有若无，是阳气将亡之象，故急当回阳救逆。太阳病脉当浮，但见脉微，为阳病见阴脉，此为逆，属阴阳俱虚，为真寒假热证，故治从少阴，不可发汗。

（3）寸脉微，示上焦阳虚。

【脉法】

《平脉法》："寸口脉微，尺脉紧，其人虚损多汗，知阴常在，绝不见阳也。"

【相关经文】

274 条"太阴中风，四肢烦疼，阳微阴涩而长者，为欲愈。"

290 条："少阴中风，脉阳微阴浮者，为欲愈。"

《金匮要略·胸痹心痛短气病脉证治》："师曰：夫脉当取太过不及，阳微阴弦，即胸痹而痛，所以然者，责其极虚也。今阳虚知在上焦，所以胸痹、心痛者，以其阴弦故也。"

【解读】

寸为阳、尺为阴，阳微阴弦即寸脉微、尺脉弦。脉微示阳不足，阳微则阴寒，故寸脉微示上焦阳虚；尺脉弦或紧主寒主痛，尺弦示下焦阴寒盛。

《伤寒例》解："尺寸俱沉细者，太阴受病也。"274 条"太阴中风"，脉"阳微阴涩而长"，即寸脉微，尺脉涩而长。脉见"长"属阳明之象，"尺寸俱长者，阳明受病也"。太阴与阳明互为表里，脉阳微阴涩属阳气不足、阴液耗伤之象，但脉兼长，示阴病见阳脉。脾虚而见"四肢烦疼",但脉"阳微阴涩而长"是胃气渐旺,阳气来复,故判断"欲愈"。290条"少阴中风,脉阳微阴浮",即寸脉微、尺脉浮,少阴病脉当尺寸俱沉,但尺脉见浮,与274条同理,是阴病见阳脉,当为阳气来复的吉兆,故以此为少阴病"欲愈"的判断标准。

胸痹、心痛者脉象"阳微阴弦",阳微即不及,阴弦是太过,提示上焦虚而下焦实,阳不制阴,寒盛则痛,故平脉辨证,判定阳气虚微至极。

(4)尺脉微,示荣阴不足,津液亏少。

【相关经文】

49条:"脉浮数者,法当汗出而愈。若下之,身重心悸者,不可发汗,当自汗出乃解。所以然者,尺中脉微,此里虚,须表里实,津液自和,便自汗出愈。"

《辨可下病脉证并治》:"太阳病未解,脉阴阳俱停,必先振栗汗出而解,但阴脉微者,下之而解,宜大柴胡汤。"

《辨可下病脉证并治》:"问曰:人病有宿食,何以别之?师曰:寸口脉浮而大,按之反涩,尺中亦微而涩,故知有宿食。当下之,宜大承气汤。"(同见于《金匮要略·腹满寒疝宿食病脉证治》篇)

【解读】

尺脉微,即阴脉微,示荣阴不足,津液亏少。49条谓"尺中脉微,此里虚"示病势已弱,是病后虚弱之象,即所谓"阴阳自和"的脉法鉴别。《辨可下病脉证并治》云之条文与94条意义相同,阴脉微主津液亏,但94条提出"宜调胃承气汤",此建议"宜大柴胡汤",目的均为了通下而不伤阴。结合《辨可下病脉证并治》篇的认识"伤寒后脉沉,沉者,内实也,下之解,宜大柴胡汤",可知王叔和认为大柴胡汤非独主太阳病或少阳阳明病的表里双解,而有缓下通便保津液的作用,不但主实证,虚证也可应用,脉象见双关弦实者可用,尺脉弱者也可用。

《辨不可下病脉证并治》与《金匮要略·腹满寒疝宿食病脉证治》篇同载"寸口脉浮而大,按之反涩,尺中亦微而涩,故知有宿食。当下之,宜大承气汤"。此尺脉微而涩,提示阳明腑实,燥结伤阴,故治当急下存阴。

2. 兼脉

(1)脉微涩:示少阴病里虚。

【脉法】

《辨不可下病脉证并治》:"微反在上,涩反在下。微则阳气不足,涩则无血,阳气反微，中风汗出，而反躁烦；涩则无血，厥而且寒。阳微则不可下，下之则心下痞硬。"

【相关经文】

214 条："阳明病，谵语发潮热，脉滑而疾者，小承气汤主之。因与承气汤一升，腹中转气者，更服一升，若不转气者，勿更与之。明日又不大便，脉反微涩者，里虚也，为难治，不可更与承气汤也。"

325 条："少阴病，下利，脉微涩，呕而汗出，必数更衣，反少者，当温其上，灸之。"

384 条："伤寒，其脉微涩者，本是霍乱，今是伤寒，却四五日，至阴经上，转入阴必利，本呕下利者，不可治也。欲似大便，而反失气，仍不利者，此属阳明也，便必硬，十三日愈。所以然者，经尽故也。下利后当便硬，硬则能食者愈，今反不能食，到后经中，颇能食，复过一经能食，过之一日当愈，不愈者，不属阳明也。"

《金匮要略·血痹虚劳病脉证并治》："问曰：血痹病从何得之？师曰：夫尊荣人，骨弱肌肤盛，重因疲劳汗出，卧不时动摇，加被微风，遂得之。但以脉自微涩，在寸口、关上小紧，宜针引阳气，令脉和，紧去则愈。"

【解读】

脉微涩为二阴之象，主属阴病。阳病当见阳脉，阴病当见阴脉。《脉经》云："阳病见阴脉者，反也，主死。阴病见阳脉者，顺也，主生。"从平脉辨证，"微反在上，涩反在下。微则阳气不足，涩则无血，阳气反微，中风汗出，而反躁烦；涩则无血，厥而且寒"，故此断定脉微涩属少阴之象。三关定位，上则为寸脉微，下则为尺脉涩，214 条、325 条、384 条均提示"脉微涩"乃上下皆虚、阳损而津液伤耗的虚寒之象，津液匮乏而引致大便难。《金匮要略·血痹虚劳病脉证并治》篇中"脉自微涩，在寸口、关上小紧"，是从脉微涩主血少津亏之理估量气血虚损的程度，是三关不及的总体脉象，所以强调寸关两部的"小紧"。此"寸口、关上小紧"为太过的独脉表现。

（2）脉微而涩示寸脉微而涩，为荣气不足；尺脉微而涩，为津液耗伤。

【脉法】

《辨脉法》："师曰：病人脉微而涩者，此为医所病也。大发其汗，又数大下之，其人亡血，病当恶寒，后乃发热，无休止时。夏月盛热，欲着复衣；冬月盛寒，欲裸其身。所以然者，阳微则恶寒，阴弱则发热，此医发其汗，令阳气微，又大下之，令阴气弱。五月之时，阳气在表，胃中虚冷，以阳气内微，不能胜冷，故欲着复衣；十一月之时，阳气在里，胃中烦热，以阴气内弱，不能胜热，故欲裸其身。又阴脉迟涩，故知亡血也。"

《平脉法》："寸口脉微而涩，微者卫气不行，涩者荣气不逮，荣卫不能相将，三焦无所仰，身体痹不仁。荣气不足，则烦疼口难言。卫气虚者，则恶寒数欠。三焦不归其部。上焦不归者，噫而酢吞；中焦不归者，不能消谷引食；下焦不归者，则遗溲。"

《平脉法》："寸口脉微而涩，微者卫气衰，涩者荣气不足。卫气衰，面色黄；荣气不足，面色青。荣为根，卫为叶。荣卫俱微，则根叶枯槁而寒栗、咳逆、唾腥、吐涎沫也。"

【相关经文】

《辨可下病脉证并治》："问曰：人病有宿食，何以别之？师曰：寸口脉浮而大，按之反涩，尺中亦微而涩，故知有宿食。当下之，宜大承气汤。"同见于《金匮要略·腹满寒疝宿食病脉证治》篇。

【解读】

微主阳气衰，涩主荣血不足，寸脉见涩，示卫阳厥逆，尺脉见涩，为荣阴耗伤，故脉微而涩。在脉法属荣卫俱弱、阴阳俱损，证必见虚寒、虚劳。

凡经文冠名"寸口脉微而涩"者，即指"荣卫俱弱"的疾病类型，属此类体质致病转归的脉法推理。

（3）脉微缓：一示太阳病势衰，一示厥阴受病主脉。

【脉法】

《伤寒例》："尺寸俱微缓者，厥阴受病也。"

【相关经文】

23 条："太阳病，得之八九日，如疟状，发热恶寒，热多寒少，其人不呕，清便欲自可，一日二三度发。脉微缓者，为欲愈也。脉微而恶寒者，此阴阳俱虚，不可更发汗、更下、更吐也。面色反有热色者，未欲解也，以其不能得小汗出，身必痒，宜桂枝麻黄各半汤。"

【解读】

脉缓为太阳病中风主脉。2 条云"太阳病，发热，汗出，恶风，脉缓者，名为中风。"23 条冠名太阳病，脉微缓，是相对太阳病中风主脉而言，为"稍微缓"的意思。据证分析："太阳病，得之八九日，如疟状，发热恶寒，热多寒少，其人不呕，清便欲自可，一日二三度发。"时间上已至七日"行其经尽"，尚且"其人不呕，清便欲自可"

是病未发生传变的依据，故提示太阳病病势已衰，脉象由"缓"转为"脉微缓"，是此病势衰的诊断依据，所以判定"为欲愈也"。而当此之时，若"面色反有热色、不能得小汗出，身必痒"，故判断为"未欲解"，治"宜桂枝麻黄各半汤"。以此可据，桂枝麻黄各半汤的脉象当"微缓"。经文进一步分析，如果"脉微"即脉象微弱"而恶寒者"，"此阴阳俱虚"，故"不可更发汗、更下、更吐也"。此句倒置其间，强调了从脉法辨阴阳虚实的重要性。

另《伤寒例》提出："尺寸俱微缓者，厥阴受病也，当六七日发。以其脉循阴器络于肝，故烦满而囊缩。此三经皆受病，已入于腑，可下而已。"此"尺寸俱微缓"是对厥阴病主病脉象的概括。厥阴病为"三经皆受病，已入于腑"，故其证候表现虚实夹杂，寒热并存，脉象与之相应，当阴阳相兼，但以"微缓"为主，从"微缓"中辨兼脉。

（4）脉微而缓：示主阳微阴结，当属太阴。

【脉法】

《平脉法》："寸口脉微而缓，微者卫气疏，疏则其肤空。缓者胃气实，实则谷消而水化也。谷入于胃，脉道乃行；水入于经，其血乃成。荣盛则其肤必疏，三焦绝经，名曰血崩。"

【解读】

微主阳不足，故云"微者卫气疏"。缓，《辨脉法》解"阳脉浮大而濡，阴脉浮大而濡，阴脉与阳脉同等者，名曰缓也"。微为脉势弱之象，脉微而缓即轻取脉见弱，重取则脉缓。缓为阴阳调和之象，故谓"缓者胃气实，实则谷消而水化也"，是脾胃运化正常生机旺盛之象。"谷入于胃，脉道乃行；水入于经，其血乃成"是形容血脉生成的道理。但脉微而缓，即《辨脉法》所谓"脉来缓，时一止复来者，名曰结……阴盛则结"示胃气伤，卫阳虚则阴结，阴结而荣盛，血留不行，腠理空虚，故云"荣盛则其肤必疏"。三焦失所养，经气不通，血不循经，故云"三焦绝经，名曰血崩"。此条经文从脾胃为气血生化之源以阐述脾不统血而致失血的道理，故脉微而缓，当属太阴脾虚之象，主阳微阴结。

（5）脉微弱：示阳气微，阴寒剧。

【相关经文】

《辨痉湿暍脉证并治》："太阳中暍者，身热疼重，而脉微弱，此以夏月伤冷水，水行皮中所致也。"（同见于《金匮要略·呕吐哕下利病脉证治》篇，但增加方药主治"一物瓜蒂汤主之"。）

38 条："太阳中风，脉浮紧，发热恶寒，身疼痛，不汗出而烦躁者，大青龙汤主之。若脉微弱，汗出恶风者，不可服之。服之则厥逆，筋惕肉瞤，此为逆也。"

《辨不可下病脉证并治》："微弱在关，胸下为急，喘汗而不得呼吸，呼吸之中，痛在于胁，振寒相搏，形如疟状。"

《辨发汗吐下后病脉证并治》："太阳病，二三日不能卧，但欲起，心下必结，脉微弱者，此本有寒分也。反下之，若利止，必作结胸，未止者，四日复下之，此作协热利也。"

《辨不可发汗病脉证并治》："太阳病，发热恶寒，热多寒少，脉微弱者，无阳也，不可发汗。"

《金匮要略·妇人产后病脉证治》："产妇郁冒，其脉微弱，不能食，大便反坚，但头汗出。所以然者，血虚而厥，厥而必冒。冒家欲解，必大汗出。以血虚下厥，孤阳上出，故头汗出。所以产妇喜汗出者，亡阴血虚，阳气独盛，故当汗出，阴阳乃复。大便坚，呕不能食，小柴胡汤主之。"

【解读】

以上相关经文中的脉象均从"脉微弱"确定阳气微，阴寒剧的病机。微主阳不足，为阴寒之象。《脉经》释象："微脉，极细而软或欲绝，若有若无……脉弱，极软而沉细，按之欲绝指下。"故此可知，脉微弱是脉象微弱似无状态在指下感觉的形容，主阴寒盛而阳气弱，故曰"脉微弱者，此本有寒分也"或"无阳也"。

（6）脉微细：为内外皆虚之象，主少阴。

【相关经文】

281 条："少阴之为病，脉微细，但欲寐也。"

60 条："下之后，复发汗，必振寒，脉微细。所以然者，以内外俱虚故也。"

【解读】

脉微细，为少阴病主脉。《脉经》释："细脉，小大于微，常有，但细耳。"据此当知，281 条为少阴病提纲，定义脉微细为少阴病主脉。推演其义，指下感觉沉而无力者皆为阴脉，阴脉之中又较弱者即少阴脉。故 60 条"下之后，复发汗"即阴阳俱伤，阳运不足，"必振寒，脉微细"。从"脉微细"与"内外俱虚"对应而推测少阴病病机。由此推论，凡脉象沉、细、弱者都属少阴，有脉势上的相对性。所以《伤寒例》中规定："尺寸俱沉者，少阴受病也。"

（7）脉微而沉：示荣血不足，病在里。

【相关经文】

124 条："太阳病六七日，表证仍在，脉微而沉，反不结胸，其人发狂者，以热在下焦，少腹当硬满，小便自利者，下血乃愈。所以然者，以太阳随经，瘀热在里故也，抵当汤主之。"

300 条："少阴病，脉微细沉，但欲卧，汗出不烦，自欲吐，至五六日自利，复烦躁，不得卧寐者死。"

【解读】

脉微示脉势弱，属荣血不足；沉主病在里。脉微而沉提示阳郁血虚，病在内实，故 124 条以"脉微而沉"提醒"瘀热在里"的病机。300 条"脉微细沉"是脉微细且沉，微细主阳虚不足，沉为在里，故以"脉微细沉"主属少阴病里虚，提示阴寒内盛，虚阳外越。在三关当见微在寸、见沉在尺，微为极弱、沉较有力。

（8）脉微数：示阴虚燥热，主阴火。

【相关经文】

116 条："微数之脉，慎不可灸，因火为邪，则为烦逆，追虚逐实，血散脉中，火气虽微，内攻有力，焦骨伤筋，血难复也。脉浮，宜以汗解，用火灸之，邪无从出，因火而盛，病从腰以下，必重而痹，名火逆也。欲自解者，必当先烦，烦乃有汗而解。何以知之？脉浮，故知汗出解。"

《金匮要略·百合狐惑阴阳毒病证治》："论曰：百合病者，百脉一宗，悉治其病也。意欲食复不能食，常默默，欲卧不能卧，欲行不能行，饮食或有美时，或有不用闻食臭时，如寒无寒，如热无热，口苦，小便赤，诸药不能治，得药则剧吐利，如有神灵者，身形如和，其脉微数。"

【解读】

微属阴脉类主虚，数属阳脉类主火，脉微数提示阴虚燥热，主阴火。实则阳，为君火；虚则阴，为相火。君火当旺应脉洪大而数，相火势弱应脉微细而数。所以 116 条分析道："因火为邪，则为烦逆，追虚逐实，血散脉中，火气虽微，内攻有力，焦骨伤筋，血难复也。"即火热烁阴、津液耗伤阴血亏虚而脉微数，治不可灸。若脉浮，示津液未伤，阴血尚旺，故治当汗。据此，《金匮要略·百合狐惑阴阳毒病证治》篇所谓"百合"病脉见微数，是以证合脉，平脉法辨其气阴不足，虚火内生的病机。此脉微数，换言之即细微的数，当是相对阳类脉数的势弱而言。

（9）脉微而数：示荣卫不足，虚中夹实。

【相关经文】

365条："下利，脉沉弦者，下重也；脉大者为未止；脉微弱数者，为欲自止，虽发热，不死。"

《金匮要略·呕吐哕下利病脉证治》："寸口脉微而数，微则无气，无气则荣虚，荣虚则血不足，血不足则胸中冷。"

《金匮要略·肺痿肺痈咳嗽上气病脉证治》："问曰：病咳逆，脉之，何以知此为肺痈？当有脓血，吐之则死，其脉何类？师曰：寸口脉微而数，微则为风，数则为热；微则汗出，数则恶寒。风中于卫，呼气不入；热过于荣，吸而不出。风伤皮毛，热伤血脉。风舍于肺，其人则咳，口干喘满，咽燥不渴，时唾浊沫，时时振寒。热之所过，血为之凝滞，蓄结痈脓，吐如米粥。始萌可救，脓成则死。"

【解读】

微为阴、数为阳，故脉微而数，是阴中见阳之象。但脉微主阳虚，数主阳热，微脉之中见数当属荣卫不足，虚中夹实。故《呕吐哕下利病脉证治》篇从"寸口脉微而数"主虚之理分析荣卫气血虚弱的病候，《金匮要略·肺痿肺痈咳嗽上气病脉证治》篇从"寸口脉微而数"主实之理分析肺痈形成的病理。

凡经文冠名"寸口脉微而数"，均与荣卫不足，虚中夹实的体质状况相关，即从该类型体质及脉法分析相应的致病机理。

而365条则从"脉微弱数"中辨识生机，是"凡阴病见阳脉者生"的道理，脉微弱为阴不足，但兼见脉数，为阴中有阳，示正气尚存，生机不灭。由此提醒，脉象鉴别当从阴阳互根而论，数脉有虚实之分，当从阴阳而别，但阳中有阴、阴中有阳，故无论阴数或阳数，都有虚实程度不等。阴数之脉即微数、细数、微而数、微细弱而数，脉微数即脉细数、稍数，脉微而数即脉微而且数，脉微弱数即脉微细弱而且数。阳数之脉即数实滑数、数虚细数之类，但也阴阳兼见，当从主脉与兼脉中辨虚实。

（10）脉微滑：示痰实内郁，痹阻胸阳。

【相关经文】

《辨可吐》："病胸上诸实，胸中郁郁而痛，不能食，欲使人按之，而反有涎唾，下利日十余行，其脉反迟，寸口脉微滑，此可吐之。吐之，利则止。"

【解读】

微为阳虚，滑为阳实，脉微滑即阳虚夹实之象。经文所谓"病胸上诸实……其脉反迟，寸口脉微滑"意即三关脉象为迟，唯独寸部脉微滑提示乃阳明病痰实内郁，痹阻胸阳之证。190 条谓"阳明病，若能食，名中风；不能食，名中寒。"脉微示寒虚，脉滑示痰实，故脉微滑与食滞、食积相关，此当阳明病中寒。

（11）脉微实：示里虚而实。

【相关经文】

《金匮要略·妇人产后病脉证治》："产后七八日，无太阳证，少腹坚痛，此恶露不尽，不大便，烦躁发热，切脉微实，再倍发热，日晡时烦躁者，不食，食则谵语，至夜即愈，宜大承气汤主之。热在里，结在膀胱也。"

【解读】

脉微实，即脉沉细弱有力，主里虚而实。不言微而实，可知"脉微实"乃独脉。产后恶露不尽，瘀血未去，切脉微实，即稍微实、比较实的意思，提醒下焦内实，故云"热在里，结在膀胱也"。热结在膀胱，实则盆腔子宫炎症累及，病居下焦，故脉微实当见于尺。

（12）脉微欲绝：示阳气虚衰至极。

【相关经文】

317 条："少阴病，下利清谷，里寒外热，手足厥逆，脉微欲绝，身反不恶寒，其人面色赤，或腹痛，或干呕，或咽痛，或利止，脉不出者，通脉四逆汤主之。"

389 条："既吐且利，小便复利，而大汗出，下利清谷，内寒外热，脉微欲绝者，四逆汤主之。"

390 条："吐已下断，汗出而厥，四肢拘急不解，脉微欲绝者，通脉四逆加猪胆汤主之。"

【解读】

以上三条经文中"脉微欲绝"，意指脉象微弱如丝，近乎触摸不到，故云"欲绝"。《辨脉法》谓："脉萦萦如蜘蛛丝者，阳气衰也。"又《脉经》释象云："微脉，极细而软，若有若无。"可知此"脉微欲绝"乃阳气虚衰至极之象，为少阴病阴亡阳脱之候，治当回阳救逆，力挽狂澜。

（13）脉微浮：示阳气升发。

【相关经文】

166 条："病如桂枝证，头不痛，项不强，寸脉微浮，胸中痞硬，气上冲喉咽，不得息者，此为胸有寒也。当吐之，宜瓜蒂散。"

327 条："厥阴中风，脉微浮为欲愈；不浮为未愈。"

【解读】

脉微浮，即脉象势弱、稍浮，此"微浮"是相对脉度较强势的浮脉而言。阳气当升，脉微浮，示阳气升发之象。166条"寸脉微浮"主太阳病阳陷于阴，胸阳不宣，故判定"此为胸有寒"，当右寸稍浮，右寸对应上焦咽喉、胸膈。327条"脉微浮为欲愈"主阴病见阳脉，厥阴病本象脉"微缓"而"不浮"，故"脉微浮"是阳气来复之兆，辨当从三关。

（14）脉微厥：示稍见脉厥。

【相关经文】

105条："伤寒十三日，过经谵语者，以有热也，当以汤下之。若小便利者，大便当硬，而反下利，脉调和者，知医以丸药下之，非其治也。若自下利者，脉当微厥，今反和者，此为内实也，调胃承气汤主之。"

【解读】

337条示："凡厥者，阴阳气不相顺接，便为厥。"105条谓伤寒："若自下利者，脉当微厥。"从经文中"脉调和"的对比，此脉微厥之"微"当是对"厥"的形容，非阳不足之脉微，而是"稍少或稍弱"的意思。见335条："伤寒一二日至四五日绝者，必发热。前热者，后必厥；厥深者，热亦深；厥微者，热亦微。厥应下之，而反发汗者，必口伤烂赤。"此"厥深者，热亦深；厥微者，热亦微"即"厥的程度稍弱，热势也稍弱"之义。故此推论，"脉当微厥"实则指"轻微"或"细弱"的厥脉，故本条经文"脉当微厥"应该属于厥脉但病势相对较缓的描述。

（15）脉微大来迟：示阳运不足，气滞血停。

【相关经文】

《金匮要略·惊悸吐衄下血胸满瘀血病脉证治》："病人胸满，唇痿舌青，口燥，但欲漱水不欲咽，无寒热，脉微大来迟，腹不满，其人言我满，为有瘀血。"

【解读】

《平脉法》认为，微主卫气不行，大为实、主气强，迟为荣中寒、荣为血。主脉见微，示病在里；瘀血在里，气滞不通，示脉为大；气滞血瘀，阳运不及，示脉为迟，故"脉微大来迟"即阳运不足，气滞血停之象。应于指下，感觉当是沉而实，但缓，故云"脉微大来迟"。从三关，当寸脉见微，关脉见大，尺脉见迟。独脉法对应，瘀血在胸膈，故当关上脉见大。

（六）脉细及其兼脉

《脉经》释象："细脉，小大于微，常有，但细耳。"《辨脉法》"脉瞥瞥如羹上肥者，阳气微也"，形容此脉恰如汤水上面漂浮的肥油，与"小大于微，常有，但细耳之象"实有相仿。故知此为细脉，属阴脉类，是阳气微弱之象。

1. 脉细

【脉法】

《脉经·卷一·迟疾短长杂病脉法第十三》："脉来细而微者血气俱虚。"

【相关经文】

148 条："伤寒五六日，头汗出，微恶寒，手足冷，心下满，口不欲食，大便硬，脉细者，此为阳微结，必有表，复有里也，脉沉亦在里也。汗出为阳微，假令纯阴结，不得复有外证，悉入在里，此为半在里半在外也。脉虽沉紧，不得为少阴病。所以然者，阴不得有汗，今头汗出，故知非少阴也，可与小柴胡汤。设不了了者，得屎而解。"

351 条："手足厥寒，脉细欲绝者，当归四逆汤主之。"

【解读】

脉细为阳气微之象，故脉见细者主阴病。但脉细有象势程度之分，如《伤寒例》所谓"尺寸俱沉细者，太阴受病也"、281 条谓"少阴之为病，脉微细，但欲寐也"，都从脉细主阳气少弱论定。351 条"手足厥寒，脉细欲绝者"示阳气少弱不达四肢，属血气俱虚之证，治当调和营血、温阳达气，故"当归四逆汤主之"。

148 条从脉细主阳气少之理，将"伤寒五六日，头汗出，微恶寒，手足冷，心下满，口不欲食，大便硬"的证候判定为"阳微结"。《辨脉法》云："其脉浮而数，能食，不大便，此为实，名为阳结，期十七日当剧；其脉沉而迟，不能食，身体重，大便反硬，名曰阴结也，期十四日当剧。"脉细示阳气微，卫强荣弱则汗出，阳微阴盛则恶寒，与"阳结"、"阴结"的脉候均不合，阳结而盛属阳明，阴结而剧属太阴，因此推论"必有表，复有里也，脉沉亦在里也。汗出为阳微，假令纯阴结，不得复有外证，悉入在里，此为半在里半在外也"。故此阳微结当为少阳，假如阴微结则为厥阴了，而阳气盛为太阴，阴气盛为少阴，虽阳微阴盛，但夹有表证，亦非少阴，因此再次告诫："脉虽沉紧，不得为少阴病。所以然者，阴不得有汗，今头汗出，故知非少阴也。"从汗出与否辨阴阳，三阴三阳例此而辨，提醒读者临证之时尤当细审，当脉证合参，精辨病机。

2. 兼脉

脉细数：示阳气不足，余邪未尽。

【相关经文】

120条："太阳病，当恶寒发热，今自汗出，反不恶寒发热，关上脉细数者，以医吐之过也。一二日吐之者，腹中饥，口不能食；三四日吐之者，不喜糜粥，欲食冷食，朝食暮吐。以医吐之所致也，此为小逆。"

140条："太阳病，下之，其脉促，不结胸者，此为欲解也。脉浮者，必结胸。脉紧者，必咽痛。脉弦者，必两胁拘急。脉细数者，头痛未止。脉沉紧者，必欲呕。脉沉滑者，协热利。脉浮滑者，必下血。"

285条："少阴病，脉细沉数，病为在里，不可发汗。"

【解读】

脉细独见为阳气微，主兼之脉即脉细数，属阳微的虚热。如120条、140条中脉细数，从脉细属阴、兼数为阳，为阴中见阳，提示余邪未尽。"关上脉细数"乃阳虚下陷、邪滞中焦之象。285条脉细沉数，细为阳微，沉为在里，数为阳气虚浮，故为少阴虚热之象，此"病在里，不可发汗"。兼见之脉则随主脉如微细、沉细、沉而细、浮细、浮而细等属阳虚、阴虚、里虚、表虚而病机各异，当随主脉之象探讨，可以在相关章节中参见。

（七）脉小

小脉未在《脉经》24脉象中收载，但可从相关的细脉中考证。《脉经》载："细脉，小大于微，常有，但细耳。"故小脉可归类于细脉，当为阴脉类，主阳气少之象。

【相关经文】

178条："脉按之来缓，时一止复来者，名曰结。又脉来动而中止，更来小数，中有还者反动，名曰结，阴也。脉来动而中止，不能自还，因而复动者，名曰代，阴也。得此脉者，必难治。"

129条："何谓脏结？答曰：如结胸状，饮食如故，时时下利，寸脉浮，关脉小细沉紧，名曰脏结。舌上白胎滑者，难治。"

271条："伤寒三日，少阳脉小者，欲已也。"

《金匮要略·胸痹心痛短气病脉证治》："胸痹之病，喘息咳唾，胸背痛，短气，寸口脉沉而迟，关上小紧数，栝楼薤白白酒汤主之。"

【解读】

178 条脉法解，从"脉来动而中止，更来小数，中有还者反动"解释结脉的机理，即小为阴脉，数为阳脉，小数属阴中有阳之象，示阴盛而阳少。故将阳气衰败的阴盛之脉定义为结代脉，"脉按之来缓，时一止复来"或"脉来动而中止，更来小数，中有还者反动"，证明阴气极盛而阳气尚存，是结脉；"脉来动而中止，不能自还，因而复动"，证明阳气已衰而阴气独盛，即代脉。因脉结代均为纯阴少阳之脉，故断定"得此脉者，必难治"。

129 条从"如结胸状，饮食如故，时时下利，寸脉浮，关脉小细沉紧"的脉证相合解释脏结，其"关脉小细沉紧"即从小、细、沉、紧四种阴寒之脉兼见之象解释阳气少，阴寒盛导致中气衰败，寒邪结聚的成因。脏结属阴成形之患，有形之物皆是积，阴寒剧则阳气浮，故"寸脉浮、关脉小细沉紧"可作为内寒成积的脉诊依据。脉占病气之先，从临证所见，此脉证者多与原发性肝癌、胃癌、胰腺癌等的早期征兆相关，故经文谓"舌上白胎滑者，难治。"

271 条谓："伤寒三日，少阳脉小者，欲已也。"其"少阳脉小者"当是细脉。因少阳病脉当弦，由弦转小，为邪去正伤，但脉见小，提示阳气少而非阳气衰，故知病将愈。

《金匮要略·胸痹心痛短气病脉证治》篇胸痹之栝楼薤白白酒汤证的脉象为"寸口脉沉而迟，关上小紧数"。据二关定位分析：其寸脉沉而迟，提示上焦寒郁不宣；而关脉小紧数乃中焦阳运不足，阴寒迫阳之象。以此确定胸痹的病机为寒邪内盛，胸阳不振，气机宣发不畅。

（八）脉濡

濡脉在《脉经》中未见单列解释。濡，《说文解字》释"水出涿郡故安，东入漆涑"。漆涑为小河之流，濡为漆涑的支流，必涓细而缓。《孟子·公孙丑下》引申其义："千里而见王，不遇故去，三宿而后出昼，是何濡滞也。"故字义知濡有迟缓，滞留之意。脉象为"濡"，比喻此脉象势弱而缓，当属阴脉类，主阳气不足之象。《辨脉法》云："阳脉浮大而濡，阴脉浮大而濡，阴脉与阳脉同等者，名曰缓也。"此以"濡"象释"缓"，证明濡脉之势当缓慢。《脉经》谓："两手脉，结上部者，濡；结中部者，缓。"故濡脉当见于关部为顺。

《脉经·卷一·脉形状指下秘诀》解释脉象 24 种，有注家认为其中"软脉"是"濡脉"。《脉经》释象："软脉，极软而浮细。"下注云："一曰按之无有，举之有余。一曰细小而软。软，一作濡。曰濡者，如帛衣在水中，轻手相得。"《脉经》又云"软与弱相类"，可见软、弱难分。但"软脉"不见载于《伤寒杂病论》。

【脉法】

《平脉法》："诸濡亡阳"。

《辨不可下病脉证并治》："脉濡而弱，弱反在关，濡反在巅，微反在上，涩反在下。微则阳气不足，涩则无血，阳气反微，中风汗出，而反躁烦，涩则无血，厥而且寒，阳微发汗，躁不得眠。"《辨不可下病脉证并治》同载，但增加一句"阳微则不可下，下之则心下痞硬"。

《辨不可发汗病脉证并治》："脉濡而弱，弱反在关，濡反在巅，弦反在上，微反在下。弦为阳运，微为阴寒，上实下虚，意欲得温。微弦为虚，不可发汗，发汗则寒栗，不能自还。"

《辨不可下病脉证并治》："脉濡而弱，弱反在关，濡反在巅，弦反在上，微反在下。弦为阳运，微为阴寒，上实下虚，意欲得温。微弦为虚，虚者不可下也。微则为咳，咳则吐涎，下之则咳止。而利因不休利不止，则胸中如虫啮，粥入则出，小便不利，两胁拘急，喘息为难，颈背相引，臂则不仁。极寒反汗出，身冷若冰，眼睛不慧，语言不休，而谷气多入，此为除中，口虽欲言，舌不得前。"

《辨不可下病脉证并治》："脉濡而弱，弱反在关，濡反在巅，浮反在上，数反在下。浮为阳虚，数为无血。浮为虚，数生热。浮为虚，自汗出而恶寒；数为痛，振而寒栗。微弱在关，胸下为急，喘汗而不得呼吸。呼吸之中，痛在于胁，振寒相搏，形如疟状。医反下之，故令脉数发热，狂走见鬼，心下为痞，小便淋漓，少腹甚硬，小便则尿血也。"

《辨不可下病脉证并治》："脉濡而紧，濡则卫气微，紧则荣中寒。阳微卫中风，发热而恶寒，荣紧胃气冷，微呕心内烦，医谓有大热，解肌而发汗，亡阳虚烦躁，心下苦痞坚。表里俱虚竭，卒起而头眩，客热在皮肤，怅怏不得眠。不知胃气冷，紧寒在关元。技巧无所施，汲水灌其身。客热应时罢，栗栗而振寒，重被而覆之，汗出而冒巅。体惕而又振，小便为微难，寒气因水发，清谷不容间。呕变反肠出，颠倒不得安，手足为微逆，身冷而内烦，迟欲从后救，安可复追还。"

【解读】

《平脉法》谓"诸濡亡阳"实质指阳气虚弱。以上经文系与濡脉相关的解释，涉及"濡而弱"、"濡而紧"两个合兼之脉的脉法运用。通过对濡脉及其相关脉象的解读，为学习平脉辨证法提供了非常好的示范。濡脉在三阴三阳篇的经文中没有体现，但从"脉濡而弱，弱反在关，濡反在巅，微反在上，涩反在下"与"脉濡而紧，濡则卫气微，紧则荣中寒"的分析中，可知濡脉与微脉、细脉、弱脉、涩脉等相类，主病在上焦，对应于巅顶头部，属卫气微弱不足之象，诊见部位当为寸关。濡主卫阳气虚，故见濡脉者皆不可下，也不可汗，但从"濡而紧"对应荣卫虚寒之理，可把濡脉主象推演为太阴寒湿。倘太阴寒湿误治不解，寒郁化热，病势传变，即寒热虚实并存的厥阴病。明清医家把濡脉对应于阴暑寒湿，治从温化，主以芳香化湿，当是对平脉辨证法的重大发明。

以上"脉濡而弱"的脉法解读，其本义在于从"濡而弱"的主象确定患者体质虚弱状况，再从体质状况解读兼见脉象的病情演变过程，提醒读者体质是决定疾病变化的重要因素。例如"脉濡而弱，弱反在关，濡反在巅，微反在上，涩反在下"是分析在"脉濡而弱"状况下脉兼微、脉兼涩的见证，辨识气虚血少的相关病机。"脉濡而弱，弱反在关，濡反在巅，弦反在上，微反在下"是分析在体虚状况下脉兼弦、脉兼微的见证，辨识内寒而阳运不足的病机。"脉濡而弱，弱反在关，濡反在巅，浮反在上，数反在下"是分析体虚状况下脉兼浮、兼数的见证，辨识内虚而感受风热之邪的病机。"脉濡而紧，濡则卫气微，紧则荣中寒"是分析体虚状况下脉兼紧的见证，辨识内虚而感受寒邪的病机。

比如"脉濡而弱"类似的平脉辨证方法在《伤寒杂病论》与《脉经》中屡见不鲜，如冠名"脉阴阳俱紧者"的脉法经文，目的在于从"脉阴阳俱紧"的特定脉象代言该疾病属于"伤寒"类型（见"脉阴阳"解读）。由此可见，张仲景、王叔和不仅从脉象之变定病机，而且也从脉象之常定体质。

濡弱示有生机之象，见于《平脉法》："问曰：濡弱何以反适十一头？师曰：五脏六腑相乘，故令十一。"此"濡弱"之脉指脉势细缓的意思，当是"濡弱以长"的简称。据《平脉法》载："问曰：东方肝脉，其形何似？师曰：肝者，木也，名厥阴。其脉微弦，濡弱而长，是肝脉也。肝病自得濡弱者，愈也。假令得纯弦者，死。何以知之？以其脉如弦直，此是肝脏伤，故知死也。"又："问曰：二月得毛浮脉，何以处言至秋当死？师曰：二月之时，脉当濡弱，反得毛浮者，故知至秋死。二月肝用事，肝属木，脉应濡弱，反得毛浮脉者，是肺脉也。肺属金，金来克木，故知至秋死。他皆仿此。"此言"濡弱"之脉象，如二月肝木初生，为万物始生之气，木生于土，肝脉自弦，得土则"濡弱以长"即微弦，故"肝病自得濡弱者，愈也"示得胃气，主有生机。

（九）脉伏

《脉经》释象："伏脉，极重指按之，著骨乃得。"又云"沉与伏相类"。可知伏脉乃重取才得，属阴脉类。《平脉法》谓"沉潜水滀"是指沉伏之脉主水饮蓄积之证，反映了阳气不足，气化不行的病机。

【相关经文】

《金匮要略·痰饮咳嗽病脉证并治》："病者脉伏，其人欲自利，利反快，虽利，心下续坚满，此为留饮欲去故也，甘遂半夏汤主之。"

【解读】

平脉得"病者脉伏"，则知其阳气不足而气化不利，导致水饮蓄积。据证"其人欲自利，利反快，虽利，心下续坚满"与脉伏的病机相符，故可知"此为留饮欲去故也"。脉法定位，脉伏当在寸关，与上焦"心下续坚满"对应。

（十）脉紧及其兼脉

《脉经》释象："紧脉，数而切绳状。"紧指脉率较快且脉形绷紧有力。《脉经》又云"弦与紧相类"，弦为阴脉，故紧也当属阴脉类。紧之浮者曰弦，弦之甚者曰紧，类而有异。《辨脉法》谓："脉浮而紧者，名曰弦也。弦者，状如弓弦，按之不移也。脉紧者，如转索无常也。"此提示相互间的鉴别方法。《平脉法》载："问曰：曾为人所难，紧脉从何而来？师曰：假令亡汗若吐，以肺里寒，故令脉紧也。假令咳者，坐饮冷水，故令脉紧也。假令下利以胃虚冷，故令脉紧也。"此提示紧脉的三个原因：一为荣卫虚，寒邪伤肺，表寒而紧；二为受水湿，经气不利，寒湿而紧；三为脾胃伤，中阳不振，内寒而紧。故《平脉法》谓"寒则牢坚"，此"牢坚"之脉当是"紧"。

紧为残贼之脉，《平脉法》载："问曰：脉有残贼，何谓也？师曰：脉有弦、紧、浮、滑、沉、涩，此六脉名曰残贼，能为诸脉作病也。"所谓残贼，即致病的主因，故紧主寒、主痛，为疾病本质之象。《脉经·卷四·辨三部九候脉证第一》篇谓："诸浮、诸沉、诸滑、诸弦、诸紧，若在寸口，膈以上病；若在关上，胃以下病；若在尺中，肾以下病。"

1. 脉紧

（1）示太阳病风寒表实。

【脉法】

《辨脉法》："寸口脉浮而紧，浮则为风，紧则为寒。风则伤卫，寒则伤荣。荣卫俱病，骨节烦疼，当发其汗也。"

【相关经文】

3条："太阳病，或已发热，或未发热，必恶寒，体痛，呕逆，脉阴阳俱紧者，名为伤寒。"

192条："阳明病，初欲食，小便反不利，大便自调，其人骨节疼，翕翕如有热状，奄然发狂，濈然汗出而解者，此水不胜谷气，与汗共并，脉紧则愈。"

【解读】

《金匮要略·脏腑经络先后病脉证》篇说："千般疢难，不越三条：一者，经络受邪，入脏腑，为内所因也；二者，四肢九窍，血脉相传，壅塞不通，为外皮肤所中也；三者，房室、金刃、虫兽所伤。以此详之，病由都尽。"又将病邪归于五类："清邪居上，浊邪居下，大邪中表，小邪中里，槃饪之邪，从口入者，宿食也。五邪中人，各有法度，风中于前，寒中于暮，湿伤于下，雾伤于上。风令脉浮，寒令脉急，雾伤皮腠，湿流关节，食伤脾胃，极寒伤经，极热伤络。"此五邪之分，将致病机理的认识简单化。

寒为六淫之，寒性收引，寒则伤荣卫气血，故曰"寒令脉急"。脉阴阳俱紧，为寒邪伤于荣卫之象，故脉法从"荣卫俱病，骨节烦疼"的机理论述太阳表实之证。

3条为"伤寒"的提纲，"伤寒"为烈性传染病。《伤寒例》云："其伤于四时之气，皆能为病，以伤寒为毒者，以其最成杀厉之气也。"故平脉辨证法则从伤于寒邪之理，规定凡"伤寒"初感之时，脉必阴阳俱紧，以提示病情的严重性。

脉阴阳俱紧即寸尺俱紧，提示伤于风寒的脉象必三关俱见，从脉紧当知"骨节烦疼"或"体痛"。

而192条专论阳明病中寒的类型，脉紧应与"其人骨节痛"，谓"脉紧则愈"文意不合，疑为错简，应为"脉紧去则愈"。汗出即紧去，《辨脉法》所谓"紧去人安"及287条"手足反温，脉紧反去"可据。

（2）示少阴病寒盛阳微。

【脉法】

《平脉法》："寸口脉微，尺脉紧，其人虚损多汗，知阴常在，绝不见阳也。"

【相关经文】

140 条："太阳病，下之，其脉促，不结胸者，此为欲解也。脉浮者，必结胸。脉紧者，必咽痛。脉弦者，必两胁拘急。脉细数者，头痛未止。脉沉紧者，必欲呕。脉沉滑者，协热利。脉浮滑者，必下血。"

283 条："病人脉阴阳俱紧，反汗出者，亡阳也。此属少阴，法当咽痛而复吐利。"

287 条："少阴病，脉紧，至七八日，自下利，脉暴微，手足反温，脉紧反去者，为欲解也。虽烦下利，必自愈。"

《辨不可发汗病脉证并治》："厥，脉紧，不可发汗。发汗则声乱，咽嘶舌萎，声不得前。"

【解读】

阴寒伤于下焦，虚阳则浮于上，故而"尺脉紧"，为少阴寒盛伤阳之象。脉法云："寸口脉微，尺脉紧，其人虚损多汗，知阴常在，绝不见阳也。"多汗即虚阳上越，卫气不和所致。140 条、283 条脉紧见"咽痛"，为阴盛于下，阳虚于上，阳不内守，阴火上冲之兆。287 条脉紧主内寒，寒邪因下利而去，脉由紧象很快转为微弱之象，示邪气去但正气也弱，故以"手足反温，脉紧反去"作为正气来复的依据。

2. 兼脉

紧为六个"残脉"之一。凡"残脉"皆加乘于五脏主脉或其他病候主脉之中，合兼为主病之脉。六脉之中，弦、紧、浮、滑属太过为病，沉、涩属不及为病，故脉紧为太过之脉，病为实。脉紧为寒，寒滞荣卫，气血不通则痛，故脉紧也主痛。六淫致病，风寒相兼，三阳为表，故三阳病伤于寒，表实者脉浮紧，如大青龙汤证之太阳中风表实的脉象浮紧；兼内虚者浮而紧，如《金匮要略·中风历节病脉证并治》篇中风由于络脉空虚，导致风寒之邪伤于血脉的脉象浮而紧；三阴为里，故三阴伤于阳气虚损，寒邪结聚者脉沉紧，如 67 条茯苓桂枝白术甘草汤由于阳虚而寒饮不化的脉象沉紧；兼内实热者沉而紧，如 135 条大陷胸汤证之伤于阳气下陷，寒郁热实的脉象沉而紧等皆为寒性收引所致，均为病机显明的主病兼见之象。可参阅相关篇章内容。

脉紧弦：示寒滞肝经，主胁下偏痛。

【相关经文】

《金匮要略·腹满寒疝宿食病脉证治》："胁下偏痛，发热，其脉紧弦，此寒也，以温药下之，宜大黄附子汤。"

【解读】

紧为寒，《脉经》释象"紧脉，数如切绳状"。弦为厥阴肝经主脉，脉紧弦，故属寒滞肝经之象，独脉见于双关。足厥阴肝与少阳胆互为表里，循胸胁而行，故断定"胁下偏痛，发热，其脉紧弦，此寒也"，此寒乃肝寒。治从温下，当大黄附子汤，此方中细辛为肝寒温通辛散之药。

（十一）脉缓及其兼脉

1.脉缓

《脉经》释象"去来亦迟，小快于迟"，又说"缓与迟相类"，意脉的来去都慢，但比迟脉相比要快一些。《脉经》谓"足太阴脾与足阳明胃为表里，其脉为缓"，又说"两手脉，结上部者，濡；结中部者，缓"，即言脉缓属脾，主胃气，当见于关脉。

【脉法】

《辨脉法》："阳脉浮大而濡，阴脉浮大而濡，阴脉与阳脉同等者，名曰缓也。"

《平脉法》云："卫气和，名曰缓。"

【相关经文】

2条："太阳病，发热，汗出，恶风，脉缓者，名为中风。"

244条："太阳病，寸缓、关浮、尺弱，其人发热汗出，复恶寒，不呕，但心下痞者，此以医下之也。如其不下者，病人不恶寒而渴者，此转属阳明也。小便数者，大便必硬，不更衣十日，无所苦也。渴欲饮水，少少与之，但以法救之。渴者，宜五苓散。"

【解读】

脉缓主胃气，卫、胃同音义相近，因卫气由胃气所生，胃气旺则卫气强。2条太阳病中风"脉缓"与244条太阳病寸缓关浮尺弱之"寸缓"，乃示卫阳不足之象。阳不足则阴盛，故阳浮阴弱而中风，阳陷于阴则心下痞。寸缓为阳气不足，关浮应心下痞，迟弱当小便数而大便硬。

太阳中风，脉必"阳浮而阴弱"，故阳寸阴尺，当寸脉浮缓、尺脉稍弱。从阴阳分类，太阳居于左寸为主，阳明居于右寸为主，所以左寸脉见浮缓者，可作桂枝类方的主脉。

太阳病中风与太阴病虽表里不一，但均从桂枝汤主治，主病之脉均当见缓。327条："下利腹胀满，身体疼痛者，先温其里，乃攻其表，温里宜四逆汤，攻表宜桂枝汤。"此下利属厥阴，"攻表宜桂枝汤"，所据也当从脉缓。

胃气虚实与脉缓的太过或不及相关，因此缓脉之虚实当从合兼之脉去辨。"脾者土也，孤脏以灌四旁者也"，土生万物，故脉缓必从属主病之脉为兼，太过则病在四肢，不及则病在中。脉缓兼见不及之脉病在胃，微为不足，故 23 条见"脉微缓"而知病势已衰，胃气来复而"欲愈"。脉缓兼见太过之脉伤在脾，浮为太过，故 39 条见"脉浮缓"而知寒湿困，必身体重。如《金匮要略·黄疸病脉证并治》篇脉法"浮而缓"，主脾虚湿盛，湿热交蒸，则"四肢苦烦，脾色必黄，瘀热以行"，病为实。如脉法"弱而缓"、"微而缓"、"微缓"、"迟而缓"，主伤脾胃，胃强脾弱，运化不及，生机乏源，凡种种见证皆为虚。脾胃在五行为土，太阴脾虚，土运不及，故《伤寒例》提出"尺寸俱沉细者，太阴受病也"。但 278 条提出"伤寒脉浮而缓，手足自温者，系在太阴"应当是从缓主太阴生理之象论定。又，足厥阴肝与足少阳为表里，在五行属木，本脉主弦，因木克土，故《伤寒例》提出"尺寸俱微缓者，厥阴受病也"，提示厥阴病与土运不及相关，故厥阴病有为数众多的"下利"条经文。

2. 兼脉

脉缓而迟：示体格健壮。

【脉法】

《平脉法》："寸口脉缓而迟，缓则阳气长，其色鲜，其颜光，其声商，毛发长。迟则阴气盛，骨髓生，血满，肌肉紧薄鲜硬，阴阳相抱，营卫俱行，刚柔相得，名曰强也。"

【解读】

《辨脉法》解："阳脉浮大而濡，阴脉浮大而濡，阴脉与阳脉同等者，名曰缓也。"据此"阴脉与阳脉同等"句，可知缓脉之象当寸关尺三关均匀柔和而缓慢有力。缓为阴阳和平之象，指生理之常。"寸口脉缓而迟"与《辨脉法》谓"趺阳脉迟而缓，胃气如经也"一样，都指健康平和无病之脉。见此脉者，必能吃能睡更耐劳，身体健壮，精力充沛，思维敏捷，往往事业有成，即《脉经》中所谓"王脉"。《脉经》中又云"太阴脉缓而迟，尺寸不同"，注家认为当"尺迟而寸缓"，可参考。

（十二）脉迟及其兼脉

《脉经》释象"迟脉，呼吸三至，去来极迟"，又说"缓与迟相类"，故迟脉为缓之又缓，是脉率最缓慢者。《辨脉法》云："其脉沉而迟者，不能食，身体重，大便反硬，名曰阴结也，期十四日当剧。"故迟属阴脉类，为阴结之象，主寒湿在里。

1. **脉迟**　示阳明病中寒。

【脉法】

《辨脉法》:"寸口脉浮为在表,沉为在里,数为在腑,迟为在脏。假令脉迟,此为在脏也。"

《平脉法》:"诸阴迟涩为乘脏也。"

【解读】

脉迟为阴,阴盛则寒,故据脉迟之象为阴结之理,可以判别脏腑之病。《脉经·辨脏腑病阴阳大法》篇载:"脉何以知脏腑之病也? 然,数者,腑也;迟者,脏也。数则有热,迟则生寒。诸阳为热,诸阴为寒,故别知脏腑之病也。脉来浮大者,此为肺脉也。脉来沉滑,如石,肾脉也。脉来如弓弦者,肝也。脉来疾去迟,心脉也。脉来当见而不见为病,病有深浅,但当知如何受邪。"此从脉数与脉迟对比,告知辨识阴阳寒热的最为简单的方法,同时从肺、肾、肝、心脉的本脏之象结合阴阳之理告知如何辨识脏腑病变。腑为阳、其脉数,脏为阴、其脉迟,脉之太过与不及皆为病。所以说:"假令脉迟,此为在脏也。"又,脏为阴,腑为阳,脉之迟涩属阳气不足之象,故为阴,阴之为阴为加乘,属本脏不足之脉,因此谓"诸阴迟涩为乘脏也"。由此可据,脉迟与心阳虚衰有关。

【相关经文】

《辨脉法》:"脉阴阳俱紧,至于吐利,其脉独不解;紧去人安,此为欲解。若脉迟,至六七日不欲食,此为晚发,水停故也,为未解;食自可者,为欲解。病六七日,手足三部脉皆至,大烦而口噤不能言,其人躁扰者,必欲解也。若脉和,其人大烦,目重,睑内际黄者,此欲解也。"

195条:"阳明病,脉迟,食难用饱,饱则微烦头眩,小便必难,此欲作谷疸。虽下之,腹满如故,所以然者,脉迟故也。"(同载于《金匮要略·黄疸病脉证并治》篇)

208条:"阳明病,脉迟,虽汗出不恶寒者,其身必重,短气,腹满而喘,有潮热者,此外欲解,可攻里也。手足濈然汗出者,此大便已硬也,大承气汤主之。若汗多,微发热恶寒者,外未解也,其热不潮,未可与承气汤。若腹大满不通者,可与小承气汤,微和胃气,勿令至大泄下。"

234条:"阳明病,脉迟,汗出多,微恶寒者,表未解也,可发汗,宜桂枝汤。"

333条:"伤寒脉迟六七日,而反黄芩汤彻其热。脉迟为寒,今与黄芩汤,复除其热，腹中应冷，当不能食，今反能食，此名除中，必死。"

《金匮要略·妇人杂病脉证并治》："妇人中风，发热恶寒，经水适来，得七八日，热除脉迟，身凉和，胸胁满，如结胸状，谵语者，此为热入血室也，当刺期门，随其实而取之。"

【解读】

迟为阴结，为阴寒盛之象。《辨脉法》谓"脉迟，至六七日不欲食"，此为寒伤胃气。阳明病胃家实，脉为大。190 条谓："阳明病，若能食，名中风；不能食，名中寒。"脉迟为寒，故阳明病见之，属阳明中寒。寒困于里，阳郁不宣，脏虚腑实，表现为脾胃气机升降不利，水谷运化不及，故脉迟示阳明病寒湿阻滞气机之象，所以 195 条、208 条、《金匮要略·妇人杂病脉证并治》篇都现寒郁化热，气滞不通，虚中夹实的"腹满"或"胸胁满"之证。而 234 条阳明病脉迟而"汗出多、微恶寒"，属于 53 条所谓"病常自汗出者，此为荣气和。荣气和者，外不谐，以卫气不共荣气谐和故尔。以荣行脉中，卫行脉外。复发其汗，荣卫和则愈。"故以此断定"表未解也，可发汗，宜桂枝汤"。此脉迟，乃提示荣中寒。333 条"脉迟"示本为阳明中寒，却误下寒凉，是犯"虚其虚"之戒，"腹中应冷，当不能食，今反能食，此名除中，必死"，判定胃气将绝，是回光返照。

2. 兼脉

（1）脉迟而滑：示寒郁化热，阳明病腑实燥结。

【相关经文】

《金匮要略·呕吐哕下利病脉证治》："下利，脉迟而滑者，实也。利未欲止，急下之，宜大承气汤。

【解读】

迟为阴实在脏之象，滑为阳实内热之象，故脉迟而滑，提示阴阳俱伤或阴阳互结的寒郁化热，导致阳明内热燥实。故证见"下利"，但脉迟而滑，仍属腑气内结之证，因此断证为实。"利未欲止"，即虑"下利"为热结旁流，且有伤阴之嫌，故取大承气汤急下以存阴。

（2）脉迟浮弱：示寒滞阳郁，阳明病中寒。

【相关经文】

98 条："得病六七日，脉迟浮弱，恶风寒，手足温，医二三日下之，不能食，而胁下满痛，面目及身黄，颈项强，小便难者，与柴胡汤，后必下重；本渴饮水而呕者，柴胡汤不中与也，食谷者哕。"

【解读】

脉迟主阳明病中寒，浮示阳气上浮，弱为阴阳俱不足，故脉迟浮弱为寒滞气机，阳郁不宣，湿热交困之象，提示阳明病中寒，符合190条谓"不能食，名中寒"的诊断。况且259条更有提醒："伤寒发汗已，身目为黄，所以然者，以寒湿在里不解故也，以为不可下也，于寒湿中求之。"此条文未处方，但言"柴胡不中与也"，但平脉知机，治当从温阳健脾，分利水湿，宜茵陈术附合五苓散。

从244条"太阳病，寸缓、关浮、尺弱"之类的脉法对应可据，此98条"脉迟浮弱"当寸迟、关浮、尺弱。寸为上焦寒，应"恶风寒、颈项强"，故缓；关为气滞，应"胁下满痛"；尺弱为阳不足，应"小便难"。凡经文中脉兼多象者，皆可以寸关尺三部对应，从三部脉象中不仅知脏腑病机，也可知病候，此即平脉辨证法的精妙，诚所谓"料度腑脏，独见若神"绝非想象。

（3）脉迟而缓：示脾胃不足。

【相关经文】

《金匮要略·中风历节病脉证并治》："寸口脉迟而缓，迟则为寒，缓则为虚，营缓则为亡血，卫缓则为中风。邪气中经，则身痒而瘾疹；心气不足，邪气入中，则胸满而短气。"

【解读】

此经文属脉法解读。"寸口脉迟而缓，迟则为寒，缓则为虚，营缓则为亡血，卫缓则为中风"，因脉迟而缓为脾胃不足之象。脾胃为气血化生之源，脾胃虚则营卫不足，血虚气少，肌腠空虚，卫表不固，寒邪易侵。从"寸口脉迟而缓"主脾胃不足的体质类型，分析其相应的致病机理。

故此分析，寒邪在表则"邪气中经则身痒而瘾疹"，寒邪入内则"心气不足，邪气入中，则胸满而短气"。据此可知，"身痒而瘾疹"不全属"瘀热在里"，血热妄行，当平脉以辨虚寒证；"胸满而短气"不独为实，更有心气不足，阳虚寒盛。

《辨脉法》云："趺阳脉迟而缓，胃气如经也。"趺阳脉位于足上距内踝五寸处的动脉，专以候脾胃大肠病变。头为阳，足为阴，"趺阳脉迟而缓"与阴阳相应，是"胃气如经"即胃气循经正常运行的脉象。

（4）脉迟而涩：示寒郁伤阳，荣卫不通。

【相关经文】

《金匮要略·水气病脉证并治》："师曰：寸口脉迟而涩，迟则为寒，涩为血不足。趺阳脉微而迟，微则为气，迟则为寒。寒气不足，则手足逆冷；手足逆冷，则营卫不利；营卫不利，则腹满肠鸣相逐，气转膀胱，荣卫俱劳；阳气不通，即身冷；阴气不通，即骨疼；阳前通则恶寒，阴前通则痹不仁；阴阳相得，其气乃行，大气一转，其气乃散；实则失气，虚则遗尿，名曰气分。"

【解读】

《脉经》云："迟脉，呼吸三至，去来极迟……涩脉，细而迟，往来难且散，或一止复来。"故知"脉迟而涩"是脉来迟缓且弱且难的脉象，而"寸口脉迟而涩，迟则为寒，涩为血不足"是脉法界定内容。经文从寸口脉法的"迟而涩"与趺阳脉法的"微而迟"的脉理，从平脉辨证解释"气分"病的病机。"气分"病的证候表现复杂，但平脉辨证法，但从"寸口脉迟而涩"，则知阴寒内盛、阳运不足、气虚血少，寒郁伤阳导致营卫气血不通，阴寒趋下，伤及腰椎，累及膀胱，气机不利，水饮潴留，即形成"阳气不通即身冷，阴气不通即骨疼；阳前通则恶寒，阴前通则痹不仁"的复杂局面。

【案例】

毛女士　38岁，万安县人。

2012-5-10　诊见：右寸迟细而涩，关细弦缓，尺沉细弦，左寸迟细而涩，关弦，关下稍紧，尺沉细涩微弦。舌淡青，苔白腻。

诉：小便频数，夜尿达三四次，时少腹胀满，尿意频或尿道刺激感，睡眠时往往尿胀痛憋醒，每到凌晨3～5点胀痛更明显。无口苦，但噩梦，牙龈酸痛，四肢麻木，怕冷。饮食、月经如常。小便色黄赤，大便软。病已三四年，因憋尿、反复尿路感染到处检查治疗，均不效。平时腰酸困痛，检查有腰椎间盘突出。

诊断：少阴病气分证。桂枝去芍药加麻黄细辛附子汤：

桂枝30g，生姜30g，甘草20g，大枣30g，麻黄20g，附片15g，细辛20g。7剂，水煎，每日三服，每日1剂。

2012-6-3　复诊：脉右寸细弦缓而涩，关沉细弦，尺沉细；左寸细弦缓，关沉弦细稍紧，尺沉细弦微紧。舌淡，苔白腻。诉：服药前第三天凌晨腹胀痛明显，之后症状明显减轻。现余症不显，药已大效，平时梦多。

桂枝去芍药加麻黄细辛附子汤合二仙补肾通络：

桂枝 30g，生姜 30g，甘草 20g，大枣 30g，麻黄 20g，附片 15g，细辛 20g，仙灵脾 60g，巴戟天 30g。10 剂，水煎，每日三服，每日 1 剂。

【平脉辨证】

双寸迟细而涩，示阳运不足，阴寒盛；左关弦、右关细弦缓示肝脾不调，气机不利；左关下稍紧，示左侧寒伤腰背痛；双尺沉细弦，示下焦气机不利。左为肾、右为命门，左尺兼涩，是命门火衰，当属少阴病寒化证。

【方证对应】

尿频，少腹胀，但又憋尿，反复尿路感染，病在膀胱；四肢麻木，怕冷，属荣卫不利，阳气不通；噩梦，为肝血亏虚；腰酸困痛，检查有腰椎间盘突出，为骨痛，属阴气不通。经云："寒气不足，则手足逆冷；手足逆冷，则营卫不利；营卫不利，则腹满肠鸣相逐，气转膀胱，荣卫俱劳；阳气不通即身冷，阴气不通即骨疼；阳前通则恶寒，阴前通则痹不仁；阴阳相得，其气乃行，大气一转，其气乃散；实则失气，虚则遗尿，名曰气分。"故此属典型"气分"病，为"水饮所作，桂枝去芍药加麻黄细辛附子汤主之"。

按：此案经治多年，历经中西医治疗无数，中医无一不从中气下陷、肾虚膀胱不约或湿热下注、膀胱湿热论治；西医则从患者尿频、尿路刺激、憋尿当属于泌尿系膀胱症状，被诊断为慢性尿路感染、慢性膀胱炎。患者慕名来诊，未暇问诊，平脉得"寸口脉迟而涩"，即心中了然，故侧重询问腰椎受伤史。患者云检查腰椎间盘突出，平素腰酸背痛。我马上意识到病因在腰骶神经根，因为腰椎病引起的下运动元损伤会导致低张力膀胱，由于神经元不敏感，膀胱容积增大，张力减低，残余尿增多，排尿无力是排尿异常的直接原因。此患者一派阳虚寒凝之象，与《金匮要略·水气病脉证并治》篇所谓"水分"的平脉辨证分析非常吻合，故诊断下指即明。当即打开书本告诉患者就是这个病，患者与跟诊的学生都大为惊讶，都为经典记叙明了所感叹，也被平脉辨证法所折服。

（5）脉迟紧：示寒郁内实。

【相关经文】

《金匮要略·疮痈肠痈浸淫疮病脉证并治》："肠痈者，少腹肿痞，按之即痛如淋，小便自调，时时发热，自汗出，复恶寒，其脉迟紧者，脓未成，可下之，当有血。脉洪数者，脓已成，不可下也，大黄牡丹汤主之。"

【解读】

迟为阳不足，紧为寒闭而痛，故脉迟紧为寒郁内实，纯阴之象。故肠痈见脉迟紧，知寒实，"脓未成，可下之，当有血"；见脉洪数，为气血燔灼，纯阳之象，知热毒极重，伤络败血，是"脓已成，不可下也"。

（6）脉迟而滑：示阳郁不宣，阳明燥实。

【相关经文】

《金匮要略·呕吐哕下利病脉证治》："下利，脉迟而滑者，实也。利未欲止，急下之，宜大承气汤。"（同载于《金匮要略·呕吐哕下利病脉证治》篇）

【解读】

迟为阴实在脏之象，滑为阳实内热之象，故脉迟而滑，提示阴阳俱伤，或阴阳互结，阳郁不宣而导致阳明内热燥实。故证见"下利"，但脉迟而滑，仍属腑气内结之证，因此断证为实。"利未欲止"，即虑"下利"为热结旁流，且有伤阴之嫌，故取大承气汤急下以存阴。

（十三）脉短

脉短是相对脉长而言。短脉与长脉在《脉经》中均无释象，但可从《迟疾短长杂脉法第十三》篇寻得大要。其云："夫脉者，血之府也，长则气治，短则气病，数则烦心，大则病进，上盛则气高，下盛则气胀，代则气衰，细则气少，涩则心痛。其去如弦绝者死。短而急者病在上，长而缓者病在下；沉而弦急者病在外，浮而洪大者病在外；脉实者病在内，脉虚者病在外。在上为表，在下为里，浮为在表，沉为在里。"此中云"短则气病"、"短而急者病在上"，可据短脉主气，脉短而急主上焦病。心肺居上焦为阳，心肺之气曰宗气，故短脉当属阳脉类，而主宗气衰。从脉势来辨，短脉应指当脉来短促而不续，且当见于寸关之位。

【相关经文】

《辨发汗后病脉证并治》："发汗多，若重发汗者，亡其阳，谵语。脉短者死，脉自和者不死。"

【解读】

汗为心液，重发其汗则阴竭，阴竭则阳脱，故谓"亡其阳"。短主气病，为宗气衰竭之象，汗出而脉短，示心肺衰竭，阴阳离绝，故"脉短者死"。倘若汗出而脉微，示邪去正气弱，当阴阳自和，故曰"脉自和者不死"。

（十四）脉革

《脉经》释象："革脉，有似沉、伏、实、大而长，微弦。"脉革示阳虚寒实之象。

【脉法】

《辨脉法》："脉弦而大，弦则为减，大则为芤，减则为寒，芤则为虚，寒虚相搏，此名为革。妇人则半产漏下，男子则亡血失精。"（此条文分别见载于《金匮要略·血痹虚劳病脉证并治》、《呕吐哕下利病脉证治》、《妇人妊娠病脉证治》三篇）

【解读】

《辨脉法》从"脉弦而大"解释革脉的形成机理。"弦则为减，大则为芤，减则为寒，芤则为虚"的病机分析可据，革脉机理在于"寒虚相搏"。另《金匮要略·血痹虚劳病脉证并治》所谓："男子脉虚沉弦，无寒热，短气里急，小便不利，面色白，时目瞑，兼衄，少腹满，此为劳使之然。"此脉虚沉弦，与革脉释象"有似沉、伏、实、大而长，微弦"的描述几近，故当从革脉理解。再对比芤脉"阳气虚竭"的主属，可知革脉与芤脉在阴阳属性皆类阴，都为虚劳，但革脉主阳虚寒实。

（十五）脉芤

《脉经》释象"芤脉，浮大而软，按之中央空，两边实"，又云"浮与芤相类"，芤脉的辨识有一定难度，王叔和在《脉经》序言中举例："弦、紧、浮、芤，展转相类，在心易了，指下难明。"芤脉在脉势上与浮脉容易混淆，在脉形上与革脉、实脉、虚脉、散脉鉴别不易，稍有疏忽，则阴阳相背，临证之时尤当细心体察。

【脉法】

《辨脉法》："问曰：病有战而汗出，因得解者，何也？答曰：脉浮而紧，按之反芤，此为本虚，故当战而汗出也。其人本虚，是以发战，以脉浮，故当汗出而解也。若脉浮而数，按之不芤，此人本不虚，若欲自解，但汗出耳，不发战也。"

【相关经文】

246条："脉浮而芤，浮为阳，芤为阴，浮芤相搏，胃气生热，其阳则绝。"

《金匮要略·血痹虚劳病脉证并治》："夫失精家，少腹弦急，阴头寒，目眩，发落，脉极虚芤迟，为清谷、亡血、失精。脉得诸芤动微紧，男子失精，女子梦交，桂枝加龙骨牡蛎汤主之。"

【解读】

《辨脉法》通过"脉浮而紧,按之反芤,此为本虚"与"若脉浮而数,按之不芤,此人本不虚"的对比中提示脉芤为虚。246条据脉芤为虚分析:"脉浮而芤,浮为阳,芤为阴,浮芤相搏,胃气生热,其阳则绝。"指明芤脉主阳气绝,属阴脉类。《金匮要略·血痹虚劳病脉证并治》篇以证合脉,从脉"极虚芤迟"与"诸芤动微紧"辨别失精家的虚劳病机。此"诸芤动微紧"意即"凡是脉见芤动微紧",指无论男女,只有寸关尺三关任一部见"芤动微紧",均当从虚劳论治,处以桂枝加龙骨牡蛎汤。

(十六)脉虚

《脉经》释象:"虚脉,迟大而软,按之不足,隐指,豁豁然空。"指虚脉之状迟缓而豁大中空,主属精气不足,当属阴脉类。虚脉在脉形上与芤脉、散脉、革脉近似,如"芤脉,浮大而软,按之中央空,两边实"、"散脉,大而散。散者,气实血虚,有表无里"、"革脉,有似沉、伏、实、大而长,微弦"。但芤脉主阳气竭绝,散脉主形气无根,革脉主虚寒无阳,虽皆为虚,但有所区别。

【脉法】

《平脉法》:"风则浮虚。"

《金匮要略·血痹虚劳病脉证并治》:"夫男子平人,脉大为劳,极虚亦为劳。"

【相关经文】

174条:"伤寒八九日,风湿相搏,身体疼烦,不能自转侧,不呕不渴,脉浮虚而涩者,桂枝附子汤主之。若大便硬,小便自利者,去桂加白术汤主之。"(同见于《金匮要略·痉湿暍病脉证治》篇)

347条:"伤寒五六日,不结胸,腹濡,脉虚复厥者,不可下,此亡血,下之死。"

《辨可发汗病脉证并治》:"病人烦热,汗出即解,又如疟状,日晡所发热者,属阳明也。脉浮虚者,当发汗,属桂枝汤证。"

《金匮要略·血痹虚劳病脉证并治》:"男子脉虚沉弦,无寒热,短气里急,小便不利,面色白,时目瞑,兼衄,少腹满,此为劳使之然。"

《金匮要略·血痹虚劳病脉证并治》:"夫失精家少腹弦急,阴头汗,目眩,发落,脉极虚芤迟,为清谷、亡血、失精。脉得诸芤动微紧,男子失精,女子梦交,桂枝加龙骨牡蛎汤主之。"

【解读】

脉虚主亡血虚劳，为精气劳伤之象。虚劳伤于风，则脉浮虚，故《平脉法》谓"风则浮虚"，主风伤卫气，荣血不足而虚阳上浮，如174条脉浮虚而涩属桂枝附子汤证，347条脉浮虚属桂枝汤证。虚劳内伤，则脉虚随证候寒热虚实而兼见不同，如"男子平人"，体弱"善盗汗也"，则脉虚弱细微；男子劳伤元阴之气，下焦虚寒，真阳不潜，浮阳上越，则脉虚沉弦（实即革脉）。精气耗伤，元阴元阳虚衰，精气不固者，则脉极虚芤迟或芤动微紧。

（十七）脉结代

脉结代为复合脉，属阴脉类。《脉经》释象："结脉，往来缓，时一止复来。代脉，来数中止，不能自还，因而复动。脉结者生，代者死。"故脉结与脉代有轻重的程度之分，可同现，也可独见。

【脉法】

《辨脉法》："脉来缓，时一止复来者，名曰结。脉来数，时一止复来者，名曰促。脉阳盛则促，阴盛则结，此皆病脉。"

178条："脉按之来缓，时一止复来者，名曰结。又脉来动而中止，更来小数，中有还者反动，名曰结，阴也。脉来动而中止，不能自还，因而复动者，名曰代，阴也。得此脉者，必难治。"

【相关经文】

177条："伤寒脉结代，心动悸，炙甘草汤主之。"《金匮要略·血痹虚劳病脉证并治》篇附方载炙甘草汤："治虚劳不足，汗出而闷，脉结悸，行动如常，不出百日，危急者十一日死。"

【解读】

《辨脉法》谓"阴盛则结"，故结代之脉皆属阴，是心阳不振，阴血耗伤之象。心为阳，血为阴，阴血不足，心阳失养，故心悸易惊，脉律不齐。故脉结代提示了心阳、心阴俱不足的病机。178条为结代脉的脉法解读，177条则从平脉辨证法，见脉知机，平脉以定方。从《金匮要略·血痹虚劳病脉证并治》所载炙甘草汤治虚劳不足的功用，读者当理会炙甘草扶阳助阴、救阴和阳的妙用。

《辨脉法》将促脉与结脉对比鉴别，促为阳盛，结为阴盛。短、动、促皆相类，阴伤为热、病为实；代、缓、结皆相类，阳损为寒，病为虚。凡此类脉都心律不齐，与久病劳伤或急危重症相关，倘阴阳不分，生死立判，辨识尤不可不慎。

（十八）脉散

《脉经》释象："散脉，大而散。散者，气实血虚，有表无里。"散者，即散漫虚浮，为形损无根之象。

【脉法】

《辨脉法》："伤寒咳逆上气，其脉散者死，谓其形损故也。"

【解读】

肺为气主，肾为气根。"伤寒咳逆上气，其脉见散"，即肾不纳气，表实里虚，元气已竭，肺气将绝的形气无根之象，故云"脉散者死"。

（十九）脉厥

厥脉，《脉经》不载，但临证中常见。何谓厥脉？《辨不可下病脉证并治》篇有解："伤寒，脉阴阳俱紧，恶寒发热，则脉欲厥。厥者，脉初来大，渐渐小，更来渐大，是其候也。如此者，恶寒甚者，翕翕汗出，喉中痛；若热多者，目赤脉多，睛不慧。医复发之，咽中则伤；若复下之，则两目闭。寒多便清谷，热多便脓血；若熏之，则身发黄；若熨之，则咽燥。若小便利者，可救之；若小便难者，为危殆。"据文意分析，在"伤寒，脉阴阳俱紧"的三关脉候中，有一种"脉欲厥"的脉象与"伤寒"病情错综复杂情况对应，这个脉即厥脉。厥脉之状即"脉初来大，渐渐小，更来渐大"。此脉脉势不均，从强到弱，又由弱到强，反映了寒热夹杂、虚实相兼的病机。

接下来，《辨不可下病脉证并治》篇继续分析：

"伤寒发热，口中勃勃气出，头痛目黄，衄不可制，贪水者必呕，恶水者厥。若下之，咽中生疮，假令手足温者，必下重便脓血。头痛目黄者，若下之，则目闭。贪水者，若下之，其脉必厥，其声嘤，咽喉塞，若发汗，则战栗，阴阳俱虚。恶水者，若下之，则里冷不嗜食，大便完谷出，若发汗，则口中伤，舌上白胎，烦躁。脉数实，不大便六七日，后必便血；若发汗，则小便自利也。"从此经文"贪水者，若下之，其脉必厥"即当知其内有水饮，阳气弱而气化不利，所以口干喜饮，倘强行下法，必致"阴阳俱虚"。脉必厥，乃是通过"厥"脉动摇不定的态势去把握虚中火实的病机。为此，《辨痉湿暍脉证》篇对厥脉的转归给予了总结：

"凡得病，厥脉动数，服汤药更迟，脉浮大减小，初躁后静，此皆愈证也。"此中

"动数"之脉类于"数"。《辨脉法》谓:"若数脉见于关上,上下无头尾,如豆大,厥厥动摇者,名曰动也。"由此可据,厥脉动数不稳当,表现在脉位以关脉较强盛。凡寸关尺三部脉势不均,左右脉度不等者皆属厥脉,但关部相对较强,辨识均以关部为主。《脉经·卷四·辨三部九候脉证第一》载:"关上脉滑而大小不均,是为病方欲进,不出一二日复欲发动,其人欲多饮,饮即注利。如利止者,生;不止者,死。"此提示病变易虚易实,当为阳厥之脉。又:"关上脉时来时去,乍大乍小,乍疏乍数者,胃中寒热,羸劣不欲饮食,如疟状。"此提示病势迁延反复,当为阴厥之脉。无论阳厥、阴厥,均从关脉的度势不均之象而判断。

厥阴病程是疾病好转或恶化的转折期,病机复杂,非由阴出阳,就有阴无阳,而至阴阳离绝,所以厥阴病篇56条经文中有9条论述必死。如346条说"伤寒六七日不利,便发热而利,其人汗出不止者,死,有阴无阳故也",提示厥阴病机为阴多阳少,相应之脉多阴脉,阳脉多为真寒假热的假象。如327条定义"厥阴中风,脉微浮为欲愈,不浮为未愈",即《辨脉法》所强调的"凡阴病见阳脉者生,阳病见阴脉者死"脉法原则的具体应用。针对厥脉的"脉初来大,渐渐小,更来渐大"如"关上脉滑而大小不均"的阳厥之脉和"关上脉时来时去,乍大乍小,乍疏乍数"的阴厥之脉,《辨脉法》还有相关解释:"寸口、关上、尺中三处,大小浮沉迟数同等,虽有寒热不解者,此脉阴阳为和平,虽剧当愈。"由此反佐,厥阴病之脉当阴阳不和,三关脉位的脉势不均、脉度不等。

厥脉分两类,厥证亦有阴阳之别。337条释"凡厥者,阴阳气不相顺接,便为厥。厥者,手足逆冷者是也"明确界定手足逆冷者便是厥。但《金匮要略·脏腑经络先后病脉证》篇中对厥有另外的解释:"问曰:经云:'厥阳独行',何谓也?师曰:此为有阳无阴,故称厥阳。"此指津液亏而阳气偏亢的阳明经气过盛。阳热过盛,津液亏虚,阴阳之气不达四末,"阴阳气不相顺接",微循环不良故而为"厥",此属阳厥。故厥证有阳明病阳盛之厥与厥阴病虚实夹杂之厥。350条:"伤寒脉滑而厥者,里有热,白虎汤主之。"此脉滑主内热,厥乃厥脉,为"脉初来大、渐渐小,更来渐大"的脉势不均匀之象。因阳气不通,故脉滑而厥主胸腹灼热而四肢冷,故平脉辨证为"里有热"。所以白虎汤证之厥属于阳明燥热导致津液不足,阳气亢奋的"厥阳",脉象洪滑与之相应。

《脉经》谓"滑与数相类",故脉滑与脉数相似,临证区别不易。但脉滑仅主内热,肌表温度不一定升高;而脉数,为热气有余,当表里俱热,肌肤温度一般较高。后世从脉滑主内热气盛之理,定脉滑为痰热之象。

厥阴病之厥如338条"伤寒脉微而厥，至七八日肤冷，其人躁，无暂安时者，此为脏厥，非蛔厥也。蛔厥者，其人当吐蛔。令病者静，而复时烦者，此为脏寒。蛔上入其膈，故烦，须臾复止，得食而呕，又烦者，蛔闻食臭出，其人常自吐蛔。蛔厥者，乌梅丸主之。又主久利。"此"伤寒脉微而厥"即阳气虚微，阴气偏盛，"阴阳气不相顺接"，导致"至七八日肤冷，其人躁，无暂安时"。另如105条："伤寒十三日，过经谵语者，以有热也，当以汤下之。若小便利者，大便当硬，而反下利，脉调和者，知医以丸药下之，非其治也。若自下利者，脉当微厥，今反和者，此为实也，调胃承气汤主之。"从"若自下利者，脉当微厥"与"脉调和"的对比可知，此脉微厥之"微"当是对"厥"的形容，非阳不足之脉微，而是"稍少或稍弱"的意思。证见335条："伤寒一二日至四五日厥者，必发热。前热者，后必厥；厥深者，热亦深；厥微者，热亦微。厥应下之，而反发汗者，必口伤烂赤。"此"厥深者，热亦深；厥微者，热亦微"即"厥的程度稍弱，热势也稍弱"之义。故此推论，"脉当微厥"实则指"轻微"或"细弱"的厥脉。故105条之"脉当微厥"应该属于厥脉但病势相对较缓的描述。

故从以上分析，厥脉多与厥阴病相关，尽管脉法提纲规定"尺寸俱微缓者，厥阴受病也"，但厥阴病为"三经皆受病，已入于腑"，故厥阴病证候复杂，上中下三焦症状混杂难分，病机呈现"虚而实、杂而乱"的特点，故寸关尺三关阴阳脉并见，左右脉位不对等，脉势、脉度强弱不均的"厥脉"之象。所以，临证中凡见证错综复杂、水热互结、虚实难辨者，皆属厥阴。厥阴病类型多与现代医学所谓"疑难病"有关，诸如各类慢性消耗性疾病、营养代谢紊乱及滥用维生素、抗生素、激素之类导致的久病迁延等。

【案例】

肖女士 49岁 泰和县石山乡农民。

2011-11-3 诊见脉右寸浮细弦稍紧，关细弦稍紧，尺沉细弦稍紧；左寸弦细，关沉细弦，尺沉细微弦，舌淡略青，苔薄白，面色萎黄。诉：病已14年，周而复始发作定期性脘腹痛，疼痛以心窝下为主。疼痛发作后的第三四日开始发热，体温高达40.5℃，下午二三点开始发热到凌晨三四点缓解，伴恶寒、烦热，无汗出。腹痛经过约一周以后即大便泻下稀溏并夹白色黏液，日三四次。平时则大便硬结如球，或日三四次或一二日不解。近几年来发作较频，发热、腹痛时间更长。发作时全身肌肉酸困痛，腰背痛，头痛，手足冷，无食欲，口疮溃烂，小便涩短痛，夹血尿。如此循环往复，年复一年地发作并住院，甚至网络会诊都无结果，已耗费十余万元，中医、西医均治不效。检查示：肾结石，结肠炎，非萎缩性胃炎（糜烂出血型），子宫肌瘤，输卵管囊肿，尿淀粉酶偏高，白细胞偏高，心电图提示二返、三返（均轻度）。

诊断：厥阴病。乌梅丸合白头翁汤：

乌梅 30g，细辛 10g，干姜 15g，黄连 20g，当归 15g，附片 15g，花椒 10g，桂枝15g，党参 15g，黄柏 15g，白头翁 30g，秦皮 20g，甘草 10g。7 剂，水煎，每日三服，每日 1 剂。

【平脉辨证】

诊见右寸浮细弦稍紧，关细弦稍紧，尺沉细弦稍紧；左寸弦细，关沉细弦，尺沉细微弦。其左、右寸关尺三部六位均不对等、脉势强弱不均，当属厥脉，诊为厥阴病。

【方证对应】

（1）患者病达 14 年之久，病程诊断符合厥阴病程。

（2）证见周而复始发作定期性脘腹痛，疼痛以心窝下为主。疼痛发作后的第三四日开始发热，体温高达 40.5℃，下午二三点开始发热到凌晨三四点缓解，伴恶寒，烦热，无汗出。此为厥阴病厥热胜复症状，见 326、332、336 条。

（3）其下午二三点开始发热到凌晨三四点缓解，此为厥阴病欲解时，见 328 条。

（4）伴恶寒，烦热，无汗出，属白虎汤证。此为厥阳，见 334、350 条。

（5）腹痛经过约一周以后即大便泻下稀溏并夹白色黏液，日二四次，属白头翁汤证。此为厥阴热利下重，见 331、334、341、367、371 条。

（6）平时大便硬结如球，或日三四次或一二日不解，属小承气汤证。此为厥寒冷结，见 340、374 条。

发作时全身肌肉酸困痛，腰背痛，头痛，手足冷，无食欲，口疮溃烂，小便涩短痛，夹血尿，见 335、337、342 条。

此患者证候复杂，寒热虚实夹杂，属典型厥阴病，当以乌梅丸为主方。

【相关经文】

326 条："厥阴之为病，消渴，气上撞心，心中疼热，饥而不欲食，食则吐蛔，下之利不止。"

328 条："厥阴病，欲解时，从丑至卯上。"

331 条："伤寒先厥，后发热而利者，必自止。见厥复利。"

332 条："伤寒始发热六日，厥反九日而利。凡厥利者，当不能食，今反能食者，恐为除中，食以索饼。不发热者，知胃气尚在，必愈，恐暴热来出而复去也。后日脉之，其热续在者，期之旦日夜半愈。所以然者，本发热六日，厥反九日，复发热三日，并前六日，亦为九日，与厥相应，故期之旦日夜半愈。后三日脉之，而脉数，其热不罢者，此为热气有余，必发痈脓也。"

334 条："伤寒先厥后发热，下利必自止，而反汗出，咽中痛者，其喉为痹。发热无汗，而利必自止，若不止，必便脓血。便脓血者，其喉不痹。"

335 条："伤寒一二日至四五日，厥者必发热，前热者，后必厥，厥深者，热亦深；厥微者，热亦微。厥应下之，而反发汗者，必口伤烂赤。"

336 条："伤寒病，厥五日，热亦五日，设六日当复厥，不厥者自愈。厥终不过五日，以热五日，故知自愈。"

337 条："凡厥者，阴阳气不相顺接，便为厥。厥者，手足逆冷者是也。"

340 条："病者手足厥冷，言我不结胸，小腹满，按之痛者，此冷结在膀胱关元也。"

341 条："伤寒发热四日，厥反三日，复热四日，厥少热多，其病当愈。四日至七日，热不除者，必便脓血。"

342 条："伤寒厥四日，热反三日，复厥五日，其病为进。寒多热少，阳气退，故为进也。"

350 条："伤寒脉滑而厥者，里有热，白虎汤主之。"

367 条："下利，脉数而渴者，今自愈。设不差，必清脓血，以有热故也。"

371 条："热利下重者，白头翁汤主之。"

374 条："下利谵语者，有燥屎也，宜小承气汤。"

379 条："呕而发热者，小柴胡汤主之。"

按语：患者一周后复诊，症状稍有改善。继续原方到第三周，食欲增，精神好转，吃红参炖鸡汤复发高热，用乌梅丸合小承气汤，泄下污秽大便甚多，此后大便色由暗褐色转黄。患者总共服药近三个月，其间肾结石发作一次，改方四逆散合四金汤（金钱草、海金沙、鸡内金、郁金），但发热下利未再发作。该患者证候分析涉及《伤寒论》厥阴篇相关经文达 16 条，甚至更多，故运用经方必须洞识方证，熟悉经文，并融会贯通。

三、脉阴阳解

（一）脉阴阳俱紧

此脉主病伤寒。

【脉法】

《辨脉法》："寸口脉阴阳俱紧者，法当清邪中于上焦，浊邪中于下焦。清邪中上，名曰洁也；浊邪中下，名曰浑也。阴中于邪，必内栗也，表气微虚，里气不守，故使邪中于阴也。阳中于邪，必发热头痛，项强颈挛，腰痛胫酸，所为阳中雾露之气，故曰清邪中上，浊邪中下。阴气为栗，足膝逆冷，便溺妄出。表气微虚，里气微急，三焦相溷，内外不通。上焦怫郁，脏气相熏，口烂食断也。中焦不治，胃气上冲，脾气不转，胃中为浊，荣卫不通，血凝不流。若卫气前通者，小便赤黄，与热相搏，因热作使，游于经络，出入脏腑，热气所过，则为痈脓。若阴气前通者，阳气厥微，阴无所使，客气内入，嚏而出之，声嗢咽塞。寒厥相追，为热所拥，血凝自下，状如豚肝。阴阳俱厥，脾气孤弱，五液注下。下焦不盍，清便下重，令便数难，齐筑湫痛，命将难全。"

【解读】

紧主寒、主痛。寸为阳、尺为阴，脉阴阳俱紧，即左右寸关尺三部俱紧。脉紧为寒，寒为阴，必伤阳。《辨脉法》从上、中、下三焦受寒以分析病机的不同。寒邪有清、浊之分，人体有上下之别。风寒为清，寒湿为浊；风寒上受，寒湿下流；风伤卫气，寒伤荣血。表为阳，里为阴，阳寸阴尺相对应，故脉法云"脉阴阳俱紧，法当清邪中于上焦，浊邪中于下焦"。风寒湿形态各异，伤邪为病轻重不同，故脉法分析："清邪中上，名曰洁也；浊邪中下，名曰浑也。阴中于邪，必内栗也。表气微虚，里气不守，故使邪中于阴也。阳中于邪，必发热头痛、项强颈挛、腰痛胫酸，所为阳中雾露之气。故曰清邪中上，浊邪中下。"所以寒邪伤于表者，必病在太阳；寒邪居于内者，多病在少阴。病在表，当发散；病在里，须温阳。治疗方法迥异，但以"紧去入安"。

此经文即对"伤寒"的概况总结，从"脉阴阳俱紧"确定"伤寒"病邪之气的性质。文意表明，导致"伤寒"的病邪有阴阳之分，伤于阳邪者首发在表，以上焦病候为主；伤于阴邪者首发在里，以下焦病候为主。但无论阴邪或阳邪，在传入中焦之后，病候即相同。中焦若不治，即传下焦。下焦属于"伤寒"病程的最后阶段，预后不良。从"伤寒"在三焦发生传变的相关证候可据，该脉法经文实质演义了伤寒病程传变规律，即由太阳之表传入阳明之里，再居少阳半表半里，表证不解又从太阴、厥阴、少阴病程依次传变，而该伤寒传变过程又统一在三焦论治。脉法从"阴阳俱紧"主伤于寒邪之理，确定"伤寒"的传变性质。再从"阴阳俱厥"的"厥脉"主伤寒病情错综复杂病机，指明"伤寒"是一类与外界传染相关的、病变十分迅速的、病情非常复杂的、病性十分严重的传染性疾病。故此，经文可视为"伤寒"论治的总纲。

王叔和专列《伤寒例》篇以解释"伤寒"的演变。其云："其伤于四时之气，皆能为病，以伤寒为毒者，以其最成杀厉之气也。"故平脉辨证法从伤于寒邪之理，规定凡"伤寒"初感之时脉必阴阳俱紧，以提示病情的严重性。

【相关经文】

《辨脉法》："脉阴阳俱紧者，口中气出，唇口干燥，蜷卧足冷，鼻中涕出，舌上胎滑，勿妄治也。到七日以来，其人微发热，手足温者，此为欲解；或到八日以上，反大发热者，此为难治。设使恶寒者，必欲呕也；腹内痛者，必欲利也。

【解读】

此经文即从相关证候特征告诫读者"伤寒"预后的注意事项，提醒"伤寒"预后有四种可能性。所谓"脉阴阳俱紧者"，目的在于明确该疾病属于"伤寒"类型。

【相关经文】

《辨脉法》："脉阴阳俱紧，至于吐利，其脉独不解，紧去人安，此为欲解。若脉迟，至六七日不欲食，此为晚发，水停故也，为未解；食自可者，为欲解。病六七日，手足三部脉皆至，大烦而口噤不能言，其人躁扰者，必欲解也。若脉和，其人大烦，目重，睑内际黄者，此欲解也。"

【解读】

此经文从脉法分析"伤寒"的预后，提请读者注意脉法判定预后非常重要，脉象不同，证候的缓解方式也不同。此"脉阴阳俱紧"的意义仅提示疾病的性质为"伤寒"。

【相关经文】

《辨不可下病脉证并治》："伤寒脉阴阳俱紧，恶寒发热，则脉欲厥。厥者，脉初来大，渐渐小，更来渐大，是其候也。如此者，恶寒甚者，翕翕汗出，喉中痛，若热多者，目赤眽多，睛不慧。医复发之，咽中则伤；若复下之，则两目闭，寒多便清谷，热多便脓血;若熏之，则身发黄;若熨之，则咽燥。若小便利者，可救之;若小便难者，为危殆。"

【解读】

此经文首先从"脉阴阳俱紧"确定该病属于"伤寒"一类，再从"恶寒发热"证候，参以"脉欲厥"之象，从"厥"脉机理分析"伤寒"的病程已入"厥阴"。并从单一的对证治疗将引致的种种后果，反佐"厥阴病"特有的虚实夹杂、寒热并存、上下不通、内外不和、水热互结的病机，告诫读者此阶段治疗清之不可，补之不能，下之必坏，甚至连外治都有错误的复杂性。

【相关经文】

3 条："太阳病，或已发热，或未发热，必恶寒，体痛呕逆，脉阴阳俱紧者，名为伤寒。"

283 条："病人脉阴阳俱紧，反汗出者，亡阳也。此属少阴，法当咽痛而复吐利。"

【解读】

3 条为"伤寒"伤于阴邪类型的定义。"脉阴阳俱紧"即该类"伤寒"诊断的脉法标准。

232 条从"脉阴阳俱紧"确定该病人属于"伤寒"类型。脉紧为寒，寒则牢坚，本不当汗，反汗出，为阴寒内盛，阳越而亡之兆。故平脉辨证，当属少阴病。其人除"汗出"，还当有"咽痛而复吐利"的症状。

（二）脉阴阳俱浮

此脉主病风温。

【相关经文】

6 条："太阳病，发热而渴，不恶寒者，为温病。若发汗已，身灼热者，名风温。风温为病，脉阴阳俱浮，自汗出，身重，多眠睡，鼻息必鼾，语言难出;若被下者，小便不利，直视失溲;若被火者，微发黄色，剧则如惊痫，时瘛疭;若火熏之，一逆尚引日，再逆促命期。"

【解读】

《辨脉法》云"浮为在风"、"风为热"，故此经文中"脉阴阳俱浮"示伤于风热阳邪，为"伤寒"的另一类型"风温"。风为六淫之首，性上扬而善变，故"风温"之病变化急骤。

（三）脉阴阳俱微

此脉示阴阳气不足。

【相关经文】

《金匮要略·血痹虚劳病脉证并治》："血痹，阴阳俱微，寸口关上微，尺中小紧，外证身体不仁，如风痹状，黄芪桂枝五物汤主之。"

【解读】

微主阳不足，阴阳俱微，即寸关尺三部俱脉微，示阴阳俱不足。

"血痹"即血少络不通，脉"阴阳俱微"，本当为寸关尺三部俱微，但又云"寸口关上微，尺中小紧"为何意？"寸口关上微"示寸关脉微自阳不足，"尺中小紧"示荣阴不足而有寒，故是虚弱之象，以此可据。此"阴阳俱微"是对寸关尺三部脉势的总体估量，是相对而言，而非三关独脉的确切定位。以此提醒，凡脉法描述中阴阳脉俱见者，均属脉势虚实的相对度量。

另94条谓："太阳病未解，脉阴阳俱停，必先振栗汗出而解；但阳脉微者，先汗出而解；但阴脉微者，下之而解。若欲下之，宜调胃承气汤。"此中"脉阴阳俱停"当脉阴阳俱微，为"阴阳自和"之脉。"必先振栗汗出而解"，即245条所谓"脉阳微而汗出少者，为自和也"的意思。"阳脉微"即阳不足，是病邪去而阳气也虚，属卫阳不足，阴气上入阳中，故"先汗出而解"；"阴脉微"即阴不足，阳气下陷于阴中，荣阴不足，津液少而大便难，故治"调胃承气汤"，缓下而不伤阴。

（四）脉阴阳俱停

此脉主病邪已衰。

【相关经文】

94条："太阳病未解，脉阴阳俱停（一作微），必先振栗汗出而解；但阳脉微者，先汗出而解；但阴脉微（一作尺脉实）者，下之而解。若欲下之，宜调胃承气汤。"

【解读】

此条文"脉阴阳俱停"示三关脉位无变化，即"三部脉平"之义。《辨脉法》载："问曰：脉病欲知愈与未愈者，何以别之？答曰：寸口、关上、尺中三处，大小浮沉迟数同等，虽有寒热不解者，此脉阴阳为和平，虽剧当愈。"故"脉阴阳俱停"之脉当为"脉调和"，仅指寸关尺三关的脉度之势，与脉象大小浮迟数之类无关，实属寸关尺三部俱微，主阳微不足，津液亏耗之象。故经文据此分析"阳脉微者，先汗出而解；但阴脉微者，下之而解。"

据《辨脉法》分析："问曰：病有不战不汗出而解者，何也？答曰：其脉自微，此以曾发汗，若吐、若下、若亡血，以内无津液，此阴阳自和，必自愈，故不战不汗出而解也。"故此"太阳病未解，脉阴阳俱停，必先振栗汗出而解"属三部脉俱微。注解"阴脉微者"为尺脉实，不妥。

本条文与载于《辨不可下病脉证并治》篇"太阳病未解，脉阴阳俱停，必先振栗汗出而解，但阴脉微者，下之而解，宜大柴胡汤"的原文一致，但方药一为调胃承气汤，一为大柴胡汤。可见两方均具备缓下保津作用。

（五）脉阴阳自和

此脉示病邪已去。

【相关经文】

58 条："凡病，若发汗、若吐、若下、若亡血、亡津液，阴阳自和者，必自愈。"

【解读】

此经文实质为《辨脉法》"阴阳自和"机理的简略，其载："问曰：病有不战不汗出而解者，何也？答曰：其脉自微，此以曾发汗，若吐、若下、若亡血，以内无津液，此阴阳自和，必自愈，故不战不汗出而解也。"即病邪或经发汗法、或经吐法、或经下法的治疗，此汗、吐、下三法在攻邪的同时可能导致一定程度上的气血津液耗伤，致使相应之脉微弱，但病邪已去，阴阳气机调和，故病"自愈"。从脉法所见，故本条经文所谓"阴阳自和"当指三关脉微。

汗、吐、下三法为仲景倡导经方运用的基本原则，所以王叔和编撰《伤寒论》时，着重专篇整理，归类总结"不可发汗"、"辨可发汗"、"发汗后"、"不可下"、"可下"、"发汗吐下后"的"病脉证并治"，令读者依法而有准绳，用方而见规矩。

（六）阳寸阴尺

此脉示虚实之病位。

1. 阳浮而阴弱 示荣强卫弱。

【相关经文】

12 条："太阳中风，阳浮而阴弱。阳浮者，热自发；阴弱者，汗自出。啬啬恶寒，淅淅恶风，翕翕发热，鼻鸣干呕者，桂枝汤主之。"

【解读】

历来对此条文"阳浮而阴弱"的理解误会甚多，多局限于荣卫不和之解。

《辨脉法》载："问曰：病有洒淅恶寒而复发热者何？答曰：阴脉不足，阳往从之；阳脉不足，阴往乘之。"又云："阳脉浮，阴脉弱者，则血虚，血虚则筋急也。"故据此分析，此条文"太阳中风，阳浮而阴弱"与脉法解读相关，当为寸脉浮，尺脉弱。太阳病提纲即1条所谓"太阳之为病，脉浮，头项强痛而恶寒"，此"头项强痛"即"筋急也"。卫为阳气，荣为阴血，荣行脉中，卫行脉外，卫强则发热，荣弱则汗出，故"阳浮而阴弱"属53条所谓"荣气和者，外不谐，以卫气不共荣气谐和故尔"的脉象。从平脉辨证，寸脉浮主卫阳气实，尺脉荣阴血弱，则当知"阳浮而阴弱"。

2. 阳脉涩、阴脉弦　示下焦寒，腹中痛。

【相关经文】

100条："伤寒，阳脉涩，阴脉弦，法当腹中急痛，先与小建中汤。不差者，小柴胡汤主之。"

【解读】

涩主无血，主病在下；弦为阴脉，主阳运不足。故本经文所谓"阳脉涩，阴脉弦"即脉法所谓"涩反在下"，示病在下焦。尺主下焦，尺脉弦，则当知少腹寒痛，此即脉法所谓"独调其尺"，故曰"法当腹中急痛"。此"阳脉涩，阴脉弦"即"寸脉涩，尺脉弦"。

3. 脉阳微阴弦　示上焦阳气微，下焦阴气实。

【相关经文】

《金匮要略·胸痹心痛短气病脉证治》："师曰：夫脉当取太过不及，阳微阴弦，即胸痹而痛，所以然者，责其极虚也。今阳虚知在上焦，所以胸痹、心痛者，以其阴弦故也。"

【解读】

脉法云"弦为阳运，微为阴寒，上实下虚，意欲得温"，故"阳微阴弦"。此阳微示不及，阴弦为太过，为寒盛伤阳，阳运不足，病在上焦，提示上焦虚而下焦实，阳不制阴，寒盛则痛，故平脉辨证，判定阳气虚微至极。《平脉法》云："寸口脉微，尺中紧，其人虚损多汗，知阴常在，绝不见阳也。"弦与紧相类，故此胸痹脉法解："今阳虚知在上焦，所以胸痹、心痛者，以其阴弦故也。"

4. **脉阳微、阳脉实**　示上焦虚实之别。

【相关经文】

245 条："脉阳微而汗出少者，为自和也；汗出多者，为太过；阳脉实，因发其汗，出多者，亦为太过。太过者，为阳绝于里，亡津液，大便因硬也。"

【解读】

脉阳微，指寸脉为阴脉类，如"脉沉、涩、弱、弦、微"等；阳脉实，指寸脉为阳脉类，如"脉大、浮、数、动、滑"等。

"脉阳微而汗出少者，为自和也。"此即《辨脉法》所谓："问曰：病有不战不汗出而解者，何也？答曰：其脉自微，此以曾发汗，若吐、若下、若亡血，以内无津液，此阴阳自和，必自愈，故不战不汗出而解也。"

《辨不可发汗病脉证并治》篇载："诸脉得数，动微弱者，不可发汗，发汗则大便难，腹中干，胃燥而烦，其形相象，根本异源。"故 245 条提醒读者当知汗出多则为太过，而无关乎脉法之阴阳。汗为心液，心为阳之主，汗出多则伤心阳，津液亏故腹中干。虽然导致汗出的原因不同，结果却一样，此即"其形相象，根本异源"，所以读者应该知道"太过者，为阳绝于里，亡津液，大便因硬也"的道理，应慎重运用汗法。

5. **脉阳微阴涩而长**　示太阴病胃气来复。

【相关经文】

274 条："太阴中风，四肢烦疼，阳微阴涩而长者，为欲愈。"

【解读】

《伤寒例》解："尺寸俱沉细者，太阴受病也。"274 条"太阴中风"，脉"阳微阴涩而长"，即寸脉微，尺脉涩而长。脉见"长"属阳明之象，"尺寸俱长者，阳明受病也"。太阴与阳明互为表里，脉阳微阴涩属阳气不足、阴液耗伤之象，但脉兼见长，示阴病见阳脉。脾虚而见"四肢烦疼"，但脉"阳微阴涩而长"，是胃气渐旺，阳气来复，故判断"欲愈"。此三关中当寸脉微、尺脉涩而长。

6. **脉阳微阴浮**　示少阴病阳气来复。

【相关经文】

290 条："少阴中风，脉阳微阴浮者，为欲愈。"

【解读】

《伤寒例》载："尺寸俱沉者，少阴受病也。"281 条少阴病提纲谓："少阴之为病，脉微细,但欲寐也。"由此可据,此"脉微细"与脉"沉"均当是从阴阳脉法的归类,脉法运用关键在于辨识阴阳,故"少阴中风,脉阳微阴浮",即寸脉微、尺脉浮,少阴病脉当尺寸俱沉,但尺脉见浮,与274条同理,是阴病见阳脉,当为阳气来复的吉兆,故以此为少阴病"欲愈"的判断标准。

四、不规则脉解

在证候严重或病机复杂脉象的文字表述上,存在与脉法形状规定难以统一的困难,所谓"心中易了,指下难明",故仲景脉法提倡脉象从阴阳归类,以阴阳概括病候虚实,得其大要即可。

《伤寒杂病论》中有许多非规则的脉象,这类脉象描述口语化,与"桂枝不中与也"、"与柴胡不中与也"之类语言的地域性特征一样,当时年代的语言特征也非常明显,言辞表达形象而生动,与病机高度吻合。例《辨脉法》谓:"脉蔼蔼如车盖者,名曰阳结也。脉累累如循长竿者,名曰阴结也。脉瞥瞥如羹上肥者,阳气微也。脉萦萦如蜘蛛丝者,阳气衰也。脉绵绵如泻漆之绝者,亡其血也。"内容涉及五种脉象,从《脉经·卷一·脉形状指下秘诀》篇相关脉象文字表述分析,"脉蔼蔼如车盖者"像"极大在指下"之洪脉,"脉累累如循长竿者"像"举之无有,按之如弓弦状"之弦脉,"脉瞥瞥如羹上肥者"像"小大于微,常有,但细耳"之细脉,"脉萦萦如蜘蛛丝者"像"极细而软或欲绝,若有若无"之微脉,"脉绵绵如泻漆之绝者"像"细而迟,往来难且散,或一止复来"之涩脉。此类脉象从生活常识来比喻,理解相对容易。非规则脉在《伤寒论》、《金匮要略》中随处可见,且多与病情复杂或病情急危相关,属于生命垂亡之时心力衰竭、微循环障碍、急性或慢性休克阶段的常见脉。解读其内涵,当有助于相关经文的破解。

(一)脉暴出

【相关经文】

315条:"少阴病,下利脉微者,与白通汤。利不止,厥逆无脉,干呕烦者,白通加猪胆汁汤主之。服汤脉暴出者死,微续者生。"

【解读】

少阴病,脉自微细,示阳气虚衰,当回阳救逆,与白通汤(白通汤组成:葱白四茎，干姜一两，生附子一枚，以水三升，煮取一升，去滓，分温再服）。但少阴病利下不止，本已阳气微，利下伤阴耗气，荣卫之气绝，故四肢厥逆；血脉不通即"厥逆无脉"。当此时仍有干呕、烦躁者，是虚阳外越之兆，示胃气将绝，九死一生，急救以回阳，治以白通加猪胆汁汤。此方在白通汤三味药的基础上增加人尿五合，猪胆汁一合而成。该方药力峻猛，关键在于人尿的参合，所以方后注云"若无胆，亦可用"。人尿俗称"回阳汤"或"回笼酒"，乃是一味降逆回阳、活血通络的要药。服下白通加猪胆汁汤，"脉暴出者死，微续者生"。"暴出"即原本无脉，现忽然出现有力的脉象，此为元阳无根，属阳气绝灭的回光返照现象；"微出"即原本无脉，现脉象渐出，但微弱，示阳气来复，此阴病见阳脉，则生机有望。

（二）脉不负

【相关经文】

256 条："阳明少阳合病，必下利。其脉不负者，为顺也。负者，失也。互相克贼，名为负也。脉滑而数者，有宿食也，当下之，宜大承气汤。"

【解读】

阳明病胃家实，阳明脉大，为里证，脉当实。少阳病，有表证复有里证，病在半表半里，脉弦细。阳明脉大为阳，少阳脉弦细为阴。阳明少阳合病，脉当实紧或弦紧，为胃中有寒，属阳明中寒之证。191 条谓："阳明病，若中寒者，不能食，小便不利，手足濈然汗出，此欲作固瘕，必大便初硬后溏。所以然者，以胃中冷，水谷不别故也。"故此知"阳明少阳合病，必下利"。

《脉经·卷一·辨脉阴阳大法第九》篇云："各以其经所在，名病之逆顺也。凡脉大为阳，浮为阳，数为阳，动为阳，长为阳，滑为阳；沉为阴，涩为阴，弱为阴，弦为阴，短为阴，微为阴，是为三阴三阳也。阳病见阴脉者，反也，主死。阴病见阳脉者，顺也，主生。"所以，阳明少阳合病，若脉见实大而滑为顺，脉见弦细而弱则为逆。故阳明少阳合病见阳脉，是阳盛于阴，虽病不重，此为"顺"，属相得"不负"之脉。反此，见阴脉，为寒气上攻，实中夹虚，"互相克贼"，此为逆，属相失而"负"之脉。故《脉经·卷四·诊百病死生决第七》篇认定："寒气上攻，脉实而顺滑者，生；实而逆涩者，则死。""脉滑而数者，有宿食也，当下之，宜大承气汤"，即脉与证俱实，为顺，故可攻。

（三）脉不还

【相关经文】

362 条："下利，手足厥冷，无脉者，灸之不温。若脉不还，反微喘者，死。少阴负趺阳者，为顺也。"（同载于《金匮要略·呕吐哕下利病脉证治》篇）

368 条："下利后脉绝，手足厥冷，晬时脉还，手足温者生，脉不还者死。"（同载于《金匮要略·呕吐哕下利病脉证治》篇）

【解读】

少阴病本阳气微，362 条"下利，手足厥冷，无脉者"与 368 条"下利后脉绝"，均属于下利导致津液亏耗，阳随阴脱而荣卫不利，脉道不通，灸之可温阳。362 条"若脉不还，反微喘者"，示阴阳离绝，元阳上浮，故曰"死"候。368 条谓"晬时脉还，手足温者生，脉不还者死"，关键在于下利耗伤津液的程度，津液耗伤导致荣卫不利，血脉失养而"脉绝"。此"绝"与"无脉"、"脉不至"意义相同，只是形容脉势极弱，并非完全之"绝"，但津液耗失尚未伤及元气，故"晬时脉还"，指约在一昼夜后脉动恢复，属阴阳自和，"手足温者生"；若"脉不还"，即无脉动之象，则示阴阳离绝，生机已灭。362、368 条当系 298 条"少阴病，四逆，恶寒而身蜷，脉不至，不烦而躁者死"的相关补充，告诫在脉象衰微的情况下尚必须从证候辨别预后。

除寸口脉法，256 条还结合了趺阳脉法、少阴脉法综合运用。其脉法云："少阴负趺阳者，为顺也。"但该经文在《脉经·卷七·平呕吐哕下利脉证第十四》篇单列一条，故从《脉经》另解。

（四）脉不至

脉不至，即脉气绝。人活一口气，气动则脉动，故平脉即平阴阳气之盛衰。脉气即脏腑功能状态在时间与空间上的反映。故《脉经·卷四·辨三部九候脉证第一》载："人有三百六十脉，法三百六十日。三部者，寸、关、尺也。尺脉为阴，阴脉常沉而迟；寸、关为阳，阳脉俱浮而速。气出为动，入为息。故阳脉六息七息十三投，阴脉八息七息十五投，此其常也。二十八脉相逐上下，一脉不来，知疾所苦。尺胜治下，寸胜治上，尺寸俱平治中央。脐以上阳也，法于大；脐以下阴也，法丁地。脐为中关，头为天，足为地。有表无里，邪之所止，得鬼病。何谓表里？寸尺为表，关为里，两头有脉，关中绝不至也。尺脉上不至关为阴绝，寸脉下不至关为阳绝，阴绝而阳微，死不治。三部脉或至或不至，冷气在胃中，故令脉不通也。上部有脉，下部无脉，其人当吐，不吐着死。上部无脉，下部有脉，虽困无所苦，所以然者，譬如人之有尺，树之有根，虽枝叶枯槁，根本将自生，木有根本，即自有气，故知不死也。"据此段经文可知，"脉不至"意义有二：一即阴阳生机之绝灭，一为寒伤气机之厥逆。

【相关经文】

《平脉法》："师曰：寸脉下不至关，为阳绝；尺脉上不至关，为阴绝。此皆不治，决死也。若计其余命生死之期，期以月节克之也。"

《平脉法》："少阴脉不至，肾气微，少精血，奔气促迫，上入胸膈，宗气反聚，血结心下，阳气退下，热归阴股，与阴相动，令身不仁，此为尸厥，当刺期门、巨阙。"

298 条："少阴病，四逆，恶寒而身蜷，脉不至，不烦而躁者死。"

357 条："伤寒六七日，大下后，寸脉沉而迟，手足厥逆，下部脉不至，喉咽不利，唾脓血，泄利不止者，为难治，麻黄升麻汤主之。"

【解读】

人秉天地自然生，脉应四时之法成，脏腑相关，阴阳相随，此即《脉经·卷四·辨三部九候脉证第一》所载"人有三百六十脉，法三百六十日"之理。故《平脉法》谓"寸脉下不至关，为阳绝；尺脉上不至关，为阴绝。此皆不治，决死也"示脉无根，生气将灭，并可从五运六气中推测其规律，即"若计其余命死生之期，期以月节克之也。"宋代林亿等人在整理《伤寒例》时注释："二十四气，节有十二，五日为一候，气亦同，合有七十二候，决病生死，此须洞解之也。"意即脏腑生理合于四时节气，病候生死皆有规律可循，具体应用方法见载于《伤寒例》"四时八节二十四气七十二候决病法"，与《脉经·卷三》全篇可互为参考。

少阴脉法专候肾气之盈亏，与尺脉相对应。《平脉法》所谓"少阴脉不至"主肾气虚微，属"三部脉或至或不至，冷气在胃中，故令脉不通也"的病候，示阴寒内生，寒热遏阻气机，血气不利，阴阳不交，即"奔气促迫，上入胸膈，宗气反聚，血结心下，阳气退下，热归阴股，与阴相动，令身不仁"的"尸厥"之证。此"少阴脉不至"属于寒伤气机之厥逆。

298 条所谓"少阴病，四逆，恶寒而身蜷，脉不至"示阳气绝，脉无根，元阳上浮，故"不烦而躁者死"。此"脉不至"属于阴阳生机之绝灭。

357 条"伤寒六七日，大下后，寸脉沉而迟，手足厥逆，下部脉不至"属于脉法

"寸脉下不至关，为阳绝"，为"阴不足则热有余"的阴火上冲病候，故而"喉咽不利，唾脓血，泄利不止"。此为上实下虚，内外不和，寒热夹杂之厥。"唾脓血"即示邪有出路，与《脉经·卷一·迟疾短长杂脉法》篇记载"上部有脉，下部无脉，其人当吐，不吐者死；上部无脉，下部有脉，虽困无所苦"的脉法十分吻合，故曰"为难治"。但治从水火共剂，取麻黄升麻汤升阳散火，泻实补虚，扶阳助阴，可得阴阳调和，故此"下部脉不至"，本质上仍属于寒伤气机之厥逆。

（五）脉不出

【相关经文】

《平脉法》："趺阳脉不出，脾不上下，身冷肤硬。"

317条："少阴病，下利清谷，里寒外热，手足厥逆，脉微欲绝，身反不恶寒，其人面色赤，或腹痛，或干呕，或咽痛，或利止，脉不出者，通脉四逆汤主之。"

【解读】

"脉不出"与"脉不至"意义几近，但脉法主属略有不同。"脉不至"者为阳亡阴脱之绝和寒伤气机之厥。"脉不出"为荣卫不足、阳气虚衰的脉道不通，属阴盛阳衰之厥逆。故《平脉法》谓"趺阳脉不出，脾不上下，身冷肤硬"是主寒伤脾，阳气虚衰而脉道不通。317条少阴病"脉不出"，为少阴病利下伤气，使荣卫之气绝，阴寒内盛，虚阳上浮，故脉道不通，属阴盛阳衰的厥逆之象。

（六）脉沉绝

【相关经文】

《金匮要略·水气病脉证并治》："夫水病人，目下有卧蚕，面目鲜泽，脉伏，其人消渴。病水腹大，小便不利，其脉沉绝者，有水，可下之。"

【解读】

脉法规定："沉为水濇"，"脉得诸沉，当责有水，身体肿重"。故凡脉见沉，皆与水病相关。脉沉与伏相类，但伏为内实，示有热，故水病"目下有卧蚕，面目鲜泽，脉伏"者属阳郁内实，水热互结的"消渴"之证。而"脉沉绝"即形容脉象极为沉弱，属肾气虚乏、阳运不足之象，对应于"腹大、小便不利"证候，故为"水濇"，必"有水，可下之。"

此"脉沉绝"乃形容脉沉之状，而非阳气离绝之"脉绝"。

（七）脉出

【相关经文】

《金匮要略·水气病脉证并治》："少阴脉紧而沉，紧则为痛，沉则为水，小便即难。脉得诸沉，当责有水，身体肿重。水病脉出者死。"

【解读】

此经文为"水气"病的脉法总结。少阴脉法专以候肾气之虚实。肾为水脏，故凡水气病皆与肾相关。

经文从"少阴脉紧而沉"主水而推衍寸口脉法、趺阳脉法等脉法的应用，规定"脉得诸沉，当责有水，身体肿重"，强调了从脉沉诊断水气病的价值。《平脉法》云"肾沉心洪，肺浮肝弦，此自经常，不失铢分"，又云"沉为水滀"，故水气病脉当见沉。脉法并且提出："水病脉出者死。"《金匮要略·黄疸病脉证并治》载："尺脉浮为伤肾，趺阳脉紧为伤脾。"寸口脉法以双尺候主肾，伤肾则尺脉浮，故此知"水病脉出"即尺脉当沉但浮，示肾气虚衰之象，所以说"水病脉出者死"。

（八）脉反无热

【相关经文】

《金匮要略·惊悸吐衄下血胸满瘀血病脉证治》："病者如热状，烦满，口干燥而渴，其脉反无热，此为阴伏，是瘀血也，当下之。"

【解读】

从此经文在《脉经·卷八·平惊悸吐衄下血胸满瘀血病脉证第十三》篇所见，《金匮要略》或有遗漏，其遗漏者为王叔和所添加，内容如下：

"病人胸满，唇痿舌青，口燥，但欲漱水不欲咽，无寒热，脉微大来迟，腹不满，其人言我满，为有瘀血。当汗出不出，内结亦为瘀血。病者如热状，烦满，口干燥而渴，其脉反无热，此为阴伏，是瘀血也。"其中"当汗出不出，内结亦为瘀血"句，《金匮要略》未载。

据经文分析，所谓"病者如热状，烦满，口干燥而渴，其脉反无热，此为阴伏，是瘀血也"乃其鉴别瘀血证候三个诊断方法之一。津血同源，津亏则血少，汗为血之余，津亏血少则荣卫不利、汗出无源。血不循经则为瘀，瘀血内停因部位不同而见证不一，但主证必有伤津口燥，汗出不畅。如瘀血在胸膈，故而胸满；阳运不足，脉微大来迟；瘀血在里，阳郁不宣，汗出不畅，脉当沉涩。故瘀血内停，荣气微而血留不行，则阳气下陷于阴，当发热而烦躁，此为阳不足。《辨脉法》谓："阴脉迟涩，故知亡血也。"此瘀血阻于经脉，脉象与之相应，必见沉迟而涩类。故经文判定："病者如热状，烦满，口干燥而渴，其脉反无热，此为阴伏，是瘀血也，当下之。"此证候为阳，脉应于证当为阳，但脉反见阴，为脉证不符，所以说"其脉反无热"。

（九）脉急紧

【相关经文】

86条："衄家不可发汗。汗出必额上陷，脉急紧，直视不能眴，不得眠。"

【解读】

脉急紧是形容脉象急促且绷紧有力，但意喻何义？《脉经》释象："数脉，去来促急。紧脉，数如切绳状。滑脉，往来前却流利，展转替替然，与数相似。"从"数、紧、滑"这三种与"脉急紧"近似的脉象，并结合鼻衄患者阳明内热的病机，此"脉急紧"当与"洪脉"类似。《脉经》解"洪脉，极大在指下"即指下感觉到血管搏动的强大急紧，故此"脉急紧"当属对脉象发生急剧变化的口语化描述。《金匮要略·惊悸吐血下血胸满瘀血病脉证治》篇亦载有该经文，但把"脉急紧"改作"脉紧急"，意义相同，当属传抄之误。

（十）脉乍紧

【相关经文】

355条："病人手足厥冷，脉乍紧者，邪结在胸中。心下满而烦，饥不能食者，病在胸中，当须吐之，宜瓜蒂散。"

【解读】

"脉乍紧"即脉在忽然间见紧象。紧为阴脉类，主寒凝，寒凝则收引，故又主痛。"病人手足厥冷"示阳气厥逆不通，"脉乍紧"提示病机在于阴剧寒凝。《脉经》谓"诸浮、诸沉、诸滑、诸涩、诸弦、诸紧，若在寸口，膈以上病；若在关上，胃以下病；若在尺中，肾以下病。"此病人手足厥冷，当病在上焦阳位，故辨证知"邪结在胸中"，脉法必对应于寸关。

（十一）脉乍结

【相关经文】

《辨可吐》："病手足逆冷，脉乍结，以客气在胸中，心下满而烦，欲食不能食者，病在胸中，当吐之。"

【解读】

本条文与355条实则属于同一条经文的解读，但355条的脉法为"脉乍紧"，而本条脉法为"脉乍结"。《辨脉法》谓："脉来缓，时一止复来者，名曰结。"又谓"阴盛则结"。故此知结脉与紧脉皆属阴寒结聚之象，此结脉当指355条"邪结在胸中"的阳气不通。"脉乍结"与"脉乍紧"文意互通，具有典型的口语化特征，甚至可以推测，"脉乍紧"是张仲景所言，"脉乍结"当为王叔和整理经文的理解。

（十二）脉甚微

【相关经文】

《辨发汗吐下后病脉证并治》："伤寒吐下发汗后，虚烦，脉甚微，八九日心下痞硬，胁下痛，气上冲咽喉，眩冒，经脉动惕者，久而成痿。"

【解读】

微主阳弱而阴寒，"脉甚微"即脉象非常微弱的意思，提示误治之后的虚弱状态，是对微脉的客观形容，非微脉之本义。

（十三）脉暴微

【相关经文】

287条："少阴病，脉紧，至七八日，自下利，脉暴微，手足反温，脉紧反去者，为欲解也。虽烦下利，必自愈。"

【解读】

微主虚，"脉暴微"即言脉象突然之间变得十分微弱，形容时间短，提示病程的急剧变化。暴，急促、急剧的意思。少阴病本脉当沉，但脉紧，为寒邪剧，七八天下利之后，手足反温，虽然稍有烦躁不安，并且下利未止，但脉象由紧很快转为微弱，此为寒邪已去，正气将复，因此判定"自愈"。

（十四）脉平

平脉的定义见于《脉经·卷五·扁鹊脉法第三》载："扁鹊曰：人一息脉二至谓平脉，体形无苦……平和之气，不缓不急，不滑不涩，不存不亡，不短不长，不俯不仰，不纵不横，此谓平脉。"此为和平之平，与仲景脉法不同。仲景脉法继承了《素问》、《灵枢》、《难经》的学术体系，认为五脏皆有平脉。王叔和承继仲景衣钵，《脉经》解：

"肝脉来濡弱招招，如揭竿末梢曰平……春肝木主，其脉弦细而长，名曰平脉也。

心脉来累累如连珠，如循琅玕曰平……夏胃微钩曰平。

脾脉来和柔相离，如鸡足践地曰平……长夏胃微濡弱曰平。

肺脉来厌厌聂聂，如落榆荚曰肺平……秋金肺主，其脉浮涩而短曰平脉。

肾脉来喘喘累累如钩，按之而坚曰肾平……冬肾水主，其脉沉濡而滑曰平。"

以上系五脏的生理常态脉。

"脉平"作为阴阳脉法的一个类型，不在《脉经》注释的 24 种脉象之列。但张仲景《辨脉法》载："问曰：脉病欲知愈未愈者，何以别之？答曰：寸口、关上、尺中三处，大小浮沉迟数同等，虽有寒热不解者，此脉阴阳为和平，虽剧当愈。"王叔和在《脉经·卷一·诊病将差难已脉第十五》篇解："问曰：假令病人欲差，脉而知愈，何以别之？答曰：寸关尺中大小、迟疾、浮沉同等，虽有寒热不解者，此脉阴阳为平复，当自愈。"故此知脉平的定义即"寸口、关上、尺中三处，大小浮沉迟数同等"，为病势稳定，三关脉度的持平，而非身体无疾的脉象和平。但王叔和接着又说："人病，其寸口之脉与人迎之脉小大及浮沉等者，病难已。"《脉经·卷一·两手六脉所主五脏六腑阴阳逆顺第七》篇规定："关前一分，人命之主，左为人迎，右为寸口。"当知左、右寸脉络属脏腑不同，主候之脉当与病机相应，本有强弱，两脉若见"浮沉等者"，虽为"脉平"，却提示了"病难已"，盖因为"三部不同，病各异端"。所以，类例相从，可据所谓"寸口、关上、尺中三处，大小浮沉迟数同等"的"和平"之脉，所指仅仅为单侧寸、关、尺三脉的脉势或脉度的相对持平，无明显的太过或不及之象，而非两手寸关尺六脉之象的均等。

另据《平脉法》载："问曰：翕奄沉，名曰滑，何谓也？师曰：沉为纯阴，翕为正阳，阴阳和合，故令脉滑，关尺自平。"此"关尺自平"与"寸口、关上、尺中三处，大小浮沉迟数同等，虽有寒热不解者，此脉阴阳为和平"的主属意义相同，"此脉阴阳为和平"即脉势均等。换言之，此"脉平"当与"脉滑"相似，为阳脉，与数脉相类，属于不规则脉法用语。

【相关经文】

391条："吐利发汗，脉平，小烦者，以新虚不胜谷气故也。"

《辨可下病脉证并治》："下利三部脉皆平，按之心下硬者，急下之，宜大承气汤。"

《金匮要略·疟病脉证并治》："温疟者，其脉如平，身无寒但热，骨节疼烦，时呕，白虎加桂枝汤主之。"

《金匮要略·痰饮咳嗽病脉证并治》："支饮亦喘而不能卧加短气，其脉平也。"

《金匮要略·妇人妊娠病脉证并治》："师曰：妇人得平脉，阴脉小弱，其人渴，不能食，无寒热，名妊娠，桂枝汤主之。于法六十日当有此证，设有医治逆者，却一月加吐下者，则绝之。"

【解读】

脉平为"寸口、关上、尺中三处，大小浮沉迟数同等"的脉势、脉度的持平，但有大、小、浮、沉、迟、数的脉势区别。《脉经·卷四·辨三部九候脉证第一》说："尺胜治下，寸胜治上，尺寸俱平治中央。"故脉平主胸膈以下、腰腹以上的中焦病候。

391条"吐利发汗"之后津液亏虚，脉当见微，故此"脉平"，当属三部脉微，为"阴阳自和，必自愈"的脉象。证见"小烦"，此为"食复"，故判定"以新虚不胜谷气故也"。398条解释："病人脉已解，而日暮微烦，以病新差，人强与谷，脾胃气尚弱，不能消谷，故令微烦，损谷则愈。"此谓"病人脉已解"与391条的"脉平"意义相同，属中焦脾胃"食复"之证，故知391条所述实为"食复"的平脉辨证法则。

《金匮要略·呕吐哕下利病脉证治》云："下利，三部脉皆平。"此"三部脉皆平"，属"按之心下坚"的脉候。其相关经文皆谓："下利，脉迟而滑者，实也。利未欲止，急下之，宜大承气汤。下利，脉反滑者，当有所去，下乃愈，宜大承气汤。"故知此"三部脉平"与滑脉相关，当为寸关尺三部脉象迟而滑，为中焦内热而实之象。

《金匮要略·疟病脉证并治》云"温疟者，其脉如平"，脉法云"疟脉自弦，弦数者多热"。此经文谓"温疟者，其脉如平，身无寒但热，骨节疼烦，时呕"，故知"其脉如平"，实指寸关尺三部脉弦数，为阳明经腑热盛之象。

《金匮要略·痰饮咳嗽病脉证并治》谓："支饮亦喘而不能卧，加短气，其脉平也。"脉法云"脉偏弦者，饮也"，故"其脉平也"，当是寸关尺三部脉弦，为胸膈间饮病之象。

《金匮要略·妇人妊娠病脉证并治》谓"妇人得平脉，阴脉小弱"，从《平脉法》"阴阳和合，故令脉滑，关尺自平"推理，此平脉当是寸关部的脉象略滑，尺脉小弱，对应"其人渴，不能食，无寒热"的症状，妇人妊娠"于法六十日当有此证"属于怀孕的常态脉象。

（十五）脉如蛇

【相关经文】

《金匮要略·痉湿暍病脉证治》："病者身热足寒，颈项强急，恶寒，时头热，面赤目赤，独头动摇，卒口噤，背反张者，痉病也。若发其汗者，寒湿相得，其表益虚，即恶寒甚。发其汗已，其脉如蛇（一云其脉涺）。"

【解读】

其脉如蛇，指脉象如蛇行一样弯弯曲曲。据《脉经·卷八·平痉湿暍脉证第二》所载，本条文即"痉，发其汗已，其脉涺涺如蛇"的缩减。《金匮要略》加注"其脉涺"当为"脉涺涺"之误。

"脉涺涺如蛇"，形容脉势如涺水之流那样弯曲如蛇行。涺，《说文解字》解："涺，水出北嚻山，入邙泽。"涺涺，即涺水流行弯曲不畅的样子。

故"其脉如蛇"为痉病发汗后的特征性脉象。痉病，属风病的一个类型。《金匮要略·痉湿暍病脉证治》载："夫风病，下之则痉，复发汗，必拘急。"

痉病之脉本当绷急弦紧，《金匮要略·痉湿暍病脉证治》解："夫痉脉，按之紧如弦，直上下行。"一作筑筑而弦，《脉经》云"痉家其脉伏坚，直上下"。

《脉经·卷八·平痉湿暍脉证第二》载："痉脉来，按之筑筑而弦，直上下行。痉家，其脉伏坚，直上下。"此即血管收缩、膨胀、张力加大所致，属阳气贲张之象。

脉来直上下行有寒热之别，见载于《脉经·卷二·平奇经八脉病第四》："尺寸俱浮，直上直下，此为督脉。腰背强痛，不得俯仰，大人癫病，小人风痫疾。脉来中央浮，直上下痛者，督脉也。动苦腰背膝寒，大人癫，小儿痫也。灸顶上三圆，正当顶上。尺寸脉俱牢，直上直下，此为冲脉，胸中有寒疝也。"据此可见，浮脉兼见直上下行者，属于督脉；沉牢脉兼见直上下行者，属于冲脉。

痉病属于太阳病，但分"刚痉、柔痉"两类。《伤寒论》、《金匮要略》、《脉经》中均载，但文字各有节略，可互为补充。《伤寒论·辨痉湿暍脉证》篇载：

"病身热足寒，颈项强急，恶寒，时头热面赤，目脉赤，独头面摇，卒口噤，背反张者，痉病也。"

《脉经·卷八·平痉湿暍脉证第二》载：

"病身热足寒，颈项强急，恶寒，时头热面赤，目脉赤，独头面摇者，为痉。太阳病，无汗，而小便反少，气上冲胸，口噤不得语，欲作刚痉，葛根汤主之。刚痉为病，胸满，口噤，卧不着席，脚挛急，其人必齘齿，可与大承气汤。"

痉病为"重实"之证，与现代所谓"脑膜刺激症状"相关，涉及病类较多，凡破伤风、各型脑炎、各类心脑血管病、运动神经元病等的神经症状都属此列。"按之紧如弦，直上下行"应属此类疾病急性发作期的标志性脉象，故"发其汗已，其脉如蛇"则为此类疾病慢性期或恢复期的对应之脉。从临证所见，两寸均可见上竟上弯曲或沉、或向内侧斜飞，在左寸多与心脑血管疾病相关，在右寸多与肺功能不全有关。

【案例】

刘先生，71 岁，吉安市青原区人。

2012-6-16 诊：脉右寸浮弦稍紧，关弦，尺沉稍紧；左寸上沉弦稍内斜，寸下浮弦稍紧，关弦，尺弦稍紧。舌红苔薄白，舌尖豌豆大血管瘤。血压 143/81mmHg，诉：右半身活动不利，右偏头痛、右肩臂、右腿麻木痹痛，怀疑轻度脑梗死，正服降压药。

诊断：太阳病痉病。葛根汤加味：

葛根 300g，麻黄 30g，桂枝 15g，白芍 60g，生姜 15g，大枣 15g，甘草 10g，赤芍 60g，怀牛膝 60g，黄连 15g。10 剂，每日 1 剂，分 4 次服。随时观察血压变化，血压无波动，降压药一周后递减。

患者复诊三次，第二诊时，诉停用西药数日，测血压 140/86mmHg，不适症状已去大半。服药后大便溏、次数增多，余无明显不良反应。

【平脉辨证】

脉右寸浮弦稍紧、关弦、尺沉稍紧，左寸上沉弦稍内斜、寸下浮弦稍紧、关弦、尺弦稍紧，左右三部六位脉均见弦紧，近似《脉经》所载"痉脉来，按之筑筑而弦，直上下行。痉家，其脉伏坚，直上下"。尤其 左寸上沉弦稍内斜、寸下浮弦稍紧，与"痉家，其脉伏坚，直上下"接近，故可定位太阳痉病。

【方证对应】

右半身活动不利、右偏头痛、右肩臂、右腿麻木痹痛为"拘急"之象。《金匮要略·痉湿暍病脉证治》载"夫风病，下之则痉，复发汗，必拘急"，故此可诊为"风病"。巅之为病，惟风可到，故右偏头痛；风邪伤络动血，血络不通，故有半身痹痛麻木而活动不利。血压偏高，亦即风病指征。张仲景治太阳痉病动风之证主以葛根汤，故从大剂量葛根汤加味，所加大剂量怀牛膝可利尿降压，黄连清上炎之火，有良好的保护血管作用。

从张仲景、王叔和论治痉病的经验论治脑血管疾病范畴的"中风"，栝楼桂枝汤、葛根汤、大承气汤，以及《金匮要略》收载的《古今录验》续命汤等皆可为主治之方，不仅见效快捷，且不易遗留后遗症。但后世医家发明"类中风"，特别自明代医家张景岳倡导"镇肝息风"论治以来，痉病与"中风"的历史本源即被混淆，治疗方法大相径庭，治疗结果更相去甚远。所以，厘清痉病与脑膜刺激征的关系，掌握痉病及其痉脉的鉴别与诊断，在当代更具现实意义。

（十六）脉如故

【相关经文】

《金匮要略·痉湿暍病脉证治》："暴腹胀大者，为欲解，脉如故，反伏弦者，痉。夫痉脉，按之紧如弦，直上下行。"

【解读】

如果不联系上下文，此条文费解。从《脉经·卷八·平痉湿暍脉证第二》所载的段落来看，本条文即："痉，发其汗已，其脉浛浛如蛇，暴腹胀大者，为欲解。脉如故，反伏弦者，必痉。"承上文，《金匮要略·痉湿暍病脉证治》篇"其脉如蛇"，缺失"浛浛"两字。

《脉经·卷七·重实重虚阴阳相附生死证第十九》："何谓虚实？对曰：邪气盛则实，精气夺则虚。重实者，肉大热，病气热，脉满，是谓重实。"痉病属"重实"之证，其脉"按之紧如弦，直上下行"。发汗后，脉势"浛浛如蛇"示邪气已衰减，故"为欲解"。"暴腹胀大者"指痉病"重实"之状，此平脉辨证，"暴腹胀大者"疑当置于"痉"之后、"发其汗已"之前。全句即："痉，暴腹胀大者，发其汗已，其脉浛浛如蛇，为欲解。脉如故，反伏弦者，必痉。"故此知"脉如故"是诊断的依据，即痉病在发汗后脉象仍然没有变化，脉象依旧为"伏弦"，断定痉病没有得到缓解，仍当发作，故曰"痉"。因此"脉如故"，当指"痉脉，按之紧如弦，直上下行"，属痉病的典型脉象，而"脉浛浛如蛇"则为痉病的缓解脉象。

（十七）脉调和

【相关经文】

105 条："伤寒十三日，过经谵语者，以有热也，当以汤下之。若小便利者，大便当硬，而反下利，脉调和者，知医以丸药下之，非其治也。若自下利者，脉当微厥，今反和者，此为内实也，调胃承气汤主之。"

【解读】

此条文"脉调和者"即"脉阴阳俱停"，也即"三部脉平"之义。94条可据："太阳病未解，脉阴阳俱停，必先振栗汗出而解。但阳脉微者，先汗出而解；但阴脉微者，下之而解。若欲下之，宜调胃承气汤。"故此知调和之脉当为寸关尺三部俱微，为阳微不足，津液亏耗之象。所以说"若自下利者，脉当微厥，今反和者，此为实也"。因为"微厥"之脉为寸关尺三部脉势弱不均，主属虚中夹实之证。

（十八）脉已解

【相关经文】

398条："病人脉已解，而日暮微烦，以病新差，人强与谷，脾胃气尚弱，不能消谷，故令微烦，损谷则愈。"

【解读】

"脉已解"，指大病差后，病邪已去，脉势转弱，但阳气尚虚。如《辨脉法》载："问曰：伤寒三日，脉浮数而微，病人身凉和者，何也？答曰：此为欲解也，解以夜半。脉浮而解者，濈然汗出也；脉数而解者，必能食也；脉微而解者，必大汗出也。"凡此举例，皆为"脉已解"。但病后阴阳未和，故"强与谷，脾胃气尚弱"，可能引起"日暮微烦"的食复之证。经文以此提醒病后调摄非常重要。

（十九）脉至如转索

【相关经文】

《伤寒例》："脉如转索，其日死。"

【解读】

"脉如转索"即脉势如绞绳状绷急紧硬。《脉经·卷三·肾膀胱部第三》载："肾脉来喘喘累累如钩，按之而坚，曰肾平，冬以胃气为本。肾脉来如引葛，按之益坚，曰肾病。肾脉来发如夺索，辟辟如弹石，曰肾死。"指肾脏缺失胃气滋养而真脏脉见，即脉势紧而硬之象。该脉法具体运用见载于《脉经·卷四·诊百病死生决第七》："左手尺部，脉四十动而一止，止而复来，来逆如循直木，如循张弓弦，纽纽然，如两人共引一索，至立冬死。"即以左尺定肾气绝。

（二十）脉至乍疏乍数

【相关经文】

《伤寒例》："脉至乍数乍疏者死。"

【解读】

乍，忽、忽然的意思，《史记·日者列传》"先王之道，乍存乍亡"指变化很快。"脉至乍数乍疏"即脉度节率忽快忽慢。《脉经·卷三·脾胃部第三》载："脾脉苌苌而弱，来疏去数，再至曰平；三至曰离经，病；四至脱精；五至死；六至命尽。足太阴脉也。"此"苌苌"即从猕猴桃的叶片状稀疏漂浮，形容脉象的至数不定，喻指脉的至数与脾相关。因脾主旺四时，故《脉经·卷四·辨三部九候论第一》又载："其脉乍数乍疏乍迟乍疾者，以日乘四季死。"故知"脉至乍数乍疏"即脾气绝之象。该脉法的具体运用见载于《脉经·卷四·诊百病死生决第七》中，"右手尺部，脉三十动一止，有顷更还，二十动一止，乍动乍疏，连连相因，不与息数相应，其人虽食谷犹不愈，繁草生而死"即以右尺定脾气绝。

第二节　趺阳脉与少阴脉法解

趺阳脉法、少阴脉法肇始于《素问·三部九候论》脉法，趺阳脉法专以候脾胃大肠病变，少阴脉法专以候肾气强弱。

趺阳脉法应用在于观察足背前脉动的太过与不及。《素问·三部九候论》载：

"以左手足上，上去踝五寸按之，庶右手足当踝而弹之。其应过五寸以上蠕蠕然者不病；其应疾中手浑浑者病，中手徐徐然者病；其应上不能至五寸，弹之不应者死。"

少阴脉法亦从太过不及辨肾气之虚实，诊脉部位在足内踝后、跟骨上动脉，为太溪穴，足少阳肾经络属，故少阴脉又名太溪脉。明·杨继洲《针灸大成》载："足内踝后五分，跟骨上动脉陷中。男子、妇人病，有此脉则生，无则死。足少阴肾脉所注为俞土。"

寸口、趺阳、少阴等脉法互为补充，是仲景脉法的重要组成部分。趺阳脉法、少阴脉法相对寸口脉法而言，虽然应用范围相对较窄，但同样遵循着脉法阴阳的原理。从经文所见，趺阳、少阴等脉法合用是鉴别诊断某些疑难大病的有效手段，故将此两种脉法合议解读。

趺阳脉的阴阳和平之脉为"迟而缓",示胃气调和。《辨脉法》云:"趺阳脉迟而缓,胃气如经也。"胃气如经是指胃气在手足阳明经气的正常循行,故趺阳脉的常态即迟而缓。反此太过与不及者,皆为病脉。但阴阳脉候的顺逆法与寸口脉法、少阴脉法不同。寸口脉法、少阴脉法规定"凡阴病见阳脉者生,阳病见阴脉者死",而趺阳脉法则截然相反:阴脉见于阳病为逆,阳脉见于阴病为顺。

少阴脉法的阴阳和平之脉为"弦而浮",示肾气充盛。《辨脉法》云:"以少阴脉弦而浮才见,此为调脉,故称如经也。"指少阴脉原来脉有太过或不及表现,现今转为"弦而浮",示病邪由里达表,肾气渐充。"如经"即肾气在手足少阴经脉畅通而调和,反此者病。

一、趺阳脉

(一)趺阳脉浮及其兼脉

1.**趺阳脉浮** 示胃气虚竭。

【相关经文】

《辨脉法》:"趺阳脉浮,浮则为虚,浮虚相搏,故令气噎,言胃气虚竭也。脉滑则为哕,此为医咎,责虚取实,守空迫血。脉浮,鼻中燥者,必衄也。"

【解读】

浮为阳气上浮之象,故"浮则为虚"。趺阳脉主胃气虚实,故趺阳脉浮,主要提示胃气虚竭。寸口脉见浮,示表主风;趺阳脉见浮,乃胃气之象。

脉滑为亢热动血之象,属阳脉,主胃火盛。哕为胃气上逆,示寒热错杂,气机升降不利。

鼻为肺窍,属手太阴肺经,与手阳明大肠为表里。趺阳脉浮,示阳明燥热循经气上传于鼻,燥热动血,故从鼻中燥,知"必衄"。

2.**兼脉**

(1)趺阳脉浮而滑:示内热盛。

【相关经文】

《金匮要略·中风历节病脉证并治》:"趺阳脉浮而滑,滑则谷气实,浮则汗自出。"

【解读】

浮为阳脉，滑亦即阳脉。趺阳脉浮而滑即二阳相煎，示阳明经气盛，腑气实，内热盛，故泄热而汗出。

（2）趺阳脉浮而数：示胃火盛。

【相关经文】

《辨脉法》："趺阳脉浮而数，浮则伤胃，数则动脾，此非本病，医特下之所为也。荣卫内陷，其数先微，脉反但浮，其人必大便硬，气噫而除。何以言之？本以数脉动脾，其数先微，故知脾气不治，大便硬，气噫而除。今脉反浮，其数改微，邪气独留，心中则饥，邪热不杀谷，潮热发渴，数脉当迟缓，脉因前后度数如法，病者则饥。数脉不时，则生恶疮也。"

《金匮要略·消渴小便不利淋病脉证并治》篇："寸口脉浮而迟，浮则为虚，迟即为劳，虚则卫气不足，劳则荣气竭。趺阳脉浮而数，浮即为气，数即为消谷而大坚（一作紧），气盛则溲数，溲数即坚，坚数相搏，即为消渴。"

《金匮要略·水气病脉证并治》篇："寸口脉浮而迟，浮脉则热，迟脉则潜，热潜相搏，名曰沉；趺阳脉浮而数，浮脉即热，数脉即止，热止相搏，名曰伏；沉伏相搏，名曰水；沉则络脉虚，伏则小便难，虚难相搏，水走皮肤，即为水矣。"

【解读】

浮、滑之脉均属阳。趺阳脉浮而滑，浮为气盛，滑为热盛，二阳相合，故主胃火盛。胃火盛，伤络动血则生恶疮，伤津耗液则大便硬。

在张仲景看来，寸口脉法、趺阳脉法、少阴脉法的应用各有侧重，对于疑难病证从两法或三法合用，力求辨识病机精确无误。

《金匮要略·消渴小便不利淋病脉证并治》篇从寸口脉法与趺阳脉法揭示了糖尿病的病机。"寸口脉浮而迟，浮即为虚，迟即为劳；虚则卫气不足，劳则荣气竭"，主病阳明病经气不足、气阴两虚；"趺阳脉浮而数，浮即为气，数即为消谷而大坚"，示胃气盛，气郁化火，即阳明燥热。综合寸口脉法、趺阳脉法，不难得出"消渴"即阳明，但病机即阳运不足与脾胃积热的互为因果，故消渴病见证错综复杂、虚中有实、实中有虚。"气盛则溲数，溲数即坚"即指燥热耗气，中气不足，膀胱不约，小便频数；小便频数反伤津液，津液少则大便干结，故消渴病人虚则易疲劳、小便频数，实则消谷易饥、大便难。病机既明，病、脉、证对应，对张仲景何以从人参白虎汤治"气盛"，何以从猪苓汤治"溲数"即了然于胸了。

而《金匮要略·水气病脉证并治》篇从寸口脉法与趺阳脉法的合用，揭示水气病的病机与消渴相同，即阳明经气不足，络脉空虚，风寒入里，稽留化热，沉伏下移，热结膀胱，水热互结，乘虚入于经脉，"虚难相搏，水走皮肤"，即为水肿病机。故从脉证对应的病机，张仲景治水补气独重黄芪、宣发利水倚重麻黄，防己黄芪汤、越婢汤、防己茯苓汤、甘草麻黄汤俱为正治。

（3）趺阳脉浮而芤：示宗气衰竭。

【相关经文】

《平脉法》："趺阳脉浮而芤，浮者卫气虚，芤者荣气伤，其身体瘦，肌肉甲错。浮芤相搏，宗气微衰，四属断绝。"

【解读】

趺阳脉浮而芤，浮为卫阳气衰之象，芤为荣阴不足之象。浮而芤则浮大中芤，示虚劳之极，阴阳俱虚，荣卫之气不达四肢，故主"宗气微衰，四属断绝"。四属，即四肢。

（4）趺阳脉浮而涩：示脾气不足。

【相关经文】

《辨脉法》："趺阳脉浮而涩，少阴脉如经者，其病在脾，法当下利。何以知之？若脉浮大者，气实血虚也。今趺阳脉浮而涩，故知脾气不足，胃气虚也。以少阴脉弦而浮才见，此为调脉，故称如经也。若反滑而数者，故知当屎脓也。"

247条："趺阳脉浮而涩，浮则胃气强，涩则小便数；浮涩相搏，大便则硬，其脾为约，麻子仁丸主之。"

《金匮要略·呕吐哕下利病脉证治》："趺阳脉浮而涩，浮则为虚，涩则伤脾，脾伤则不磨，朝食暮吐，暮食朝吐，宿谷不化，名曰胃反。脉紧而涩，其病难治。"

【解读】

趺阳脉法专以候胃气之虚实，是鉴别诊断脾胃大肠病变的重要脉法。"趺阳脉浮而涩"之"浮"，主阳气旺，示胃阳上逆而伤津，故"浮则胃气强"、"浮则为虚"；"涩"主阳气弱，示津液耗伤而伤脾，故"涩则小便数"、"涩则伤脾"。"浮涩相搏"即从一阴一阳相争之理推测阳强阴弱，胃强脾弱而运化不及，膀胱失约而津液流失，导致"大便则硬"的成因，平脉法以辨"脾约"之证；"脾伤则不磨"是从脾宜升、胃当降推测脾气下陷，胃气上逆则脾阳虚衰、升降不利，导致"朝食暮吐，暮食朝吐，宿谷不化"的成因，平脉法以辨"胃反"之证；"趺阳脉紧为伤脾"，故"趺阳脉紧而涩"示脾阳不复，纯阴无阳，此为"纯阴结"，故判断"其病难治。"

【案例】

陈先生，46 岁，塘洲镇黄塘村。

2011-10-4 诊：诉小便频，大便干结，一周一解。有肛裂出血史。恰其时正与跟诊学生讲解趺阳脉条文，遂按足背凹陷动脉搏动处，得脉浮而涩。再从寸口脉法，见右寸浮细稍过寸、关细弦滑、尺细弦，左寸沉细微弦、关弦、尺细弦稍紧。阳脉舌淡红，苔薄白。右寸络肺，肺与大肠相表里，右寸浮细稍过寸，主大肠气机不利，大便不畅，与趺阳脉浮而涩十分切合。证见小便频数，大便干结，余无明显不适，此为典型之脾约证。处方：

麻仁 30g，麦冬 15g，杏仁 15g，枳实 15g，厚朴 10g，大黄 10g，白芍 60g，肉苁蓉 30g，槐花 15g，当归 30g。10 剂，水煎，每日 1 剂，每日三服。

按：《伤寒论》247 条与《金匮要略·五脏风寒积聚病脉证并治》篇均载："趺阳脉浮而涩，浮则胃气强，涩则小便数。浮涩相搏，大便则硬，其脾为约，麻子仁丸主之。麻子仁（二升），芍药（半斤），枳实（半斤，炙），大黄（一斤，去皮），厚朴（一斤，炙，去皮），杏仁（一升，去皮尖，熬，别作脂）。"该患者脉候与经文所载十分符合。从此案寸口脉法与趺阳脉法的对比，可以推测在历史的长河中趺阳脉法，甚至少阴脉法、少阳脉法的诊断功能逐渐被替代的原因，或在于独取寸口也能取得趺阳脉法的诊断意义，且寸口脉法的运用相对更简单。

（二）趺阳脉紧及其兼脉

1. 趺阳脉紧　示寒伤脾。

【相关经文】

《金匮要略·黄疸病脉证并治》篇："趺阳脉紧为伤脾。"

《金匮要略·水气病脉证并治》篇："趺阳脉当伏，今反紧，本自有寒，疝瘕，腹中痛，医反下之，下之即胸满短气。"

【解读】

脉紧为阴，主寒、主痛，故从"趺阳脉当伏，今反紧"知其病机在于阴寒内盛而寒滞气机。《金匮要略·黄疸病脉证并治》谓"趺阳脉紧为伤脾"为指寒伤脾，阳运不足，气机升降不利。

2. 兼脉

（1）趺阳脉紧而浮：示内寒盛。

【脉法】

《平脉法》:"趺阳脉紧而浮，浮为气，紧为寒。浮为腹满，紧为绞痛。浮紧相搏，肠鸣而转，转即气动，膈气乃下。少阴脉不出，其阴肿大而虚也。"

【解读】

浮为阳主气，紧为弦之类脉，为阴主寒。趺阳脉紧而浮，即手足阳明经伤于寒邪之象。寒性收引下沉，寒邪入于脘腹，阻滞气机，阳运受阻，寒滞气机而腹满绞痛。"浮紧相搏，肠鸣而转，转即气动，膈气乃下"即从脉象推测寒邪入里的病机。

少阴脉法专以候肾气虚实。"少阴脉不出"即示寒邪伤及肾阳，阳气不通，气化失度，水湿阻于外阴，故"其阴肿大而虚也"。外阴即肾之外候，又名外肾。

（2）趺阳脉紧而数：示寒热夹杂。

【相关经文】

《金匮要略·黄疸病脉证并治》:"趺阳脉紧而数，数则为热，热则消谷，紧则为寒，食即为满。尺脉浮为伤肾，趺阳脉紧为伤脾。风寒相搏，食谷即眩，谷气不消，胃中苦浊，浊气下流，小便不通，阴被其寒，热流膀胱，身体尽黄，名曰谷疸。"

【解读】

脉紧为阴、主寒，脉数为阳、主热。"趺阳脉紧而数"，则阴阳相搏，脾寒胃热，提示寒热夹杂。"尺脉浮为伤肾"，为少阴肾阳虚亢有热之象。"趺阳脉紧为伤脾"，为太阴脾阳不足有寒之象。尺脉浮、趺阳脉紧提示"谷疸"的病机在于脾肾俱虚，水湿运化不及，故有寒热夹杂、虚实并存的种种见证。

（3）趺阳脉滑而紧：示脾胃炽热。

【相关经文】

《平脉法》:"趺阳脉滑而紧，滑者胃气实，紧者脾气强。持实击强，痛还自伤，以手把刃，坐作疮也。"

【解读】

脉滑为阳、主热，脉紧类弦为阴，主气机不利。脾常虚宜升，胃常实当降，脾升胃降，则气机调畅。"趺阳脉滑而紧"主脾胃炽热，提示为原本阳明内热，复加血气壅滞为毒之象。火毒炽盛，血气壅滞，其火上浇油的状态被形容为"持实击强，痛还自伤，以手把刃"，故判断"坐作疮也"。坐，不费力、肯定的意思，即一定生疮疡之义。

《汉书·霍去病传》："汉兵即度幕，人马罢，匈奴可坐收虏耳。"即言匈奴人毫不费力就俘虏了疲惫不堪的汉军人马。文意提示趺阳脉滑而紧主病脾胃炽热，导致痈肿化脓的必然性。

（4）趺阳脉大而紧：示脾阳已竭。

【相关经文】

《平脉法》："趺阳脉大而紧者，当即下利，为难治。"

【解读】

在阴阳脉法提纲中，脉大属阳、主极虚，脉紧属阴、主寒盛。《金匮要略·黄疸病脉证并治》云"趺阳脉紧为伤脾"，故"趺阳脉大而紧"为阴阳相搏之象，提示阴寒极剧，阳不制阴，因而外现。因脾阳已竭，寒湿无所制约，湿盛泄泻，真阳将脱，故曰"难治"。

（三）趺阳脉数及其兼脉

1. 趺阳脉数　示胃中有热。

【相关经文】

《金匮要略·消渴小便不利淋病脉证并治》篇："趺阳脉数，胃中有热，即消谷引食，大便必坚，小便即数。"

《金匮要略·水气病脉证并治》篇："趺阳脉当伏，今反数，本自有热，消谷，小便数，今反不利，此欲作水。"

【解读】

脉数为阳，为胃中有热之象。趺阳脉数，即提示阳明经燥热的病机，当有大便难而小便频数，是为脾约证。"趺阳脉当伏，今反数"，提示因阳明内热循经上传太阳经腑，故从"本自有热，消谷，小便数，今反不利"知其气机不利，膀胱气化失约来推测"此欲作水"即发生水肿。

2. 兼脉

趺阳脉沉而数：示内热燥实。

【相关经文】

《平脉法》："趺阳脉沉而数，沉为实，数消谷。紧者，病难治。"

【解读】

脉沉为阴，主病在里；脉数为阳，主病为热。趺阳脉沉而数，乃阳郁为热之象，主脾胃积热，提示内热燥实。脉数示燥热伤阴，故消谷易饥。"紧者"指跌阳脉沉而紧，紧主寒实，沉而紧即里寒坚固，故谓"病难治"。

（四）跌阳脉伏而涩与脉不出

1. 跌阳脉伏而涩　示阴寒格拒。

【相关经文】

《平脉法》："跌阳脉伏而涩，伏则吐逆，水谷不化，涩则食不得入，名曰关格。"

【解读】

《脉经》释："伏脉，极重指按之，著骨乃得。"又云："沉与伏相类。"脉伏，主里实邪盛之象；脉涩，主里虚至极之象。"跌阳脉伏而涩"共为二阴之脉，提示阳虚阴实，且虚实的矛盾十分突出。"伏则吐逆，水谷不化，涩则食不得入"是从脉法原理推测"关格"的病机，提示胃气虚衰，纯阴无阳，阴寒格拒。告之"关格"即上吐下泻，食入即吐是胃气将竭的征兆。

2. 跌阳脉不出　示脾气绝。

【相关经文】

《平脉法》："跌阳脉不出，脾不上下，身冷肤硬。"

【解读】

脉不出即无脉，跌阳脉专候脾胃之气，跌阳脉不出提示脾胃之气将绝。脾主肌肉，脾气绝则荣卫枯竭，故知"脾不上下，身冷肤硬"。

二、少阴脉

（一）少阴类兼脉

1. 少阴脉弱而涩

【相关经文】

《平脉法》："少阴脉弱而涩，弱者微烦，涩者厥逆。"

【解读】

本条文系少阴脉法之解读。少阴脉专以候肾气虚实。肾藏元阴元阳，为先天之本，寓水火之气，阴不足则虚烦为火，阳不足则水盛为寒。肾气常沉，少阴脉当沉而柔和有力，但"少阴脉弱而涩"则提示肾气劳伤，属纯阴无阳之脉。弱主阳不足，涩主阴血少，水亏则火上炎，肾阳上越，故脉弱；阴火上冲为微烦，脉涩则血少，荣阴不足，筋脉失养，阴阳气不相顺接，四肢厥逆不通。少阴脉弱而涩，为肾气虚微，精髓不足之象。

2. 少阴脉浮而弱　示肾阴不足，风邪伤骨。

【相关经文】

《金匮要略·中风历节病脉证并治》篇："少阴脉浮而弱，弱则血不足，浮则为风，风血相搏，即疼痛如掣。盛人脉涩少，短气，自汗出，历节疼，不可屈伸，此皆饮酒汗出当风所致。"

【解读】

少阴脉法专候肾气虚实。肾主骨属历节。浮为阳、主风，弱为阴、主不足，少阴脉浮而弱，提示肾阴不足则血少，血虚则风邪乘虚而入，即"风血相搏"，导致血络不痛，风邪入于骨骼关节为骨痹，故"疼痛如掣"。

《平脉法》谓"脉肥人责浮，瘦人责沉"，则肥胖之人历节疼，脉象"涩少"，因饮酒汗出，血脉弛张，荣卫不和，风邪乘虚入骨为痹，亦即"风血相搏"。但其脉因肥胖而沉表现为"涩少"，故其理与"脉浮而弱"相同。

仲景脉法少阴脉的诊断意义等同尺脉，故在实践中，少阴脉浮而弱的意义即约等于尺脉浮而弱。

3. 少阴脉滑而数　示湿热下焦，湿毒蕴结。

【相关经文】

《金匮要略·妇人杂病脉证并治》篇："少阴脉滑而数者，阴中即生疮，阴中蚀疮烂者，狼牙汤洗之。"

【解读】

滑为阳，主湿郁化热；数为阳，主热烦，阴部居下焦，为肾之外候，故少阴脉滑而数，即尺脉滑而数，提示下焦湿毒蕴结。经文从"少阴脉滑而数者"的脉法，对应"阴中即生疮，阴中蚀疮烂者"的证候，进而推测下焦湿热下注，湿毒蕴结而成疮毒化脓，治疗方法当"狼牙汤洗之"。

4. 少阴脉不至　示肾气绝。

【相关经文】

《平脉法》："少阴脉不至，肾气微，少精血，奔气促迫，上入胸膈，宗气反聚，血结心下，阳气退下，热归阴股，与阴相动，令身不仁，此为尸厥，当刺期门、巨阙。"

【解读】

少阴脉专以候肾气，少阴脉不出，提示肾气已衰。肾藏元阴元阳，元阳虚弱，元阴衰竭，则水火不济，肾水病及心火，心火再累肝木；心血耗伤，肝经不利，则血气不固而阴阳厥逆不通。故此将"少阴脉不至，肾气微，少精血，奔气促迫，上入胸膈，宗气反聚，血结心下，阳气退下，热归阴股，与阴相动，令身不仁"判断为阴阳不交的"尸厥"之证。期门为足厥阴肝经募穴，巨阙为手少阴心经募穴。刺期门，泻肝除热，热除而气血调畅，魂魄不散；刺巨阙，开心窍、降逆气，窍开而元神归位。二穴同刺，醒脑复苏。

（二）少阴负趺阳

脉有顺逆之法首见于《辨脉法》："问曰：脉有阴阳，何谓也？答曰：凡脉大、浮、数、动、滑，此名阳也；脉沉、涩、弱、弦、微，此名阴也。凡阴病见阳脉者生，阳病见阴脉者死。"应用分析的例证如256条："阳明少阳合病，必下利。其脉不负者，为顺也。负者，失也，互相克贼，名为负也。脉滑而数者，有宿食也，当下之，宜大承气汤。"其中"其脉不负者，为顺也。负者，失也，互相克贼，名为负也"的依据即从"阴病见阳脉为顺，阳病见阴脉为逆"的阴阳脉法判别预后。

【相关经文】

362条："下利，手足厥冷，无脉者，灸之不温，若脉不还，反微喘者，死。少阴负趺阳者，为顺也。"（同载于《金匮要略·呕吐哕下利病脉证治》篇）

王叔和在《脉经·卷八·平呕吐哕下利脉证第十四》另列："少阴负趺阳者为顺也。"

【解读】

趺阳脉专以候胃气之盈亏，以脉迟而缓为生理脉，见《辨脉法》载"趺阳脉迟而缓，胃气如经也"。少阴脉法专候肾气之虚实，常态脉当弦而浮。《辨脉法》曰："趺阳脉浮而涩，少阴脉如经者，其病在脾，法当下利。何以知之？若脉浮大者，气实血虚也。今趺阳脉浮而涩，故知脾气不足，胃气虚也。以少阴脉弦而浮才见，此为调脉，故称如经也。若反滑而数者，故知当屎脓也。"据此可知，趺阳脉与少阴脉即使同时主属同一病候，其脉象也大大不同。如《平脉法》云："趺阳脉浮而芤，浮者卫气衰，芤者荣气伤，其身体瘦，肌肉甲错。浮芤相搏，宗气微衰，四属断绝。"此从"趺阳脉浮而芤"候以手足厥冷；又云："少阴脉弱而涩，弱者微逆，涩者厥逆。"此从

"少阴脉弱而涩"主候手足厥冷，两者对比，阴阳各异。故 362 条所谓"少阴负趺阳者"，只有在少阴脉见阳脉，趺阳脉见阴脉之时，才为"顺"脉。《平脉法》因此强调"趺阳脉大而紧者，当即下利，为难治。"此从"大而紧"主候下利难治，也即阴病见阳脉为逆，与寸口脉法、少阴脉法的"阴病见阳脉为顺，阳病见阴脉为逆"的应用截然相反。

三、趺阳少阳少阴三脉合见

【脉法】

《金匮要略·水气病脉证并治》篇："师曰：寸口脉沉而迟，沉则为水，迟则为寒，寒水相搏，趺阳脉伏，水谷不化，脾气衰则鹜溏，胃气衰则身肿。少阳脉卑，少阴脉细，男子则小便不利，妇人则经水不通。经为血，血不利则为水，名曰血分。"

【解读】

寸口脉法中，脉沉属阴、主里证，脉迟属阴、主寒证，以此为据而推理。故"寸口脉沉而迟，沉则为水，迟则为寒，寒水相搏"提示阴寒内盛，阳虚水泛。

趺阳脉法中，脉伏属阴，主胃气弱。故"趺阳脉伏，水谷不化，脾气衰则鹜溏，胃气衰则身肿"提示胃气虚衰，脾阳不振，运化不及，水湿泛滥。

"少阳脉卑"，在《伤寒杂病论》中整部著作仅此一见。卑，衰弱、衰微之义。《左传·隐公十一年》："王室而既卑矣，周之子孙日失其序。"故少阳脉卑，即少阳脉微弱。足厥阴肝经与足少阳胆经为表里，络属于左关，故"少阳脉卑"即左关微弱，为阴脉，提示肝气衰。肝气衰，则枢机不利。

少阴脉细，提示肾气虚。王叔和解细脉："小大于微，常有，但细耳。"

故"少阳脉卑，少阴脉细"联合提示肝肾亏虚。肝为血脏，肾为水脏，肝肾虚寒，在男子则气化不利，在女子则胞宫寒凝，故平脉辨证，判定"男子则小便不利，妇人则经水不通。经为血，血不利则为水，名曰血分"，提示此"血分"病为虚证。

妇女水肿病分两个类型，一为病在"血分"，一为病在"水分"，病机复杂，论治有别。为使确诊无误，张仲景不仅倚重多种脉法的综合应用，也注重从问诊鉴别："问曰：病有血分、水分，何也？师曰：经水前断，后病水，名曰血分，此病难治；先病水，后经水断，名曰水分，此病易治。何以故？去水，其经自下。"从月经期与发病期的先后关系推理，是十分简便的临证思维方法。

少阴脉在三关定位居于尺部。仲景脉法中，少阴脉法与寸口脉法中的尺脉所主性质同属一致。本篇另有条文可据："水之为病，其脉沉小，属少阴，浮者为风；无水虚胀者，为气。水，发其汗即已。脉沉者，宜麻黄附子汤；浮者，宜杏子汤。"此中谓"其脉沉小，属少阴"，即因为该脉取自寸口脉法，故不言"少阴脉沉小"。

此条文涉及寸口脉法、趺阳脉法、少阳脉法、少阴脉法计4种脉法。但以仲景脉法提纲"脉有三部"等文法惯例分析，脉法之间有互文互义之嫌，故其寸口脉沉而迟仅指寸部脉沉而迟；少阳脉卑，当是关脉弱；少阴脉细，当指尺脉细。

趺阳脉法、少阳脉法、少阴脉法专以辨识脾胃病或脾肾相关疾病证候的寒热虚实病机，是仲景脉法的重要组成部分。如能掌握其方法，对于正确解读相关经文内涵、辨析某方类证仍具有不可替代性。但不可否认，由于趺阳脉法、少阳脉法、少阴脉法的诊断意义与寸口脉法的寸关尺的诊断意义几乎等同，才使这些脉法在历史的长河中被逐渐淹没，唯寸口脉法一统天下，这为后世学者学习经典原文造成了诸多不便，也是漠视平脉辨证价值的主要原因。

第三节　阴阳五行脉法解

阴阳五行脉法，即运用木、火、土、金、水五行生克乘侮规律，分析两手寸、关、尺三部六位的太过与不及的独脉，从五行对应的脏腑关系以推论病机、判断预后的脉法。五行脉法蕴含于阴阳脉法之中，故称阴阳五行脉法。

一、阴阳五行的概念

远古人类对于阴、阳与木、火、土、金、水五行的认识是两个不同的概念。最初的阴阳指天地自然之道，五行则比类取象地从物质系统的属性推理世间万事万物的关系。万事万物之间的对立又统一的依存关系一分为二，即阴阳；将功能相似或近似的关系，以事物的属性比喻类分，即木、火、土、金、水五行。阴阳五行之间这种相互依存、相互制约的关系将复杂事物简单化，恰如高屋建瓴，可以提纲挈领，是中华文化肇始的根基，其所蕴含的深刻内涵是认识世界、改造世界的有力武器。我以为，学习中医必须懂得中国古代科学的所有学科无一例外地都蕴含着阴阳五行学说的道理。阴阳五行学说的价值，首先在于代表了中国古代科学的理论基础，不仅是古人认识宇宙规律的哲学观，也是方法论。经方医学虽然源于朴素的医疗经验积累，但其理论体系应当是古代医学家们在阴阳五行学说指导下通过实践探索取得的技术成果。故《素问·天元纪大论》说："夫五运阴阳者，天地之道也，万物之纲纪，变化之父母，生杀之本始，神明之府也，可不通乎？"

五行变化之中，木生火、火生土、土生金、金生水、水生木，循环往复，谓之"相生"，即五行之间存在着促进、助长和资生的关系。生我者为母，我生者为子。反之，木克土、土克水、水克火、火克金、金克木，如环无端，谓之"相克"，即五行之间存在着相互克制、制约、抑制的关系。在五行生克的基础上，又演化出所胜、所不胜的关系。我克者为我所胜，克我者为我所不胜。如果某一行本身过于强盛，造成对被克制的一行过分克制；或者某一行不足，使克制它的一行显得相对增强，使得本身更虚弱，则谓之"相乘"。相乘是相克太过，规律与相克一致。如果某一行过度强盛，对原来克我的一行进行反克；或者某一行本身虚弱，不仅不能克制应当克制的一行，反而受到应克制一行的反侮，则谓之"相侮"。相侮是反向克制，规律是相克的反向。五行之间相生相克，生中有克，克中有生，相反相成，是事物发展变化不可分割的两个方面。

阴阳五行学说应用于人体生理病理关系，则五脏六腑之中，五脏为阳，六腑为阴，肝、心、脾、肺、肾五脏分别与胆、胃、大肠、小肠、膀胱、三焦六腑对应成表里，分别从属于木、火、土、金、水五行。

《灵枢·本脏》说："五脏者，所以参天地，副阴阳，而连四时，化五节者也。"此之言五脏之气与天地、阴阳、四时、五行之气相应。

而《灵枢·五乱》又载："经脉十二者，别为五行，分为四时，何失而乱？何得而治？岐伯曰：五行有序，四时有分，相顺则治，相逆则乱。"是言经脉与四时、五行之气相应之理。

因此，阴阳五行学说从天人合一的道理认识人体的生理、病理关系，在于为临证思维提供简便方法。如《素问·玉机真藏论》指出："五脏相通，移皆有次，五脏有病，则各传其所胜。"此即从五行制化如相生、相克、反侮，乘侮规律分析生理、病理现象。所以，阴阳五行学说是中医基础理论的重要组成部分。

如《伤寒论》184 条载："问曰：恶寒何故自罢？答曰：阳明居中，主土也，万物所归，无所复传，始虽恶寒，二日自止，此为阳明病也。"此即从足阳明胃经在五行为土的象属论述阳明病内实证的机理，简明扼要。

二、阴阳五行脉法的内涵

平脉辨证，方证对应，构建了三阴三阳六经病辨证论治体系的基本框架。平脉辨证强调脉法应用，其重要性比之现代科技发达的检查手段毫不逊色，甚至更具特点。脉法推理，首分阴阳。《辨脉法》开言即云："问曰：脉有阴阳，何谓也？答曰：凡脉大、浮、数、动、滑，此名阳也；脉沉、涩、弱、弦、微，此名阴也。凡阴病见阳脉者生，阳病见阴脉者死。"阴阳既分，生死立判。因此，证从脉分，法从阴阳，从脉证合参推衍出平脉辨证诊疗规范，不仅是仲景学术思想的核心，也造就了《伤寒杂病论》整部著作烛照千秋的灵魂。

五行脉法作为阴阳脉法的重要组成部分，既相互补充，又独立应用，其基本内涵见于《伤寒论·平脉法》。从阴阳五行生克乘侮规律结合五脏与天地、阴阳、四时相应中推论五行脉法，虽篇幅所占比例不多，但方法简明扼要。如《平脉法》载：

"问曰：东方肝脉，其形何似？师曰：肝者，木也，名厥阴，其脉微弦，濡弱而长，是肝脉也。肝病自得濡弱者，愈也。假令得纯弦脉者，死，何以知之？以其脉如弦直，此是肝脏伤，故知死也。

南方心脉，其形何似？师曰：心者，火也，名少阴，其脉洪大而长，是心脉也。心病自得洪大者，愈也。假令脉来微去大，故名反，病在里也。脉来头小本大，故名覆，病在表也。上微头小者，则汗出。下微本大者，则为关格不通，不得尿，头无汗者可治，有汗者死。

西方肺脉，其形何似？师曰：肺者，金也，名太阴，其脉毛浮也，肺病自得此脉。若得缓迟者皆愈，若得数者则剧，何以知之？数者，南方火，火克西方金，法当痈肿，为难治也。

问曰：二月得毛浮脉，何以处言至秋当死？师曰：二月之时，脉当濡弱，反得毛浮者，故知至秋死。二月肝用事，肝属木，脉应濡弱，反得毛浮脉者，是肺脉也。肺属金，金来克木，故知至秋死。他皆仿此。"

以上文字所见，阴阳五行脉法从五行生克的关系推理病机，对于判断预后至关重要，但张仲景仅仅从肝木、心火、肺金例以说明，示学者以技巧。王叔和有鉴于仲景脉法的不全，参照《素问》、《针经》（即《灵枢》）中脉法内容和张仲景脉法，结合自己的经验，对阴阳五行脉法做了较为完善的总结，尤其针对仲景脉法的不足，《脉经》

中予以了补充。内容如下：

1. 仲景脉法的脏腑定位表述不清，王叔和予以精细详分。

《脉经·卷一·两手六脉所主五脏六腑阴阳逆顺第七》载：

"《脉法赞》云：肝、心出左，脾、肺出右，肾与命门俱出尺部，魂、魄、谷、神皆见寸口。左主司官，右主司府。左大顺男，右大顺女。关前一分，人命之主，左为人迎，右为气口。神门决断，两在关后。人无二脉，病死不愈。诸经损减，各随其部。察按阴阳，谁与先后。阴病治官，阳病治府。奇邪所舍，如何捕取？审而知者，针入病愈。

心部，在左手关前寸口是也，即手少阴经也。与手太阳为表里，以小肠合为府。合于上焦，名曰神庭，在龟尾下五分。

肝部，在左手关上是也，足厥阴经也。与足少阳为表里，以胆合为府。合于中焦，名曰胞门，在太仓左右三寸。

肾部，在左手关后尺中是也，足少阴经也。与足太阳为表里，以膀胱合为府。合于下焦，在关元左。

肺部，在右手关前寸口是也，手太阴经也。与手阳明为表里，以大肠合为府。合于上焦，名呼吸之府，在云门。

脾部，在右手关上是也，足太阴经也。与足阳明为表里，以胃合为府。合于中焦脾胃之间，名曰章门，在季胁前一寸半。

肾部，在右手关后尺中是也，足少阴经也，与足太阳为表里，以膀胱合为府。合于下焦，在关元右。左属肾，右为子户，名曰三焦。"

2. 仲景五行脉法残缺不全，王叔和给予了补充完善。

《脉经·卷三》载：

《肝胆部第一》：

"肝象木，与胆合为腑。其经足厥阴，与足少阳为表里。其脉弦。其相，冬三月；王，春三月；废，夏三月；囚，季夏六月；死，秋三月。其王日，甲乙；王时，平旦、日出。其困日，戊巳；困时，食时、日昳。其死日，庚辛；死时，晡时、日入。其神魂，其主色；其养筋；其候目；其声呼；其色青；其臭臊；其液泣；其味酸；其宜苦；其恶辛。肝俞在背第九椎，募在期门；胆俞在背第十椎，募在日月。

上新撰。

冬至之后得甲子，少阳起于夜半，肝家王。肝者，东方木，万物始生，其气来软而弱，宽而虚，故脉为弦。软即不可发汗，弱即不可下。宽者开，开者通，通者利，故名曰宽而虚。春以胃气为本，不可犯也。

上四时经。

黄帝问曰：春脉如弦，何如而弦？岐伯曰：春脉肝也，东方木也，万物之所以始生也，故其气来濡弱轻虚而滑，端直以长，故曰弦。反此者病。黄帝曰：何如而反？岐伯曰：其气来实而强，此谓太过，病在外；其气来不实而微，此谓不及，病在中。黄帝曰：春脉太过与不及，其病皆何如？岐伯曰：太过则令人善忘忽忽，眩冒而颠疾。不及则令人胸胁痛引背，下则两胁胠满。黄帝曰：善。

肝脉来濡弱招招，如揭竿末梢曰平。春以胃气为本，肝脉来盈实而滑，如循长竿，曰肝病。肝脉来急而益劲，如新张弓弦，曰肝死。

真肝脉至，中外急，如循刀刃，责责然，如按琴瑟弦。色青白不泽，毛折乃死。

春胃微弦曰平。弦多胃少曰肝病。但弦无胃曰死。有胃而毛曰秋病，毛甚曰今病。

肝藏血，血舍魂，悲哀动中则伤魂，魂伤则狂妄不精，不敢正当人，阴缩而筋挛，两胁骨不举，毛悴色夭，死于秋。

春肝木王，其脉弦细而长，名曰平脉也。反得浮涩而短者，是肺之乘肝，金之克木，为贼邪大逆，十死不治。反得洪大而散者，是心之乘肝，子之扶母，为实邪，虽病自愈。反得沉濡而滑者，是肾之乘肝，母之归子，为虚邪，虽病易治。反得大而缓者，是脾之乘肝，土之凌木，为微邪，虽病即差。

肝脉来濯濯如倚竿，如琴瑟之弦，再至曰平；三至曰离经，病；四至脱精；五至死；六至命尽。足厥阴脉也。

肝脉急甚，为恶言；微急，为肥气，在胁下若覆杯；缓甚，为善呕；微缓，为水、瘕痹；大甚，为内痈，善呕衄；微大，为肝痹，阴缩，咳引少腹；小甚，为多饮；微小，为消瘅；滑甚，为癫疝；微滑，为遗溺；涩甚，为溢饮；微涩，为瘛疭挛筋。

足厥阴气绝则筋缩，引卵与舌。厥阴者，肝脉也，肝者，筋之合也，筋者聚于阴器，而脉络于舌本，故脉弗营则筋缩急，筋缩急则引舌与卵，故唇青、舌卷、卵缩，则筋先死。庚笃辛死，金胜木也。

肝死脏，浮之脉弱，按之中如索不来，或曲如蛇行者，死。

上《素问》、《针经》、张仲景。"

《心小肠部第二》：

"心象火，与小肠合为腑。其经手少阴，与手太阴为表里。其脉洪。其相，春三月；王，夏三月；废，季夏六月；囚，秋三月，死，冬三月。其王日，丙丁；王时，禺中、日中。其困日，庚辛；困时，晡时、日入。其死日，壬癸；死时，人定、夜半。其藏神；其主臭；其养血；其候舌；其声言；其色赤；其臭焦；其液汗；其味苦；其宜甘；其恶咸。心俞在背第五椎，募在巨阙；小肠俞在第十八椎，募在关元。

上新撰。

心者南方火。万物洪盛，垂枝布叶，皆下垂如曲，故名曰钩。心脉洪大而长，洪则卫气实，实则气无从出。大则荣气萌，萌洪相搏，可以发汗，故名曰长。长洪相得，即引水浆，溉灌经络，津液皮肤。太阳洪大，皆是母躯，幸得戊巳，用牢根株。阳气上出，汗见于头。五内枯干，胞中空虚，医反下之，此为重虚也。脉浮有表无里，阳无所使，不但危身，并中其母。

上四时经。

黄帝问曰：夏脉如钩，何如而钩？岐伯曰：夏脉心也，南方火也，万物之所以盛长也。故其气来盛去衰，故曰钩，反此者病。黄帝曰：何如而反？岐伯曰：其气来盛去亦盛，此谓太过，病在外；其来不盛去反盛，此谓不及，病在中。黄帝曰：夏脉太过与不及，其病皆何如？岐伯曰：太过，则令人身热而肤痛，为浸淫；不及，则令人烦心，上见咳唾，下为气泄。帝曰：善。

心脉来累累如连珠，如循琅玕，曰平。夏以胃气为本。心脉来，喘喘连属，其中微曲，曰心病。心脉来，前曲后居，如操带钩，曰心死。

真心脉至，坚而搏，如循薏苡子，累累然，其色赤黑不泽，毛折乃死。

夏胃微钩曰平，钩多胃少曰心病，但钩无胃曰死。胃而有石曰冬病，石甚曰今病。

心藏脉，脉舍神。怵惕思虑则伤神，神伤则恐惧自失，破䐃脱肉，毛悴色夭，死于冬。

夏心火王，其脉洪，大而散，名曰平脉。反得沉濡而滑者，是肾之乘心，水之克火，为贼邪，大逆，十死不治。反得大而缓者，是脾之乘心，子之扶母，为实邪，虽病自愈。反得弦细而长者，是肝之乘心，母之归子，为虚邪，虽病易治。反得浮涩而短者，是肺之乘心，金之凌火，为微邪，虽病即差。

心脉来累累如贯珠滑利，再至曰平；三至曰离经，病；四至脱精；五至死；六至命尽。手少阴脉。

心脉急甚，为瘈疭；微急，为心痛引背，食不下；缓甚，为狂笑；微缓，为伏梁，在心下上下行，时唾血；大甚，为喉介；微大，为心痹引背，善泪出；小甚，为善哕；微小，为消瘅；滑甚，为善渴；微滑，为心疝引脐，少腹鸣；涩甚，为喑；微涩，为血溢，微厥，耳鸣，颠疾。

手少阴气绝，则脉不通。少阴者，心脉也。心者，脉之合也。脉不通，则血不流，血不流，则发色不泽，故其面黑如漆柴者，血先死。壬笃癸死，水胜火也。

心死脏。浮之脉实，如豆麻击手，按之益躁疾者，死。

上《素问》、《针经》、张仲景。"

《脾胃部第三》:

"脾象土，与胃合为腑。其经足太阴，与足阳明为表里。其脉缓。其相，夏三月；王，季夏六月；废，秋三月；囚，冬三月；死，春三月。其王日，戊己；王时，食时、日昳。其困日，壬癸；困时，人定、夜半。其死日，甲乙；死时，平旦、日出。其神意；其主味；其养肉；其候口；其声歌；其色黄；其臭香；其液涎；其味甘；其宜辛；其恶酸。脾俞在背第十一椎，募在章门；胃俞在背第十二椎，募在太仓。

上新撰。

脾者土也，敦而福，敦者，厚也。万物众色不同，故名曰得。福者广，万物悬根住茎，其叶在巅。蛸蝱蠕动，蚑蟜喘息，皆蒙土恩。德则为缓，恩则为迟，故令太阴脉缓而迟，尺寸不同。酸咸苦辛，大沙而生，互行其时，而以各行，皆不群行，尽可常服。土寒则温，土热则凉。土有一子，名之曰金，怀挟抱之，不离其身。金乃畏火，恐热来熏，遂弃其母，逃归水中，水自金子，而藏火神，闭门塞户，内外不通，此谓冬时也。土亡其子，其气衰微，水为洋溢，浸渍为池，走击皮肤，面目浮肿，归于四肢。愚医见水，直往下之，虚脾空胃。水遂居之，肺为喘浮。肝反畏肺，故下沉没。下有荆棘，恐伤其身，避在一边，以为水流。心衰则伏，肝微则沉，故令脉伏而沉。工医来占，固转孔穴，利其溲便，遂通水道，甘液下流，亭其阴阳，喘息则微，汗出正流。肝著其根，心气因起，阳行四肢。肺气亭亭，喘息则安。肾为安声，其味为咸。倚坐母败，洿臭如腥。土得其子，则成为山。金得其母，名曰丘矣。

上四时经。

黄帝曰：四时之序，逆顺之变异也。然脾脉独何主？岐伯曰：脾者土也，孤脏以灌四旁者也。曰：然则脾善恶可得见乎？曰：善者不可得见，恶者可见。曰：恶者何如？

曰：其来如水之流者，此谓太过，病在外。如鸟之喙，此谓不及，病在中。太过，则令人四肢沉重不举。其不及，则令人九窍壅塞不通，名曰重强。

脾脉来而和柔相离，如鸡足践地，曰平。长夏以胃气为本。脾脉来，实而盈数，如鸡举足，曰脾病。脾脉来，坚兑如鸟之喙，如鸟之距，如屋之漏，如水之溜，曰脾死。

真脾脉至，弱而乍疏乍散，色青黄不泽，毛折乃死。

长夏胃微濡弱，曰平。弱多胃少，曰脾病。但弱无胃，曰死。濡弱有石，曰冬病。石甚，曰今病。

脾藏荣，荣舍意。愁忧不解则伤意，意伤则闷乱，四肢不举，毛悴色夭，死于春。

六月季夏建未，坤未之间土之位，脾王之时，其脉大，阿阿而缓，名曰平脉。反得弦细而长者，是肝之乘脾，木之克土，为贼邪，大逆，十死不治。反得浮，涩而短者，是肺之乘脾，子之扶母，为实邪，虽病自愈。反得洪大而散者，是心之乘脾，母之归子，为虚邪，虽病易治。反得沉濡而滑者，肾之乘脾，水之凌土，为微邪，虽病即差。

脾脉苌苌而弱，来疏去数，再至曰平；三至曰离经，病；四至脱精；五至死；六至命尽。足太阴脉也。

脾脉急甚，为瘈疭；微急，为膈中满，食饮入而还出，后沃沫。缓甚，为痿厥；微缓，为风痿，四肢不用，心慧然若无病；大甚，为击仆；微大，为痞气，裹大脓血，在肠胃之外；小甚，为寒热；微小，为消瘅；滑甚，为癫癃；微滑，为虫毒蛔，肠鸣热；涩甚，为肠癫；微涩，为内溃，多下脓血也。

足太阴气绝，则脉不营其口唇。口唇者，肌肉之本也。脉不营则肌肉濡，肌肉濡则人中满，人中满则唇反，唇反者肉先死。甲笃乙死，木胜土也。

脾死脏，浮之脉大缓，按之中如覆杯，洁洁状。如摇者，死。

上《素问》、《针经》、张仲景。"

《肺大肠部第四》：

"肺象金，与大肠合为腑。其经手太阴，与手阳明为表里。其脉浮。其相，季夏六月；其王，秋三月；废，冬三月；囚，春三月；死，夏三月。其王日，庚辛；王时，晡时、日入。其困日，甲乙；困时，平旦、日出。其死日，丙丁；死时，禺中、日中。其神魄；其主声；其养皮毛；其候鼻；其声哭；其色白；其臭腥；其液涕；其味辛；其宜咸；

其恶苦。肺俞在背第三椎，募在中府；大肠俞在背第十六椎，募在天枢。

上新撰。

肺者西方金，万物之所终。宿叶落柯，萋萋枝条，其机然独在。其脉为微浮毛，卫气迟。荣气数，数则在上，迟则在下，故名曰毛。阳当陷而不陷，阴当升而不升，为邪所中。阳中邪则卷，阴中邪则紧，卷则恶寒，紧则为栗，寒栗相搏，故名曰疟。弱则发热，浮乃来出。旦中旦发，暮中暮发。脏有远近，脉有迟疾，周有度数，行有漏刻。迟在上，伤毛采；数在下，伤下焦。

中焦有恶则见，有善则匿。阳气下陷，阴气则温，阳反在下，阴反在巅，故名曰长而且留。

上四时经。

黄帝问曰：秋脉如浮，何如而浮？岐伯对曰：秋脉肺也，西方金也，万物之所以收成也。故其气来，轻虚而浮，其气来急去散，故曰浮。反此者病。

黄帝曰：何如而反？岐伯曰：其气来毛而中央坚，两傍虚，此谓太过，病在外；其气来毛而微，此谓不及，病在中。黄帝曰：秋脉太过与不及，其病何如？

岐伯曰：太过，则令人气逆而背痛温温然；不及，则令人喘，呼吸少气而咳，上气见血，下闻病音。

肺脉来厌厌聂聂如落榆荚，曰肺平。秋以胃气为本。肺脉来不上不下，如循鸡羽，曰肺病。肺脉来，如物之浮，如风吹毛，曰肺死。

真肺脉至，大而虚，如以毛羽中人肤，色赤白不泽，毛折乃死。

秋胃微毛，曰平。毛多胃少，曰肺病；但毛无胃，曰死。毛而有弦，曰春病。弦甚，曰今病。

肺藏气，气舍魄。喜乐无极则伤魄，魄伤则狂，狂者意不存人，皮革焦，毛悴色夭，死于夏。

秋金肺王，其脉浮涩而短，曰平脉。反得洪大而散者，是心之乘肺，火之克金，为贼邪，大逆，十死不治。反得沉濡而滑者，肾之乘肺，子之扶母，为实邪，虽病自愈。反得大而缓者，是脾之乘肺，母之归子，为虚邪，虽病易治。反得弦细而长者，是肝之乘肺，木之陵金，为微邪，虽病即差。

肺脉来泛泛轻如微风吹鸟背上毛，再至曰平；三至曰离经，病；四至脱精；五至死；六至，命尽。手太阴脉也。

肺脉急甚，为癫疾；微急，为肺寒热，怠堕，咳唾血，引腰背胸，苦鼻息肉不通。

缓甚，为多汗；微缓，为痿偏风，头以下汗出不可止。大甚，为胻肿；微大，为肺痹，引胸背，起腰内。小甚，为飧泄；微小，为消瘅。滑甚，为息贲上气；微滑，为上下出血。涩甚，为呕血；微涩，为鼠瘘，在颈支掖之间，下不胜其上，其能喜酸。

手太阴气绝，则皮毛焦。太阴者，行气温皮毛者也。气弗营则皮毛焦，皮毛焦则津液去，津液去则皮节伤，皮节伤者则爪枯毛折，毛折者则气先死。丙笃丁死，火胜金也。

肺死脏，浮之虚，按之弱如葱叶，下无根者，死。

上《素问》、《针经》、张仲景。"

《肾膀胱部第五》：

肾象水，与膀胱合为腑。其经足少阴，与足太阳为表里。其脉沉。其相，秋三月；其王，冬三月；废，春三月；囚，夏三月；其死，季夏六月。其王日，壬癸；王时，人定、夜半。其困日，丙丁；困时，禺中、日中。其死日，戊巳；死时，食时、日昳。其神志；其主液，其养骨；其候耳；其声呻；其色黑；其臭腐；其液唾；其味咸；其宜酸；其恶甘。肾俞在背第十四椎，募在京门；膀胱俞在背第十九椎，募在中极。

上新撰。

肾者，北方水，万物之所藏。百虫伏蛰，阳气下陷，阴气上升，阳气中出。阴气烈为霜，遂不上升，化为雪霜。猛兽伏蛰，蜾虫匿藏。其脉为沉，沉为阴，在里，不可发汗，发则蜾虫出，见其霜雪。阴气在表，阳气在藏，慎不可下，下之者伤脾，脾土弱即水气妄行。下之者，如鱼出水，蛾入汤。

重客在里，慎不可熏，熏之逆客，其息则喘。无持客热，令口烂疮。阴脉且解，血散不通，正阳遂厥，阴不往从。客热狂入，内为结胸。脾气遂弱，清溲痢通。

上四时经。

黄帝问曰：冬脉如营，何如而营？岐伯对曰：冬脉肾也，北方水也，万物之所以合藏，故其脉来沉而搏，故曰营。反此者病。黄帝曰：何如而反？岐伯曰：其气来如弹石者，此谓太过，病在外；其去如数者，此谓不及，病在中。黄帝曰：冬脉太过与不及，其病皆如何？岐伯曰：太过则令人解㑊，脊脉痛而少气，不欲言；不及，则令人心悬如病饥，胻中清，脊中痛，小腹满，小便黄赤。

肾脉来喘喘累累如钩，按之而坚，曰肾平。冬以胃气为本。肾脉来如引葛，按之益坚，曰肾病。肾脉来，发如夺索，辟辟如弹石，曰肾死。

真肾脉至，搏而绝，如以指弹石辟辟然，其色黑黄不泽，毛折乃死。

冬胃微石，曰平。石多胃少，曰肾病。但石无胃，曰死。石而有钩，曰夏病；钩甚，曰今病。

凡人以水谷为本，故人绝水谷则死，脉无胃气亦死。所谓无胃气者，但得真脏脉，不得胃气也。所谓脉不得胃气者，肝不弦，肾不石也。

肾藏精，精舍志，盛怒而不止，则伤志，伤志则善忘其前言，腰脊痛，不可以俯仰屈伸，毛悴色夭，死于季夏。

冬肾水王，其脉沉濡而滑，曰平。脉反得大而缓者，是脾之乘肾，土之克水，为贼邪，大逆，十死不治。反得弦细而长者，是肝之乘肾，子之扶母，为实邪，虽病自愈。反得浮涩而短者，是肺之乘肾，母之归子，为虚邪，虽病易治。反得洪大而散者，是心之乘肾，火之陵水，为微邪，虽病即差。

肾脉沉细而紧，再至曰平；三至曰离经，病；四至脱精；五至死，六至命尽。足少阴脉也。

肾脉，急甚为骨痿、癫疾；微急为奔豚，沉厥，足不收，不得前后；缓甚，为折脊；微缓为洞下，洞下者食不化，入咽还出。大甚，为阴痿；微大，为石水，起脐下以至小腹，肿垂垂然，上至胃脘，死不治。小甚，为洞泄；微小，为消瘅。滑甚，为癃癀；微滑，为骨痿，坐不能起，目无所见，视见黑花。涩甚，为大痈；微涩，为不月水，沉痔。

足少阴气绝，则骨枯。少阴者，冬脉也，伏行而濡骨髓者也，故骨不濡，则肉不能著骨也。骨肉不相亲，则肉濡而却，肉濡而却，故齿长而垢，发无泽。发无泽者，骨先死，戊笃己死，土胜水也。

肾死脏，浮之坚，按之乱如转，益下入尺中者，死。

上《素问》、《针经》、张仲景。"

以上内容高度概括了阴阳五行脉法的基本内涵、应用要领，对细则的界定十分明确，倘认真学习，深刻领悟，一定学有所得。

从各篇结尾注明"上《素问》、《针经》、张仲景"所见，凡注明"张仲景"的内容中，部分也见于《平脉法》，证明《辨脉法》、《平脉法》确实是张仲景所撰，说明王叔和十分尊崇张仲景，编次张仲景著作一定是基于原貌的。后来有学者出于对仲景脉法的无知，攻击王叔和强加己意于仲景，殊不知《辨脉法》、《平脉法》作为导论，位列《伤寒论》之首，强调重视脉法的学习对于之后各篇章三阴三阳六经病及杂病的辨证论治具有切实的指导意义。因为脉法的缺失，致使伤寒之学百家竞出，甚至众说纷纭、曲意解释、指鹿为马的情况并不少见。

三、阴阳五行脉法提纲

阴阳五行脉法从天人合一之理，结合五行生克乘侮规律，以纵、横、逆、顺四种推理法，分析五脏六腑的相应脉象，推论脏腑病机，判断病候的转归，确立治则，对针灸取穴和拓展方药主治范围都具指导价值，为临证思维的重要方法之一。纵观历代医案，发现众多擅长脉诊的医家都非常重视阴阳五行脉法的应用，甚至一些文献典故中也有相应记载，如文学巨著《红楼梦·卷十·金寡妇贪利权受辱，张太医论病细究源》中描述：

"先生道：'看的尊夫人脉息：左寸沉数，左关沉伏；右寸细而无力，右关虚而无神。其左寸沉数者，乃心虚而生火；左关沉伏者，乃肝家气滞血亏。右寸细而无力者，乃肺经气分太虚；右关虚而无神者，乃脾土被肝木克制。心气虚而生火者，应现经期不调，夜间不寐。肝家血亏气滞者，应胁下痛胀，月信过期，心中发热。肺经气分太虚者，头目不时眩晕，寅卯间必然自汗，如坐舟中。脾土被肝木克制者，必定不思饮食，精神倦怠，四肢酸软。据我看这脉，当有这些证候才对。或以这个的为喜脉，则小弟不敢闻命矣。'旁边一个贴身伏侍的婆子道：'何尝不是这样呢！真正先生说得对神，倒不用我们说的了。'"

这段文字即是对五行脉法应用的写照，不仅再现了张太医高超的脉诊技术，同时也揭示了五行脉法从木、火、土、金、水五行的生克乘侮关系，至结合左右寸关尺三部六位与五脏六腑的对应中，如何推测病机、判断证候的原理。

提炼《伤寒杂病论》与《脉经》中相关内容，阴阳五行脉法可以简略为以下提纲：

1. 两手寸关尺三部六个脉位分别与肝心肺脾肾五脏对应

左寸、关、尺对应脏器为心、肝、肾，右寸、关、尺对应脏器为肺、脾、肾。

其中心、肺居上焦，为寸所主，故寸主射上焦，出头及皮毛竟手；肝、脾居中焦，为关所主，故关主射中焦，腹与腰；肾居下焦，为尺所主，故尺主射下焦，少腹至足。

2. 五脏与五行脉象及经络的对应

肝象木，与胆合为腑。其经足厥阴，与足少阳胆为表里。其脉弦（微弦，濡弱以长）。

心象火，与小肠合为腑。其经手少阴，与手太阳为表里。其脉洪（洪大而长）。

脾象土，与胃合为腑。其经足太阴，与足阳明为表里。其脉缓。

肺象金，与大肠合为腑。其经手太阴，与手阳明为表里。其脉浮。

肾象水，与膀胱合为腑。其经足少阴，与足太阳为表里。其脉沉。

四、阴阳五行脉法的应用

五行脉法应用主要在于辨识病机，确定治则，以及判定预后。《金匮要略·脏腑经络先后病脉证第一》率先以肝病治疗例为示范：

"问曰：上工治未病，何也？师曰：夫治未病者，见肝之病，知肝传脾，当先实脾，四季脾旺不受邪，即勿补之。中工不晓相传，见肝之病，不解实脾，惟治肝也。

夫肝之病，补用酸，助用焦苦，益用甘味之药调之。酸入肝，焦苦入心，甘入脾。脾能伤肾，肾气微弱，则水不行；水不行，则心火气盛，则伤肺；肺被伤，则金气不行；金气不行，则肝气盛。故实脾，则肝自愈。此治肝补脾之要妙也。肝虚则用此法，实则不在用之。经曰：虚虚实实，补不足，损有余，是其义也。余脏准此。"

五行之间，木生火、火生土、土生金、金生水、水生木，循环相生，生机和畅。反克则为病态。木克土，即肝病犯脾。土克水，即脾病累及肾。水克火，即肾病不能制约心火。火克金，即心火偏旺则灼肺金。金克木，肺为娇脏易不足，肺金衰则肝木反侮，故肝病表现为实，如此亦可解释原发性肝癌早期多合并肺癌转移的原因。此中关键在于金气弱，惟补土以生金，金气旺才能够制约肝木过亢。张仲景谓其："此治肝补脾之要妙也。"

疾病的变化是动态的，证候或症状表象中往往存在着似是而非的不确定信息，但脉象对应于脏腑相对固定，故从五脏六腑相应脉象的太过或不及和脉势的强弱可以判断病位；结合五行生克乘侮关系推理病机，可辨虚实、知不足。如能掌握脉法要领，自有"料度脏腑，独见若神"之妙。

对于如何辨识脉的太过与不及的应用技巧，王叔和《脉经·卷一·辨尺寸阴阳荣卫度数第四》篇中介绍：

"脉有太过，有不及，有阴阳相乘，有覆、有溢，有关、有格，何谓也？然：关之前者，阳之动也，脉当见九分而浮。过者，法曰太过；减者，法曰不及。遂上鱼为溢，为外关内格，此阴乘之脉也。关之后者，阴之动也，脉当见一寸而沉。过者，法曰太过；减者，法曰不及。遂入尺为覆，为内关外格，此阳乘之脉，故曰覆溢。是真脏之脉也，人不病自死。"

此篇乃王叔和摘录《难经·三难》。

从脉的太过与不及推理脉象阴阳变化之间互为因果的关系，并结合木火土金水五行的生克制化推理，即脉法相乘。脉法相乘反映了疾病过程的动态变化机理。五行脉法以阴阳脉法为纲，以五行生克关系为目，从脉象变化相乘的机理推测脏腑病机及病候的转归，主要应用于脏腑辨证体系，在三阴三阳六经病辨证体系与三焦辨证体系中也均占有一定比例。

《平脉法》从五行的生克乘侮规律，将阴阳五行脉法应用要领总结为纵、横、逆、顺四种。即：

"问曰：脉有相乘，有纵有横，有逆有顺，何也？师曰：水行乘火，金行乘木，名曰纵；火行乘水，木行乘金，名曰横；水行乘金，火行乘木，名曰逆；金行乘水，木行乘火，名曰顺也。"

纵、横、逆、顺四种推理法为五行脉法的应用提供了一个简便方法。试作分析：

纵：水行乘火，金行乘木，凡从此类，克我者为我所胜，是纵向的相克。

横：火行乘水，木行乘金，凡从此类，克我者为我所不胜，是横向的反克。

逆：水行乘金，火行乘木，凡从此类，是我生者为子，是逆向的反生。

顺：金行乘水，木行乘火，凡从此类，是生我者为母，是顺向的相生。

其中纵、横属于"相侮"关系，逆、顺属于"相乘"关系。

例《伤寒论·辨太阳病脉证并治中第六》篇载：

"伤寒，腹满谵语，寸口脉浮而紧，此肝乘脾也，名曰纵，刺期门。"（108条）

"伤寒发热，啬啬恶寒，大渴欲饮水，其腹必满，自汗出，小便利，其病欲解，此肝乘肺也，名曰横，刺期门。"（109条）

从五行脉法解读：

108条"伤寒，腹满谵语"，腹满是太阴脾病之象，谵语是阳明胃病之象，脾胃在五行属土。"寸口脉浮而紧"，《辨脉法》解为"脉浮而紧者，名曰弦也"。弦为肝脉，肝在五行属木。脾病见肝脉，示木克土，病机乃肝乘脾，是纵向的相克，故脉法曰纵。脉法云："肝之乘脾，木之克土，为贼邪，大逆。"肝气太过，急当刺厥阴肝经募穴期门，泻肝以保胃气。

109条"伤寒发热，啬啬恶寒"是肺卫不足之象，肺在五行属金；"大渴欲饮水，其腹必满"是肝木乘脾土之象，土生金，金克木，木气太过，是肝乘肺金，是横向的反克，在脉法名曰横。"自汗出，小便利"是金行乘土，金旺克木之象，脉法云"脾之乘肝，土之陵木，为微邪，虽病即差"，故荣卫调和，其病欲解。治疗当助金泻肝木，肝气平，则脾土和；脾土和，则金气生，而金气即卫气。泻肝气以保卫气，所以当刺期门。

期门为足厥阴经募穴，刺之可泻邪热（见"热入血室何以刺期门"一文）。《金匮要略·脏腑经络先后病脉证》举例说明"治未病者，见肝之病，知肝传脾，当先实脾"的治法时，强调"肝虚则用此法，实则不在用之"，此肝实的治法即刺期门法。

脉与四时、五脏相应，此规律从五行生克乘侮推算，见于《脉经·卷四·诊四时相反脉证第四》：

"春三月木王，肝脉治，当先至；心脉次之；肺脉次之；肾脉次之；此为四时王相顺脉也。到六月土王，脾脉当先至而反不至，反得肾脉，此为肾反脾也，七十日死。何为肾反脾？夏火王，心脉当先至，肺脉次之，而反得肾脉，是谓反肾脾。期五月六月，忌丙丁。

脾反肝，三十日死。何谓脾反肝？春，肝脉当先至而反不至，脾脉先至，是谓脾反肝。期正月、二月，忌甲乙。

肾反肝，三岁死。何为肾反肝？春，肝脉当先至而反不至，肾脉先至，是谓肾反肝也。期七月、八月，忌庚辛。

肾反心，二岁死。何为肾反心？夏，心脉当先至而反不至，肾脉先至，是谓肾反心也。期六月，忌戊己。"

《伤寒论·平脉法》载：

"师曰：寸脉下不至关，为阳绝；尺脉上不至关，为阴绝。此皆不治，决死也。若计其余命生死之期，期以月节克之也。"

此条文即是从"诊四时相反脉证"的推算方式计算。"寸脉下不至关，为阳绝；尺脉上不至关，为阴绝。"寸、关、尺三部之中，关主中焦脾胃，脉不至关，指关部无脉，示胃气已绝，故决死。从阴阳五行脉法推论，寸居于阳位，左寸属心火，右寸属肺金；尺居于阴，双尺属肾水；寸脉下不至关，示水不制火，火烁肺金，土不生金，阳亢于上，阴竭于下，故为阳绝；尺脉上不至关，示金水不生，水反侮木，木衰无火，阴盛阳竭，故为阴绝。

例如原发性肝癌的死亡，起病之时，病人自身无任何不适感觉，但右关脉细弱欲绝，此为脾土已衰，然治不及时，至两三月，脉双关脉坚硬而弦，木旺侮土，即真脏脉现，病况错综复杂，死亡期亦不过百日。现代绝症患者的死亡时间殊少规律性，原因即在于治疗手段的多样化，人为干扰生命的节律性，虽然年月的时间难以断定，但随着病情恶化，昼夜时辰节律上的影响仍非常明显。

若其"死生之期"，则从四时、五脏的主旺之脉的"当先至而反不至"即太过或不及，结合五运六气循行规律中五行相配的一年周期、五日一候的周期或昼夜一日时辰节律，从五行生克之理推算。《素问·标本病传论》推论五脏死亡的时间为：

心病死，冬夜半（子时），夏日中（午时）。

肺病死，冬日入（申时），夏日出（寅时）。

肝病死，冬日入（申时），夏早食（卯时）。

脾病死，冬入定（申时后），夏晏食（寅时后）。

肾病死，冬大晨（寅末天亮时），夏晏晡（戌末黄昏时）。

胃病死，冬夜半后（子时以后），夏日昳（午时以后）。

膀胱病死，冬鸡鸣（半夜后），夏下晡（下午）。

五脏主旺之脉实质即五脏之气的反映，五脏之气相互之间影响如强弱盛衰都可从阴阳变化、五行生克推理，故《素问·脏气法时论》说："五行者，金木水火土也，更贵更贱，以知死生，以决成败，而定五脏之气，间甚之时，死生之期也。"

脉象应于四时、旺于五脏，变化于阴阳五行，故张仲景、王叔和从五运六气变化之理推论病机，判定预后。

《伤寒论·伤寒例》中载有"四时八节二十四气七十候决病法"：

立春正月节斗指艮　雨水正月中指寅

惊蛰二月节指甲　春分二月中指卯

清明三月节指乙　谷雨三月中指辰

立夏四月节指巽　小满四月中指巳

芒种五月节指丙　夏至五月中指午

小暑六月节指丁　大暑六月中指未

立秋七月节指坤　处暑七月中指申

白露八月节指庚　秋分八月中指酉

寒露九月节指辛　霜降九月中指戌

立冬十月节指乾　　小雪十月中指亥

大雪十一月节指壬　冬至十一月中指子

小寒十二月节指癸　大寒十二月中指丑

宋·林亿等人注解曰：

"二十四气，节有十二，中气有十二，五日为一候，气亦同，合有七十二候，决病生死，此须洞解之也。"

此篇为王叔和所编著，经文谓"今搜采仲景旧论"一句即可据。"四时八节二十四气七十候决病法"何谓？王叔和自有详解：

"夫欲候知四时正气为病，及时行疫气之法，皆当按斗历占之。九月霜降节后宜渐寒，向冬大寒，至正月雨水节后宜解也。所以谓之雨水者，以冰雪解而为雨水故也。至惊蛰二月节后，气渐和暖，向夏大热，至秋便凉。从霜降以后，至春分以前，凡有触冒霜露，体中寒即病者，谓之伤寒也。九月十月，寒气尚微，为病则轻；十一月十二月，寒冽已严，为病则重；正月二月，寒渐将解，为病亦轻。此以冬时不调，适有伤寒之人，即为病也。其冬有非节之暖者，名为冬温。冬温之毒，与伤寒大异，冬温复有先后，更相重沓，亦有轻重，为治不同，证如后章。从立春节后，其中无暴大寒，又不冰雪，而有人壮热为病者，此属春时阳气发于冬时伏寒，变为温病。从春分以后，至秋分节前，天有暴寒者，皆为时行寒疫也。三月四月，或有暴寒，其时阳气尚弱，为寒所折，病热犹轻；五月六月，阳气已盛，为寒所折，病热则重；七月八月，阳气已衰，为寒所折，病热亦微。其病与温及暑病相似，但治有殊耳。十五日得一气，于四时之中，一时有六气，四六名为二十四气。然气候亦有应至仍不至，或有未应而至者，或有至而太过者，皆成病气也。但天地动静，阴阳鼓击者，各正一气耳。是以彼春之暖，为夏之暑；彼秋之忿，为冬之怒。是故冬至之后，一阳爻升，一阴爻降也；夏至之后，一阳气下，一阴气上也。斯则冬夏二至，阴阳合也；春秋二分，阴阳离也。阴阳交易，人变病焉。"

此节经文把一年四季二十四节气与天干地支乾坤卦象匹配，从五运六气原理分析季节气候变化与疾病变化的关系。故掌握疾病的四时逆从原理，对于三阴三阳辨证论治体系的理解，有一定价值。王叔和说"为治不同，证如后章"，意即他整理的各"病、脉、证、治"篇章的内容皆与"四时八节二十四气七十二候"的阴阳胜复相关，三阴三阳病的方证主治原理，亦与阴阳胜复的道理相同。后世医家演义其说，如明代脉学著作《订正太素脉秘诀》中即分别记载了天干五运的相生、天干地支的脏腑所属，以及一年四季二十四节气的脏腑脉法对应。其云：

"天干五运流年例诀：

甲己化土运脾部，乙庚化金运肺部，丙辛化水运肾部，丁壬化木运肝部，戊癸化水运心部。

天干脏腑所属：

甲胆乙肝丙小肠，丁心戊胃己脾乡，庚属大肠辛属肺，壬属膀胱癸肾脏，三焦亦向壬中寄，包络同居癸肾堂。

地支脏腑所属：

子胆，丑肝，寅肺，卯大肠，辰胃，巳脾，午心，未小肠，申膀胱，酉肾，戌命，亥三焦。

地支六气周岁例诀：

寅卯初气，肝胆，左手关部所主。立春（正月节）、春分（二月中）。

辰巳二气，心小肠，左手寸部所主。清明（三月节）、小满（四月中）。

午未三气，三焦心包络，右手尺部所主。芒种（五月节）、大暑（六月中）。

申酉四气，脾胃，右手关部所主。立秋（七月节）、秋分（八月中）。

戌亥五气，肺大肠，右手寸部所主。寒露（九月节）、小雪（十月中）。

子丑六气，肾膀胱，左手尺部所主。大雪（十一月节）、大寒（十二月中，每年大寒后十五日止，交下年气数）。

以上六气，皆推排风温热湿燥寒之六气，而分居于十二脏腑，为一周岁十二月之内以主之也。"

除上述脉法对应方法外，《订正太素脉秘诀》还把临证常见的十五个脉象总结为"七表八里总归之脉"，分别配合木、火、土、金、水五行，即"浮金、芤火、滑水、实火、弦木、紧木、洪火、微土、沉水、缓土、涩金、迟土、伏木、濡水、弱金"，并说："右（指这些脉象的五行归类）依部位诊之，六部脉不依本位者，病脉也。却说七表八里，逐位诊之，病在何脏何腑、主何病，依经无不痊也。"一如此类的五行脉法理论，是后世脉法应用的主流，但已失仲景阴阳脉法崇尚简捷明了的本义，学习不可拘泥。

第四节 平脉辨证法应用纲要

一、平脉阴阳辨证纲要

（一）脉位分阴阳

寸为阳，尺为阴，关前属阳，关后属阴。

寸脉见阳脉，左为手太阳，右为手阳明；

寸脉见阴脉，左为手少阴，右为手太阴。

关脉见阳脉，左为足少阳，右为足阳明；

关脉见阴脉，左为足厥阴，右为足太阴。

双尺脉见阳脉，为足太阳；

双尺脉见阴脉，为足少阴，左属肾，右为子户。

浮沉辨表里，故浮为太阳、沉为少阴，当指左寸；

虚实辨阴阳，故实则阳明、虚则太阴，当指右寸。

王叔和《脉经》规定：

"心部在左手关前寸口是也，即手少阴经也。与手太阳为表里，以小肠合为府。合于上焦，名曰神庭，在龟尾下五分。

肝部在左手关上是也，足厥阴经也。与足少阳为表里，以胆合为府。合于中焦，名曰胞门，在太仓左右三寸。

肾部在左手关后尺中是也，足少阴经也。与足太阳为表里，以膀胱合为府。合于下焦，在关元左。

肺部在右手关前寸口是也，手太阴经也。与手阳明为表里，以大肠合为府。合于上焦，名呼吸之府，在云门。

脾部在右手关上是也，足太阴经也。与足阳明为表里，以胃合为府。合于中焦脾胃之间，名曰章门，在季胁前一寸半。

肾部在右手关后尺中是也，足少阴经也，与足太阳为表里，以膀胱合为府。合于下焦，在关元右。左属肾，右为子户，名曰三焦。"

（二）脉形脉势分阴阳

凡脉大、浮、数、动、滑为阳脉类；凡脉沉、涩、弱、弦、微为阴脉类。浮与芤相类，弦与紧相类，滑与数相类，革与实相类，沉与伏相类，微与涩相类，软与弱相类，缓与迟相类。阴脉阳脉皆相类，阴证阳证自分明。

故太阳病主脉浮、阳明病主脉长（等同于脉洪大）、少阳病主脉弦、太阴病主脉沉细、少阴病主脉沉、厥阴病主脉微缓，谓之脉证相符。

阳病当见阳脉、阴病当见阴脉；阴阳合病，则阴阳兼见并存。凡阴病见阳脉者，主病出，为向愈之兆；阳病见阴脉者，主病进，为恶化之象。

二、杂病平脉辨证纲要

寸主射上焦，出头及皮毛竟手，左为心、右为肺；关主射中焦，腹及腰，左为肝脾，右为胆胃；尺主射下焦，少腹至足，双尺皆为肾。

心与小肠相表里，肺与大肠相表里，肝胆脾胃相表里，肾与膀胱相表里。督为阳，任为阴，命门三焦源于肾。识得太过与不及，病位病机指下明。

邪在胆，逆在胃；伤在肝，损在脾。左肝脾，右胆胃，肝气当疏脾宜升，胆气当利胃必降。生命运动赖于气，条畅气机阴阳平。

三、外感内伤平脉辨证纲要

六淫致病脉共见，脏腑杂病辨三关。

表里同病重独脉，阴阳虚实分部看。

四、三阴三阳六经病平脉辨证纲要

脉象阴阳从太过与不及辨别，太过为阳、不及为阴。证候当辨寒热虚实表里阴阳，脉象必分浮沉迟数有力无力，阳证之脉当有力太过，阴证之脉则无力不及。病证有主证、兼证之分，脉应有主脉、兼脉之别，证变脉应，病、脉、证、治，一一对应，凡三阴三阳六经病均分类易辨。故人身上下左右内外表里相应，左右关联，内外互见，凡脏腑气血的病机变化，皆可从三焦分定，并归类于三阴三阳六经病证候群。

平脉辨证法从表里三焦立论，《平脉法》强调："邪不空见，终必有奸，审察表里，三焦别焉。"三阴三阳病的辨证论治不仅从表里认定，也从三焦区别，230条可佐证："阳明病，胁下硬满，不大便而呕，舌上白胎者，可与小柴胡汤。上焦得通，津液得下，胃气因和，身濈然汗出而解。"由此可见，三阴三阳病不仅仅是六经病，而且是从古代解剖部位即上、中、下三焦以认识疾病表、里、内、外病位的证候群。

（一）太阳病

平脉法："尺寸俱浮者，太阳受病也，当一二日发。以其脉上连风府，故头项痛，腰脊强。"（《伤寒例》）

辨证提纲："太阳之为病，脉浮，头项强痛而恶寒"（1条）

解析： 主证必"脉浮，头项强痛而恶寒"，提示风邪上受。头项居上焦，故太阳病属于上、中焦表实病变为主的证候群。凡与太阳经络属相关的病变皆为太阳病。

应用： 太阳病主脉当见寸部脉浮，尤以左寸浮明显，对应以头项强痛、恶寒为常见主证。兼证表现复杂，当从兼脉辨，如浮数或浮促主表热（例如葛根黄芩黄连汤证）、浮缓主表虚（例如桂枝汤证、桂枝附子汤证）、浮紧主风寒（例如麻黄汤证、大青龙汤证）、浮滑主痰热（例如麻黄杏仁甘草石膏汤证）。依据"太阳病，脉浮而动数，浮则为风，数则为热，动则为痛，数则为虚"（134条），凡太阳病皆当以此类推，符合太阳病主脉者为太阳病，否则是他病，或者为合病。

（二）阳明病

平脉法："尺寸俱长者，阳明受病也，当二三日发。以其脉夹鼻络于目，故身热目疼鼻干，不得卧。"（《伤寒例》）

辨证提纲："阳明之为病，胃家实是也。"（180条）

解析： 主证必"胃家实"提示胃腑不通，胃居中焦，故阳明病属于中、下焦里实病变为主的证候群。凡与阳明经络属相关的病变皆为阳明病。

应用： 阳明病分太阳阳明、正阳阳明、少阳阳明三个类型，主脉当三部俱现，但以寸、关明显。依据："阳脉实，因发其汗，出多者，亦为太过。太过者，为阳绝于里，亡津液，大便因硬也。"（245条）从阳明病类型的主脉各异，故太阳阳明主脉象浮滑或洪大，正阳阳明主脉迟，少阳阳明主脉浮而紧，对应以胃家实、汗出、大便难为常见主证，兼证、兼脉均从阳明病类型区分。如太阳阳明，脉实（例如大承气汤证），脉洪大（例如白虎汤证），浮虚（例如猪苓汤证、麻黄连翘赤小豆汤证），趺阳脉浮而涩（例如麻子仁丸证）；正阳阳明，脉迟（例如承气类方证）；少阳阳明，脉浮而紧（例如栀子豉汤证、吴茱萸汤证），或脉弦浮大（例如茵陈蒿汤证、小柴胡汤证、大柴胡汤证）等。

（三）少阳病

平脉法："尺寸俱弦者，少阳受病也，当三四日发。以其脉循胁络于耳，故胸胁痛而耳聋。此三经皆受病，未入于腑者，可汗而已。"（《伤寒例》）

辨证提纲："少阳之为病，口苦，咽干，目眩也。"（263 条）

解析： 主证必"口苦、咽干、目眩"提示少阳经气不舒，胆气不利。胆位在中焦，少阳居表里之间，故少阳病属于中焦半表半里病变为主的证候群。凡与少阳经络属相关的病变皆为少阳病。

应用： 少阳病主脉当见脉弦细，尤以双关部脉弦明显，对应以口苦、咽干、目眩、胁下硬满、干呕不能食、往来寒热为常见主证，兼证较为复杂，但主脉、主证必备，以柴胡类方证为主，方证辨识强调"有柴胡证，但见一证便是，不必悉具"（101 条），治法告诫当"知犯何逆，以法治之"（267 条）。如脉双关弦实（大柴胡汤证）、脉双关细弦（小柴胡汤证）、脉双关弦（四逆散证）、脉双关弦的程度不对等（柴胡桂枝干姜汤证）、脉左寸加右关弦（丹栀逍遥散证）等。

（四）太阴病

平脉法："尺寸俱沉细者，太阴受病也，当四五日发。以其脉布胃中，络于嗌，故腹满而嗌干。"（《伤寒例》）

辨证提纲："太阴之为病，腹满而吐，食不下，自利益甚，时腹自痛。若下之，必胸下结硬。"（273 条）

解析： 主证必"腹满而吐，食不下，自利益甚，时腹自痛。若下之，必胸下结硬"提示中焦里虚，脾虚运化不及，故太阴病属中焦里虚为主的证候群。凡与太阴经络属相关的病变皆为太阴病。

应用： 太阴病主脉当见沉细，主要为关脉弱，或寸关浮而缓，对应以脘腹胀、呕吐、腹泻、不渴、腹痛、腰困痛、身发黄为常见主证，兼脉、兼证从里虚的病机变化，如脉浮而缓（例如桂枝汤证）、脉弱（例如四逆汤证、人参汤证、小建中汤证、甘草干姜茯苓白术汤证）。

（五）少阴病

平脉法："尺寸俱沉者，少阴受病也，当五六日发。以其脉贯肾络于肺，系舌本，故口燥舌干而渴。"（《伤寒例》）

辨证提纲："少阴之为病，脉微细，但欲寐也。"（281条）

解析： 主证必"脉微细，但欲寐也"，提示元阳不足证，病在下焦，故少阴病属于下焦里虚为主的证候群。凡与少阴经络属相关的病变，皆为少阴病。

应用： 少阴病脉当见沉，主脉微细，表现为寸关尺三部皆沉细弱，但寸、尺沉细弦紧、关沉细稍弱，也属少阴。对应以下焦里虚病变伴随的精神较差（即"但欲寐"）为常见主证，证候往往表现为阳虚阴盛，似是而非，多真寒假热证，病情危殆。但兼脉必随证候相应，如脉细沉数（例如麻黄细辛附子汤证、黄连阿胶汤证）、脉微欲绝（例如通脉四逆汤证）。283条"病人脉阴阳俱紧，反汗出者，亡阳也，此属少阴，法当咽痛而复吐利"，此"脉阴阳俱紧"，指寸关尺三部沉细紧。病机在于阳气虚损，阳不制阴，阴火上冲（例如猪肤汤证、甘草汤证、半夏散及汤证、真武汤证）。

（六）厥阴病

平脉法："尺寸俱微缓者，厥阴受病也，当六七日发。以其脉循阴器络于肝，故烦满而囊缩。此三经皆受病，已入于腑，可下而已。"（《伤寒例》）

辨证提纲："厥阴之为病，消渴，气上撞心，心中疼热，饥而不欲食，食则吐蛔，下之利不止。"

解析： 主证必"消渴，气上撞心，心中疼热，饥而不欲食，食则吐蛔，下之利不止"，提示三焦不利、虚实夹杂，故厥阴病属于上、中、下三焦虚实夹杂为主的证候群。凡与厥阴经络属相关的病变皆为厥阴病。

应用： 厥阴病的主脉当见寸关尺三部均沉微弱细，327条可以反佐"厥阴中风，脉微浮为欲愈，不浮为未愈"。主证之脉有"脉初来大，渐渐小，更来渐大"的特点，故兼证兼脉众多，症状之实与脉象之虚的对比性非常强。凡阴阳之气不相顺接、三焦气机不利所致的寒热夹杂、虚实互见、上热下寒、里寒外热、上实下虚等病情错综复杂的证候，如消渴、腹胀而下利、饥而不欲食、胃脘嘈杂、烦躁、呕吐等表现均属厥阴病范畴，主证必俱手足逆冷，兼证表现多样化，但多伴有下利即大便稀症状。

厥阴病证候表现在上、中、下三焦病，相对三阳病、太阴、少阴病单纯的主证表现而言，主证呈多样性而错综夹杂。故厥阴病从平脉辨证，可舍证从脉，无论证候群如何复杂，只要抓住左右寸关尺三部六位脉势不均、强弱不匀，以及证候表现"虚而实、杂而乱"看似无规律，实质只要符合虚实互见，脉候虚实间杂，即可认定。如脉微细弱（例如当归四逆汤证）、微细弱数（例如乌梅丸证）、或沉细而迟（例如麻黄升麻汤证）、或沉细微弦或紧（例如瓜蒂散证）等。

在临证实践中，六经病证有时并不单一出现，合病并见较多，运用以上平脉辨证法则，从脉象太过或不及中确定主病之脉与兼证之脉，从脉象推测相应证候，再结合证候反推脉象十分相符，抓住三阴三阳六经病辨证提纲与左右寸关尺三关定位要领，主证与主病之脉互为印证，即可获得相关诊断。如左寸脉太过见浮为太阳、左寸脉不及见沉属少阴，而余脉之势弱而平，即可认定太阳与少阴合病。

五、经方脉证纲要

（一）寸脉

寸脉浮，辨虚实，分左右。双寸浮虚，病在少阴、太阴；发热、汗出、恶风、头痛，名中风，宜桂枝汤；双寸浮实，病在太阳、阳明，发热、头痛、颈项强，无汗者宜葛根汤，汗出者宜桂枝加葛根汤（即葛根汤去麻黄）；咳剧者，宜厚朴麻黄汤。咽喉痛者，宜银翘马勃散。双寸脉浮滑或浮数，瘀热在里，宜麻黄连翘赤小豆汤。三关俱浮，属温病，宜清瘟败毒散。

寸脉紧，苦头痛骨肉疼，当发汗，太阳病中寒，宜麻黄汤；三关脉浮紧，属伤寒，发热恶寒、不汗出而烦躁者，宜大青龙汤。

寸脉微，分左右。左寸微，头晕、头侧隐痛，颈项不利，脑血管痉挛或大脑供血不足，病少阴。心悸者，宜桂枝加黄芪汤；汗多者，宜桂枝加附子汤；四肢凉者，宜当归四逆加吴茱萸生姜汤；咽喉干涩者，宜麻黄细辛附子汤、桔梗甘草汤。右寸微，咽喉干痛，音哑，短气、胸闷，病太阴，多见于喉痹，宜麦门冬汤、半夏散及汤；喜唾者，宜理中丸。三关皆微，宜麻黄细辛附子汤。寸脉微，关、尺脉弦，此阳微阴弦，此胸痹，胸闷憋气，宜枳实薤白桂枝汤。

寸脉数，烦热，热在上焦，喉咽不利，口舌生疮，太阳阳明病，宜葛根黄芩黄连汤、泻心汤、黄连上清丸。口腔糜烂，舌头灼热，迁延日久，宜甘草泻心汤。左寸数，黄连、栀子脉。右寸数，石膏、知母脉。

寸脉缓，皮肤不仁，风寒在肌肉，心动过缓，太阴病，宜桂枝加附子汤。

寸脉滑，内热，咯痰，胸中壅满，甚则吐逆，太阳阳明病，宜千金苇茎汤、射干麻黄汤、麻黄连翘赤小豆汤。

寸脉弦，心下愊愊，微头痛，心下有水气，为寒饮，太阳病，宜小青龙汤、茯苓甘草汤。

寸脉弱，分左右。阳气虚，自汗出而短气，太阴病，宜桂枝加龙骨牡蛎汤、桂枝加黄芪汤。左寸弱，附子脉；右寸弱，黄芪脉。

寸脉涩，左寸涩，鼻咽干燥，血脉不通，生地黄脉。咽喉干，少津液，是胃气不足，太阴病，宜百合地黄汤、麦门冬汤。麦冬脉。

寸脉芤，吐血；微芤者，衄血。空虚，去血故也，病太阴，宜白虎加人参汤，也可生脉饮加三七。

寸脉伏，胸中逆气，噎塞不通，是胃中冷气上冲心胸，太阳病，宜旋覆代赭汤、奔豚汤。

寸脉沉，辨虚实。沉实者，胸中引胁痛，胸中有水气，太阳病，宜服泽漆汤、大陷胸汤、十枣汤。沉虚者，属少阴，必短气，人参脉。

寸脉濡，阳气弱，自汗出，是虚损病，太阴病，宜桂枝加龙骨牡蛎汤、桂枝加附子汤、薯蓣丸。

寸脉迟，上焦有寒，心痛咽酸，欲呕吐，太阴少阴合病，宜服黄连汤，或附子汤、理中汤加黄连。

寸脉实，即生热，在脾肺，呕逆气塞，阳明病；虚，即生寒，在脾胃，食不消化，太阴病。有热，即虚弱者宜服竹叶汤、壮实者宜服葛根汤；有寒，宜服吴茱萸汤。

寸脉细，分虚实。虚者太阴、少阴病。实者发热及吐，太阳少阳合病。自下利者，宜黄芩汤；若呕者，黄芩加半夏生姜汤；吐不止，宜大半夏汤、橘皮竹茹汤。

寸脉洪大，胸胁满，太阳阳明病，宜白虎汤、小陷胸汤。知母、石膏脉。

寸脉太过出寸口（上竟上），脉浮滑，太阳阳明病。左寸主心血管病，心肺瘀阻，脑络不通，头痛剧，心悸动，宜葛根汤合葛根黄芩黄连加水蛭；右寸主鼻咽与肺，咽喉不利，头额胀痛，胸中憋闷气促，宜麻黄连翘赤小豆汤合小陷胸汤加石膏。

（二）关脉

关脉浮，分虚实。腹满不欲食，心下痞，关浮太过属太阳、阳明；关浮不及属太阴、厥阴，为虚满，宜服厚朴生姜半夏甘草人参汤；关浮太过为实满，大黄黄连泻心汤；发热汗出而痞满者，宜桂枝人参汤、厚朴七物汤。

关脉紧，心下苦满，急胀痛。紧为弦之甚，主寒闭不痛或内有久寒，厥阴病，宜当归四逆加吴茱萸生姜汤。脉紧者为实，大实痛者，太阴病，宜桂枝加大黄汤。

关脉微，胃中冷，心下拘急，隐隐痛，太阴病，宜附子理中汤或附子汤。双关脉微欲绝，饮食无碍，此损在肝，伤在脾，为纯阴结，太阴脾气将绝之兆，当防肝癌，当大剂温阳，四逆汤加人参。

关脉数，胃中有客热，灼热而痛，心中懊侬，食后易饥，消渴，厥阴病，宜栀子大黄汤。

关脉缓，其人不欲食，此胃气不调，脾气不足，太阴病，宜桂枝汤加人参。

关脉滑，胃中有热。滑为热实，以气满故不欲食，食即吐逆，厥阴病，宜半夏泻心汤、大柴胡汤。

关脉弦，口苦，咽干，目眩，胸胁苦满，此邪在胆，逆在胃，病少阳。双关脉细弦，宜小柴胡汤；双关脉细弦不对等，病厥阴，宜柴胡桂枝干姜汤；左寸右关弦，余脉稍弱，宜丹栀逍遥散。左关独弦，必失眠，宜柴胡加龙骨牡蛎汤；右关弦，易发怒，栀子厚朴汤；寸沉、关弦，病少阴，宜四逆散。

关脉弱，胃气虚，食欲差，太阴病，宜小建中汤、人参汤、薯蓣丸。

关脉涩，血气逆冷。脉涩为血虚，以中焦有微热，病太阴，宜炙甘草汤、小建中汤。

关脉芤，大便去血数升者，以膈俞伤故也，病厥阴，宜黄土汤。

关脉伏，中焦有水气，溏泄。太阴病，宜桂枝人参汤。下利而心下坚满者，甘遂半夏丸。

关脉沉，心下有冷气，苦满吞酸，太阴病，宜橘枳姜汤、泽漆汤。

关脉濡，苦虚冷，脾气弱，重下病，脘腹隐隐不适，太阴病，宜附子粳米汤、薏苡附子败酱散。

关脉迟，胃中寒，喜吐唾沫，太阴病，宜附子汤、《外台》茯苓饮。大便不通者，附子泻心汤。

关脉实，胃中痛，厥阴病，宜栀子厚朴汤、大承气汤。

关脉牢，脾胃气塞，盛热，即腹满鸣响，厚朴大黄汤。

关脉细，脾胃虚，腹满，病太阴，黄芪建中汤。

关脉洪，胃中热，必烦满，病厥阴。烦渴者，宜白虎汤；口苦者，宜大柴胡汤；大便难者，宜大黄黄连泻心汤。

（三）尺脉

尺脉浮，为伤肾，下热风，小便难，太阳少阴合病，宜栝楼瞿麦丸、大黄附子汤。

尺脉紧，分左右，定上下。尺上紧，在男前列腺病，宜桂枝茯苓丸；在女胞宫寒，宜当归芍药散。紧在左、病在左，紧在右、病在右，均宜当归芍药散合桂枝茯苓丸。尺下紧，腰腿寒痹疼痛，宜肾着汤、乌头汤；脐下痛，宜枳实芍药散。

尺脉微，尺上微，下焦虚寒，厥逆，小腹中拘急，有寒气，厥阴病，宜小建中汤、《千金》内补当归建中汤。尺下微，少阴病，关元虚寒，肾气丸。

尺脉数，下焦瘀热，恶寒，脐下热痛，小便赤黄，腹皮急，虑肠痈、急性盆腔炎，宜大黄牡丹皮汤、赤豆当归散、薏苡附子败酱散。

尺脉缓，脚弱下肿，小便难，有余沥，少阴病，宜栝楼瞿麦丸、防己黄芪汤。

尺脉滑，水热互结，血气实，热结膀胱，少腹急结，妇人经脉不利，男子尿血，宜桃核承气汤、大黄牡丹皮汤、当归贝母苦参丸。

尺脉弦，小腹疼，小腹及脚中拘急，太阴少阴合病，宜《千金》内补当归建中汤、当归芍药散。

尺脉弱，阳气少，肾气弱，发热骨烦，少阴病，宜肾气丸。

尺脉涩，足胫逆冷，小便赤，少阴病，宜知柏地黄丸。

尺脉芤，下焦虚，小便去血，太阳少阴合病，宜猪苓汤。

尺脉伏，小腹痛，癥疝，水谷不化，少阴病，宜四逆散、四逆汤。

尺脉沉，水气病，腰背痛，太阳少阴合病，宜肾气丸、肾着汤。

尺脉濡，苦小便难，少阴病，宜栝楼瞿麦汤。

尺脉迟，下焦有寒，大便难，太阳少阴合病，宜桂枝加大黄汤、附子泻心汤。

尺脉实，小腹痛，小便不禁，太阳少阴合病，宜栝楼瞿麦丸、枳实芍药散。

尺脉牢，阴寒盛，水蓄下焦，腹满，阴中急，少阴病。外阴肿者，宜牡蛎泽泻散；少腹痛剧者，宜通脉四逆汤。

下篇　平脉辨证　应用有纪

一、平脉辨证法的优势在哪里

平脉辨证法的优势在哪里？有哪些内涵？如何学习运用？张仲景在《伤寒杂病论》中给了许多示范，王叔和在《脉经》中更是不遗余力地总结并推荐。我以为学习、运用平脉辨证，当重在以下四个方面：

（一）明六经病诊疗规范

普天之理莫过于阴阳，人身之病不外乎六经，故仲景脉法首辨阴阳，《辨脉法》开篇即言：

"问曰：脉有阴阳，何谓也？答曰：凡脉大、浮、数、动、滑，此名阳也；脉沉、涩、弱、弦、微，此名阴也。凡阴病见阳脉者生，阳病见阴脉者死。"

阴阳类分法，将脉象从属性分为阴脉、阳脉两大类，是脉法应用的提纲。大道至简，方法明了，易学易施，为脉法学习提供了便利的捷径。

凡脉大、浮、数、动、滑是阳脉，凡见阳脉者为阳病；凡脉沉、涩、弱、弦、微是阴脉，凡见阴脉者为阴病。

凡阴病见阳脉者，是阳生阴长，阳乘于阴为顺，阳主阴从得生；凡阳病见阴脉者，是阴盛阳衰，阴乘于阳为逆，孤阳不生故死。平脉辨证，阴病、阳病一目了然，生证、死候指下立判。

凡诊脉，当紧扣脉法提纲，阳脉以脉象之大、浮、数、动、滑为纲，阴脉以脉象之沉、涩、弱、弦、微为纲。纲要分明，即可从脉象推测病机。《金匮要略·妇人杂病脉证并治》篇强调："三十六病，千变万端；审脉阴阳，虚实紧弦；行其针药，治危得安。其虽同病，脉各异源。子当辨记，勿谓不然。"

所以，阴阳脉法提纲的成立为临证思维提供了极为简便的方法，是仲景脉法的灵魂。从脉法阴阳判定疾病预后的机理，简单明了。《辨脉法》对此有解：

"问曰：脉病欲知愈未愈者，何以别之？答曰：寸口、关上、尺中三处，大小浮沉迟数同等，虽寒热不解者，此脉阴阳为和平，虽剧当愈。"

其实三阴三阳的本质反映了疾病过程的虚实，即阴阳多少，所以脉法目的在于辨病机虚实，其运用也在于辨识疾病的三阴三阳。

据脉从阴阳之理，王叔和推衍仲景脉法精义，《伤寒论·伤寒例》中载：

"尺寸俱浮者，太阳受病也，当一二日发。以其脉上连风府，故头项痛、腰脊强。

尺寸俱长者，阳明受病也，当二三日发。以其脉夹鼻，络于目，故身热、目疼、鼻干、不得卧。

尺寸俱弦者，少阳受病也，当三四日发。以其脉循胁，络于耳，故胸胁痛而耳聋。

此三经皆受病，未入于腑者，可汗而已。

尺寸俱沉细者，太阴受病也，当四五日发。以其脉布胃中，络于嗌，故腹满而嗌干。

尺寸俱沉者，少阴受病也，当五六日发。以其脉贯肾，络于肺，系舌本，故口燥舌干而渴。

尺寸俱微缓者，厥阴受病也，当六七日发。以其脉循阴器，络于肝，故烦满而囊缩。

此三经皆受病，已入于腑，可下而已。"

王叔和把六经病主象之脉论定为："太阳病主脉浮、阳明病主脉长（等同于脉洪大）、少阳病主脉弦、太阴病主脉沉细、少阴病主脉沉、厥阴病主脉微缓。"

张仲景把三阴三阳病规定为：

1条："太阳之为病，脉浮，头项强痛而恶寒。"

180条："阳明之为病，胃家实是也。"

263条："少阳之为病，口苦，咽干，目眩也。"

273条："太阴之为病，腹满而吐，食不下，自利益甚，时腹自痛。若下之，必胸下结硬。"

281条："少阴之为病，脉微细，但欲寐也。"

326条："厥阴之为病，消渴，气上撞心，心中疼热，饥而不欲食，食则吐蛔，下之利不止。"

历史上有医家把三阴三阳六病提纲认为是王叔和所加，显然忽略了脉法的差异，此六病提纲与《伤寒例》六经病提纲相比，只有太阳病、少阴病提到脉法，且主证描述一从经络证候、一从三焦证候，区别甚大。两相比对，法度严谨。三阳病在表，尚在腑，证候属实；三阴病在里，已入脏，证候属虚。阴阳脉象、虚实证候各俱特征，由此而辨，三阴三阳六经病证候的病机不言自明，三阴三阳六经病的诊断标准自然成立。

故王叔和对阴阳脉法的总结，三阴三阳六经病主脉之象的规定，类分简便，主属分明，运用强调从主证见主脉、兼证见兼脉，三阴三阳六经病的诊疗规范十分明确。此规范尤其对于鉴别阴阳证候并存、寒热虚实并见等病机复杂的三阴三阳病合病，辨识犹可提纲挈领。

（二）识脉象太过与不及

仲景脉法以阴阳为纲，以相类脉辨证候之阴阳。阴阳类脉的划分则强调脉象的"太过"或"不及"，辨识的方法既有脉位、脉形的相对性，又有脉势、脉度的绝对性。脉象阴阳所属从强弱盛衰而辨，阴中有阳，阳中见阴，主病之候见主脉、兼证之候见兼脉，脉与证候之间丝丝入扣，由此充分体现证候的表、里、虚、实、寒、热病机。

从《脉经》所见，仲景脉法并不仅仅限于阴阳脉法大略，更多则强调了寸口脉法中的左右寸关尺三部的独脉表现。此独脉即《平脉法》中所谓"设有不应，知变所缘。三部不同，病各异端，太过可怪，不及亦然。邪不空见，终必有奸"的表现。

例《伤寒论》128 条："问曰：病有结胸，有脏结，其状何如？答曰：按之痛，寸脉浮，关脉沉，名曰结胸也。"129 条："何谓脏结？答曰：如结胸状，饮食如故，时时下利，寸脉浮，关脉小细沉紧，名曰脏结。舌上白苔滑者，难治。"此两条文提到寸、关两个独脉表现。对照实例，这两个部位的特殊脉象与早中期胃癌患者的脉象极为相似。

又例 154 条："心下痞，按之濡，其脉关上浮者，大黄黄连泻心汤主之。"此处只提到了一个关脉，关脉属中焦，与"心下"部位对应，痞胀不舒，按之濡软，故对应的脉为"关上浮"。

再如 268 条："三阳合病，脉浮大，上关上，但欲眠睡，目合则汗。"此处提到"上关上"的脉象浮大，也是独脉。

诸如以上类似条文在《伤寒杂病论》中并不罕见，但由于互文的缘故，这种独脉的描述常常以阴阳来代替，如《金匮要略·胸痹心痛短气病脉证治》篇："师曰：夫脉当取太过不及，阳微阴弦，即胸痹而痛，所以然者，责其极虚也。今阳虚知在上焦，所以胸痹、心痛者，以其阴弦故也。"阳微阴弦，即寸脉微尺脉弦，微主阳虚不足，弦属阴寒太过、主痛，故从阳微阴弦中，不但可了解胸痹的病机在于阳运不足，而且平脉而知证，从脉象即可知其病位在心肺，当对应有胸闷、短气、疼痛的症状。

另在《金匮要略·五脏风寒积聚病脉证并治》篇载有独脉法运用对于"积聚"的判断：

"诸积大法：脉来细而附骨者，乃积也。寸口积在胸中；微出寸口，积在喉中；关上，积在脐旁；上关上，积在心下；微下关，积在少腹。尺中，积在气冲；脉出左，积在左；脉出右，积在右；脉两出，积在中央。各以其部处之。"

这段脉法描述实质为病变、病位诊断的精度脉法，是对"仲景脉法提纲"中"邪不空见，终必有奸"独脉的最好写照。熟练掌握这个"诸积大法"的脉诊方法，用于疾病的精确定位非常有价值，也是简化临证思路、规范方证、提高疗效的关键。脉法不仅辨证候的阴阳、表里、寒热、虚实，而且辨三阴三阳六经病位，还要能够判断脏腑病位，以及度量仪器检查不到的病气之先。

学习仲景脉法，必须结合临证实践，运用"太过"或"不及"的脉法原理鉴别寸口脉法与寸口部位不同脉象，三阴三阳六病的描述多以阴阳脉提纲类分，脉象当从寸口脉法理解。例如：所谓"寸口脉浮数"多指寸部浮数的独脉表现，"寸口脉浮而数"即指寸关尺三关的总体脉象为浮而数，寸部浮数与三关浮而数记叙了不同的病机，此类条文甚多，读经文时必须细加分辨。如《平脉法》载："寸口脉浮而大，浮为虚，大为实，在尺为关，在寸为格，关不得小便，格则吐逆。"此寸口脉，指独取寸口的寸口脉法。浮而大，是以寸尺俱见浮大。寸主上焦，寸脉浮大，示上焦虚不受实，故"吐逆"；尺主下焦，尺脉浮大，示下焦邪实不虚，肾气将竭，故"不得小便"。《金匮要略·黄疸病脉证治》"尺脉浮为伤肾"，故"寸口脉浮而大"是三关均见的兼脉之象，故从"太过"与"不及"的脉法原理，也是辨识主病之脉与兼证之脉的方法。

仲景脉法以寸口脉法为主导，但尚有趺阳脉法、少阴脉法等脉法运用。如趺阳脉的异常，是阳明病即胃肠相关疾病诊断与治疗、预后的主要证据。在《伤寒论》始终强调"有胃气则生，无胃气则死"的道理，故诊趺阳脉可以候知脾胃的气机变化及其证候表现，而少阴脉法专以候肾气的虚实。脉法之间既独立应用，又互为补充，三阴三阳贯穿其中，体现了阴阳为纲的平脉辨证原则。

（三）辨方证病机

平脉辨证法强调脉证合参，重在脉象与证候之间的互为对应，从脉象中辨识或推测病机，以确定方证主治。疾病的病机变化有一定的规律性，其证候表现相应也有规律可循，平脉知证，脉证合参，可以起到执简驭繁的作用。具体应用方法如下：

1. **从脉辨证**　从脉象与证候的对应中确认主证，脉证相符。如《伤寒论》篇：

"太阳之为病，脉浮，头项强痛而恶寒。"（1 条）

"伤寒脉弦细，头痛发热，属少阳。"（265 条节选）

"伤寒脉微而厥，至七八日肤冷，其人躁无暂安时者，此为脏厥。"（338 条节选）

2. **从脉辨因**　从脉象中推求病因，辨识病机。如《金匮要略·痰饮咳嗽病脉证并治》篇：

"脉浮而细滑，伤饮。"

"脉弦数，有寒饮，冬夏难治。"

"脉沉而弦者，悬饮内痛。"

3. **从证知脉**　脉证合参以鉴别诊断。如《伤寒论》篇：

"太阳病，发热、汗出、恶风、脉缓者，名为中风。"（2 条）

"太阳病，或已发热，或未发热，必恶寒，体痛，呕逆，脉阴阳俱紧者，名为伤寒。"（3 条）

"太阳病，发热而渴，不恶寒者，为温病。若发汗已，身灼热者，名风温。风温为病，脉阴阳俱浮，自汗出，身重，多眠睡，鼻息必鼾，语言难出……"（6 条节选）

4. **从脉测证**　从脉象中分析病机，明确方证主治。

"伤寒脉浮滑，此以表有热，里有寒，白虎汤主之。"（176 条）

"趺阳脉浮而涩，浮则胃气强，涩则小便数，浮涩相搏，大便则硬，其脾为约，麻子仁丸主之。"（247 条）

"血痹阴阳俱微，寸口关上微，尺中小紧，外证身体不仁，如风痹状，黄芪桂枝五物汤主之。"（《金匮要略·血痹虚劳病脉证并治》）

5. **从脉定方**　以脉象概括病机，从脉象中直接确定方治。

"太阳病，下之后，脉促胸满者，桂枝去芍药汤主之。"（21 条）

"伤寒脉结代，心动悸，炙甘草汤主之。"（177 条）

"少阴病，脉沉者，急温之，宜四逆汤。"（323 条）

6. 从脉定法 凭脉象推求病机，再从病机确定治则。

"脉浮紧者，法当身疼痛，宜以汗解之。假令尺中迟者，不可发汗。何以知然？以荣气不足，血少故也。"（50条）

"微数之脉，慎不可灸，因火为邪，则为烦逆，追虚逐实，血散脉中，火气虽微，内攻有力，焦骨伤筋，血难复也。脉浮，宜以汗解，用火灸之，邪无从出，因火而盛，病从腰以下，必重而痹，名火逆也。欲自解者，必当先烦，烦乃有汗而解。何以知之？脉浮，故知汗出解。"（116条）

"病人脉数，数为热，当消谷引食，而反吐者，此以发汗，令阳气微，膈气虚，脉乃数也。数为客热，不能消谷，以胃中虚冷，故吐也。"（122条）

以上略举大要，从例证中可据平脉辨证法主要用于辨识病机、确认方证，是鉴别诊断的重要凭据。由于疾病本身或疾病过程存在特异性，不同的病机，其脉象必然有异，有诸内必形诸于外，内外相应，故特定的症状必有相应的脉象。脉象不仅与证候相应，也蕴含了病机，主脉与主证、兼证与兼脉之间自有其内在的联系，由一定的病机所决定，所以从证可以定方，从脉也可直接定方。

在《伤寒杂病论》中，望、闻、问、切四诊方法不可或缺，但平脉辨证法被广泛用于指导治疗，判断预后，如可温、可补、可吐、可灸不可灸、可汗不可汗、可下不可下、可清不可清，以及辨传变、辨欲愈、辨生死等多方面，充分体现了作为医者基本技能的价值。

（四）简化临证思路

平脉辨证法的平脉之"平"，即平三关脉动的太过与不及；辨证之"辨"，即辨别阴阳证候的虚实盛衰，在三阴三阳六大类病中精辨病机。平脉辨证法从脉象与证候的对应、脉象与病机的对应中辨识方证，法度严谨。

疾病是生命为了生存而抗争的过程，导致疾病的原因众多，疾病的症状可以千奇百怪，证候的表现可以不止一端，但病理机制却大略近似，可以归类。故《素问》将病机从十九条归纳：

"一、诸风掉眩，皆属于肝。二、诸寒收引，皆属于肾。三、诸气膹郁，皆属于肺。四、诸湿肿满，皆属于脾。五、诸痛痒疮，皆属于心。六、诸痿喘呕，皆属于上。七、诸厥固泄，皆属于下。八、诸热瞀瘛，皆属于火。九、诸禁鼓栗，如丧神守，皆属于火。十、诸痉项强，皆属于湿。十一、诸逆冲上，皆属于火。十二、诸腹胀大，皆属于热。十三、诸躁狂越，皆属于火。十四、诸暴强直，皆属于风。十五、诸病有声，鼓之如鼓，皆属于热。十六、诸病胕肿，疼酸惊骇，皆属于火。十七、诸转反戾，水液浑浊，皆属于热。十八、诸病水液，澄澈清冷，皆属于寒。十九、诸呕吐酸，暴注下迫，皆属于热。"

临证如此归类，思路尚属清晰，但张仲景认为仍可补充。《金匮要略·脏腑经络先后病脉证》说：

"千般疢难，不越三条；一者，经络受邪，入脏腑，为内所因也；二者，四肢九窍，血脉相传，壅塞不通，为外皮肤所中也；三者，房室、金刃、虫兽所伤。以此详之，病由都尽。"又说："五邪中人，各有法度，风中于前，寒中于暮，湿伤于下，雾伤于上。风令脉浮，寒令脉急，雾伤皮腠，湿流关节，食伤脾胃，极寒伤经，极热伤络。"

《黄帝内经》重点在于推理性的教育，在于告诉我们"为什么"的道理，《伤寒杂病论》的重点则在于实用性的指导，在于告诉我们"是什么"的道理。相对于《素问》病机十九条，张仲景的临证思路不仅继承且有所发挥，提倡简约化。《伤寒论》以阴阳为纲，"病、脉、证、治"四字为要，从平脉辨证架构三阴三阳辨证论治体系，纲举目张，尽可能辨别病在表、在里、在气、在荣、在上、在下、在脏、在腑等不同情况，平脉辨证，病证结合，精辨病机为治则立法，更显大道至简，返朴归真。

从特定脉直接处方，脉象与方证、药证对应，将经方运用简约化，以此架构成经方与脉证直接对应的思路，首倡于王叔和。王叔和在《脉经·卷二·平三关病候并治宜第三》篇分列寸关尺三部脉象，将特定脉象与证候相对应而成为脉证。脉证不仅与内服的方药对应，而且还可以针灸按摩，甚至外用药方法治疗，如"寸口脉浮，中风，发热，头痛，宜服桂枝汤、葛根汤。针风池、风府，向火灸身。摩治风膏。覆令汗出……关脉浮，腹满不欲食，浮为虚满，宜服平胃丸、茯苓汤、生姜前胡汤。针胃管，先泻后补之……尺脉浮，下热风，小便难，宜服瞿麦汤、滑石散。针横骨、关元泻之。"从中可见，此类从"脉→证→病→治"对应的分类法充分体现了平脉辨证的优势。《脉经》所载方有些见于《伤寒杂病论》，但大多不见，可见王叔和的继承与创新。

方证对应当紧扣原文，张仲景强调"但见一证便是"并不仅仅限于小柴胡汤，只要"观其脉证，知犯何逆"，抓住了病机特点，便可大胆运用。用方尽可能不加减，一方力量不够，可以合方。张仲景已经为我们做了示范，如桂枝麻黄各半汤、桂枝二麻黄一汤、柴胡桂枝汤等，合方必有合病相兼脉证的对应。如146条"伤寒六七日，发热，微恶寒，支节烦痛，微呕，心下支结，外证未去者"中"发热，微恶寒，支节烦痛"为太阳病证，而"微呕，心下支结"为少阳病证；再从证测脉，当寸部脉浮、关部脉弦、尺脉稍弱，脉证合参，诊断明了，方治即出，将太阳病主方桂枝汤与少阳病主方小柴胡汤，两方合而为一，即柴胡桂枝汤。六经合病的诊断、经方合用方法皆可以此类推。从主脉抓主证，从兼脉辨兼证，主证即方证，兼证即药证，方随证转，主次分明，特效专治，是平脉辨证法应用的基本原则。

（五）运用分析示范

案例一

周先生　53 岁　塘洲镇朱家村

2012-3-3　右寸浮弦，关弦，尺弦稍短；左寸弦，关弦稍滑，尺弦偏短。舌淡红，苔薄白。诉：盗汗，睡眠不安，背恶寒，无口苦，无烦热，大便次数多。

桂枝加龙骨牡蛎汤合附子汤：

桂枝 15g，白芍 15g，生姜 15g，甘草 10g，大枣 15g，龙骨 30g，牡蛎 30g，附片 15g，白术 10g，茯苓 15g，党参 15g。7 剂。

【平脉辨证】

右寸浮属太阳表虚，双尺弦短属里虚少阴不足，双关弦不对等提示肝脾不和，左关弦稍滑主睡眠欠佳，但无口苦、无烦热，故与少阳无干，诊从虚劳，为太阳少阴合病。

【方证对应】

盗汗，睡眠不安，病在太阳，宜桂枝加龙骨牡蛎汤；背恶寒，无口苦，无烦热，大便次数多，病在少阴，宜附子汤。

【相关经文】

脉得诸芤动微紧，男子失精，女子梦交，桂枝加龙骨牡蛎汤主之。（《金匮要略·血痹虚劳病脉证并治》）

少阴病，得之一二日，口中和，其背恶寒者，当灸之，附子汤主之。（304 条）

案例二

张女士　30 岁　泰和县

2012-3-3　右寸浮细弦，关细弦，尺沉细微弦；左寸细弦，关沉细弦，尺沉细稍紧。

舌淡苔薄白，齿痕夹瘀点。诉：口苦，咽干，目眩，上半身出汗，怕冷。有子宫肌瘤史。

柴胡桂枝干姜汤合桂枝茯苓丸：

柴胡 15g，桂枝 15g，干姜 15g，黄芩 15g，天花粉 10g，牡蛎 60g，甘草 10g，茯苓 15g，桃仁 15g，丹皮 10g，赤芍 15g。7 剂。

【平脉辨证】

右寸浮细弦，知其咽干不适，双关弦不对等，为柴胡桂枝干姜汤证之独脉表现；左沉细微弦，右尺沉细稍紧，知下焦有积聚，且位于右侧，诊少阳厥阴合病。

【方证对应】

口苦，咽干，目眩，上半身出汗，怕冷，病本厥阴，象在少阳，宜柴胡桂枝干姜汤；子宫肌瘤，属下焦积聚，宜桂枝茯苓丸。

【相关经文】

伤寒五六日，已发汗而复下之，胸胁满微结，小便不利，渴而不呕，但头汗出，往来寒热心烦者，此为未解也，柴胡桂枝干姜汤主之。（147 条）

妇人宿有癥病，经断未及三月而得漏下不止，胎动在脐上者，为癥痼害。妊娠六月动者，前三月经水利时，胎也。下血者，后断三月衃也。所以血不止者，其癥不去故也，当下其癥，桂枝茯苓丸主之（现代研究：桂枝茯苓丸可作为子宫肌瘤的专治方）。（《金匮要略·妇人妊娠病脉证并治》）

案例三

章女士　65 岁　南昌市

2012-3-3　右寸细弦，关弦稍紧，尺沉细弦；左寸浮细弦，关细弦，尺沉细弦。舌淡胖，苔薄白。诉：口苦，眼干涩，睡眠差。

丹栀逍遥散加草决明：

丹皮 15g，栀子 15g，柴胡 15g，当归 30g，白芍 30g，茯苓 15g，白术 15g，薄荷 10g，生姜 15g，甘草 10g，草决明 30g。7 剂。

【平脉辨证】

左寸浮细弦、右弦稍紧属肝郁化热，双关脉弦不对等属肝脾不调，诊从厥阴。

【方证对应】

口苦，眼干涩，睡眠差，厥阴病，宜丹栀逍遥散；草决明，专于疏肝明目通便。

【方解】

丹栀逍遥散由逍遥散加丹皮、栀子而成，始见于清代《古今图书集成·医部全录》。逍遥散始载于宋代《太平惠民和剂局方》，由经方四逆散变化而来。四逆散载于少阴病篇，从功效而论，所治实属厥阴病范畴。丹栀逍遥散功效调和肝脾，清热凉血。原主治肝脾血虚有热，遍身瘙痒，或口燥咽干，发热盗汗，食少嗜卧，小便涩滞，瘰疬流注等。

案例四

张女士　38 岁　永新县

2012-3-3　右寸浮弦稍紧，关细弦紧，尺沉细弦稍紧；左寸浮弦稍紧，关沉细弦，尺细弦稍紧。舌淡苔薄白。诉：口干舌燥，颈项不适，腰痛。

葛根汤合甘草干姜茯苓白术汤加腰痛四味丸：

葛根 60g，麻黄 10g，桂枝 15g，白芍 15g，生姜 15g，甘草 10g，大枣 15g，干姜 15g，茯苓 15g，白术 10g，杜仲 15g，狗脊 60g，威灵仙 60g，怀牛膝 15g。10 剂。

【平脉辨证】

双寸脉浮弦稍紧，属太阳阳明病；关脉见弱，双尺偏紧，属太阴脾虚生湿，湿气下流困于腰，为肾著证，诊从太阳太阴少阴合病。

【方证对应】

口干舌燥，颈项不适，病在太阳阳明，宜葛根汤；腰痛，属太阴少阴合病，太阴腰痛宜甘草干姜茯苓白术汤；少阴腰痛，宜腰痛四味丸（本人经验方）。口干舌燥，为太阴不足，少阴湿盛，太阳气化不利，津不上承。

【相关经文】

太阳病，项背强几几，无汗，恶风，葛根汤主之。（31 条）

太阳与阳明合病者，必自下利，葛根汤主之。（32 条）

肾著之病，其人身体重，腰中冷，如坐水中，形如水状，反不渴，小便自利，饮食如故，病属下焦，身劳汗出，衣里冷湿，久久得之，腰以下冷痛，腹重如带五千钱，甘姜苓术汤主之。（《金匮要略·五脏风寒积聚病脉证并治》）

案例五

刘 先生　70 岁　塘洲镇东湖村

2012-3-3　脉右寸沉滑稍弦，关脉弦细，尺脉细弦；脉左寸沉涩微弦，关脉细弦，尺脉细弦。舌淡青，苔白腻水滑。诉：约 4 月前中风，经治疗后，现左半身瘫痪、手足拘挛、无法行走，口角有歪斜，食欲差，大小便如常。血压 110/70mmHg，正服降压药。

《古今录验》续命汤加附子、黄芪：

麻黄 30g，桂枝 30g，当归 30g，党参 30g，石膏 30g，干姜 30g，甘草 30g，川芎 10g，杏仁 15g，附片 15g，黄芪 30g。10 剂。

【平脉辨证】

脉右寸沉滑稍弦，关脉弦细，尺脉细弦；脉左寸沉涩微弦，关脉细弦，尺脉细弦，脉象虚实互见，诊从厥阴病。左寸沉涩微弦，主心脑血管瘀滞不通，属附子脉；右寸沉滑稍弦，主气虚痰滞。

【方证对应】

左半身瘫痪，手足拘挛，无法行走，口角歪斜，此为风痱，病在厥阴，宜《古今录验》续命汤加附子、黄芪。

【相关经文】

治中风痱，身体不能自收，口不能言，冒昧不知痛处，或拘急不得转侧。(《金匮要略·中风历节病脉证并治》附方)

案例六

向女士　43 岁　湖北恩施

2012-3-3　右寸浮细弦，关细弦，尺沉细弦；左寸细弦，关细弦稍紧，尺沉细。舌淡红，苔薄白。诉：胃脘胀，隐痛。

厚朴生姜半夏甘草人参汤合人参汤加蒲公英：

厚朴 30g，生姜 30g，甘草 10g，党参 15g，法半夏 15g，茯苓 15g，白术 15g，干姜 10g，蒲公英 15g。7 剂。

【平脉辨证】

脉沉细，提示太阴病。其中右寸浮细弦，主太阴气逆；右关细弦稍紧，主中焦气机不利，故诊从太阴病。

【方证对应】

胃脘胀，厚朴生姜半夏甘草人参汤证；隐痛，人参汤证。蒲公英和肝和胃，《唐本草》记载蒲公英专治胃脘痛。

【相关经文】

发汗后，腹胀满者，厚朴生姜半夏甘草人参汤主之。（66条）

胸痹心中痞，留气结在胸，胸满，胁下逆抢心，枳实薤白桂枝汤主之；人参汤亦主之。（《金匮要略·胸痹心痛短气病脉证治》）

案例七

刘女士　65岁　住南门村

2012-6-13　脉右寸细弦缓，关细弦，尺沉细弦；左寸浮弦细，关细弦，尺细弦滑。舌红稍紫，苔薄白。诉：头昏头晕，咽喉不适，时有一股气从少腹上冲咽喉，情绪不稳，发作时十分难受，甚至有濒临死亡的感觉，偶有少腹痛。平时腰酸痛，月经不规则，经血夹暗黑血块。检查有腰椎间盘突出，余无明显发现。诊断为神经官能症，腰椎病。中西医杂投，久治无效。

奔豚汤加味：

甘草20g，川芎15g，当归15g，法半夏40g，黄芩15g，葛根60g，赤芍15g，生姜30g，桑白皮30g，威灵仙60g，远志15g。5剂。

【平脉辨证】

脉右寸细弦缓，关细弦，尺沉细弦；左寸浮弦细，关细弦，尺细弦滑。左右三关脉象不均明显。此为厥脉，诊从厥阴病。其中右寸细弦缓，为阴类脉，与咽喉不适相应，示厥阴喉痹；左寸浮弦细，阳脉类，与头昏头晕相应，示太阳经气不利。凡两关脉弦象明显而寸尺脉象度势强弱不等者，皆属厥阴病主脉。

【方证相应】

患者诉"咽喉不适，时有一股气从少腹上冲咽喉，情绪不稳，发作时十分难受，甚至有濒临死亡的感觉，偶有少腹痛"与"奔豚病，从少腹起，上冲咽喉，发作欲死"吻合，为典型奔豚汤证。"平时腰酸痛，月经不规则，经血夹暗黑血块。检查有腰椎间盘突出"，与"左尺细弦滑"相应，为下焦痰湿阻络之象，故加威灵仙、远志化痰通络。

【相关经文】

师曰：奔豚病，从少腹起，上冲咽喉，发作欲死，复还止，皆从惊恐得之。

奔豚气上冲胸，腹痛，往来寒热，奔豚汤主之。

奔豚汤方：

甘草　芎藭　当归各二两　半夏四两　黄芩二两　生葛五两　芍药二两　生姜四两　甘李根白皮一升

上九味，以水二斗，煮取五升，温服一升，日三夜一服。（《金匮要略·奔豚气病脉证治》）

按语： 奔豚病病机寒热夹杂，虚实互见，病情迁延，症状百出，久治乏效，但检查大多无明显阳性发现，西医一般诊断为忧郁症、神经官能症之类。此类患者自觉难受，往往以为病入膏肓，所以求治愿望特别强烈。病机当与三焦不利引致气、血、水的代谢紊乱相关，表现上、中、下三焦证候错综复杂，故诊断当从厥阴病。

奔豚汤的组成属经方"水火之剂"，专于气、血、水的调节，为调节三焦气机紊乱第一方。方中甘李根白皮不易得，故取类比象，从东方属木、桑出东方之理，改用宣肺利水之桑白皮替代。

奔豚汤证极易与柴胡加龙骨牡蛎汤证混淆，故平脉非常重要。柴胡加龙骨牡蛎汤证当左、右寸关尺三部六位的脉象互为相对，双关脉必见平等之弦，与口苦、咽干、目眩的少阳见证吻合。而奔豚汤证属厥阴病，平脉必见三关脉势不均，左右脉势不等。

案例八

罗女士　52 岁　泰和县万合镇人

2009-11-14　脉左寸细微弦，关细微弦，尺沉细弱；脉右寸沉细微弦，关弦细促，尺沉细涩。舌猩红苔白，舌下络脉青紫。诉：腹泻一月余，经当地卫生院输液并中、西药治疗无效。腹泻呈水样，日三四次，胃脘胀，口苦，纳差，余无明显不适。正在泰和县 X 医院住院。凭脉推测，患者可能有胆囊的病变，嘱作 B 超检查，诊为厥阴下利。

葛根芩连汤合保和丸：

葛根 30g，黄芩 10g，黄连 10g，甘草 10g，半夏 15g，茯苓 15g，陈皮 10g，北山楂 15g，神曲 15g，莱菔子 10g，连翘 10g，麦芽 15g。4 剂。嘱日服 3 次，空腹服。慎食油腻。

2009-11-15　诉：服药 1 剂，腹泻已止。因病已好转，准备出院回家，要求再抓药 7 剂以巩固治疗。

泰和县中医院超声检查示：胆囊壁不光滑，见大小约 0.3cm×0.3cm，中等偏强回声附着，后无声影。提示：胆囊壁异常回声，考虑息肉，肝光点稍密。

【平脉辨证】

脉见左寸细微弦，关细微弦，尺沉细弱；脉右寸沉细微弦，关弦细促，尺沉细涩。左右三关脉势不匀，此为厥脉，属厥阴病。其右关弦细，相对于余脉的细弱为太过，从独脉法当属独脉。第二天的 B 超检查结果证实有胆囊息肉。

【方证对应】

患者腹泻一月余，腹泻呈水样，日三四次，胃脘胀，口苦，纳差，迭经杂治而无效。厥阴病提纲规定"下之利不止"，故诊为厥阴下利。脉法云"脉阳盛则促，阴盛则结"皆病脉，患者脉右关独弦，舌猩红，当是阳郁热结。"利遂不止，脉促者"，治当葛根黄芩黄连汤主之。胆囊问题引发脂质代谢不良，导致腹泻，属食积，宜保和丸。

【相关经文】

《素问·三部九候论》："帝曰：何以知病之所在？岐伯曰：察九候，独小者病，独大者病，独急者病，独迟者病，独热者病，独寒者病，独陷下者病。"

太阳病，桂枝证，医反下之，利遂不止，脉促者，表未解也，喘而汗出者，葛根黄芩黄连汤主之。（34 条）

按： 厥阴病程虚实夹杂、寒热俱见，与三焦合病相关。本案治一月而无效，当属"下之利不止"，本当从乌梅丸主治，但脉见促，故从脉取葛根黄芩黄连汤合保和丸，以合厥阴病治疗当调和水火、辛开苦降之理。《简明临床方剂词典》介绍：保和丸消食和胃，化积散痞。助消化，提高胃蛋白酶活性，增加胰液和胰蛋白酶的分泌量，减少胃酸分泌量，抗胃溃疡的形成，镇吐，延缓胃排空，缓解肠管平滑肌痉挛，促进小肠吸收，保护肝脏，降低血脂。葛根芩连汤有升清止泻的作用，保和丸是治疗食滞的效方，对证合治，才得一剂见效。

从以上举例不难看出，三阴三阳六经病辨证论治体系的最大特色，即在于诊疗思路的循规蹈矩，三阴三阳必分，三焦脏腑当合，"病、脉、证、治"一一对应，诊法有原则，处方有根据，疗效有保证，脉证合参，方证相应，允分体现了平脉辨证法的优势。

二、六经病欲解时及其脉候解读

疾病的发生、发展与预后变化存在一定的规律性，如何认识疾病过程中的这种规律，是医者必须掌握的基本技能。张仲景在《伤寒杂病论·序》中批评某些医者时说"短期未知决诊"，对医者缺乏对疾病过程的预见性表示愤慨，故在《伤寒杂病论》中列举了许多有关疾病发生、加剧、向愈或恶化在时间上的描述或界定。如《辨脉法》载：

"问曰：脉有阳结阴结者，何以别之？答曰：其脉浮而数，能食，不大便者，此为实，名曰阳结也，期十七日当剧。其脉沉而迟，不能食，身体重，大便反硬，名曰阴结也，期十四日当剧。"又如《伤寒论》：

"病有发热恶寒者，发于阳也；无热恶寒者，发于阴也。发于阳，七日愈；发于阴，六日愈。以阳数七、阴数六故也。"（7条）

"太阳病欲解时，从巳至未上。"（9条）

"风家，表解而不了了者，十二日愈。"（10条）

此类时间上的界定，即疾病过程在时间上的度量。三阴三阳病程从一定时间上认识，从具体日期预测传变与否，是三阴三阳六经病辨证论治体系的重要内容。而现在医家对此往往认识不足，以为张仲景这种时间描述不可凭。2011年8月30日晚，我陪客人吃饭，喝了些冷啤酒，加之食物辛辣，次日一早即腹泻，继而腹痛、里急后重、肛门灼热无比，十分痛苦。此为"热利"，见厥阴病篇。371条说："热利下重者，白头翁汤主之。"当即取白头翁汤原方一剂：白头翁30g，黄柏45g，黄连45g，秦皮45g，前药机煎成6包，每包200ml。从中午至晚上9点，服药三包，腹痛减轻，但腹泻仍频，且手足心烦热，异常难受，家人要我用他药。我说无妨，下半夜当解。果然，当夜两点之后，我感觉微微汗出，但汗不湿衣，时间为三四十分钟，随即全身舒适无比，烦热遁去。何以我有相当把握呢？因为张仲景说过"厥阴病，欲解时，从丑至卯上"，丑至卯，即下半夜后1～7点之间。

三阴三阳病皆有欲解时，《伤寒论》载：

"太阳病欲解时，从巳至未上。"（9条）

"阳明病欲解时，从申至戌上。"（193条）

"少阳病欲解时，从寅至辰上。"（272条）

"太阴病欲解时，从亥至丑上。"（275条）

"少阴病欲解时，从子至寅上。"（291条）

"厥阴病欲解时，从丑至卯上。"（328条）

一昼夜24小时，古人用十二地支与时辰来配对，故一个时辰代表2小时，见下表：

时辰	子	丑	寅	卯	辰	巳	午	未	申	酉	戌	亥
时间	23~1	1~3	3~5	5~7	7~9	9~11	11~13	13~15	15~17	17~19	19~21	21~23

故从十二地支与时辰的分配可据:

太阳病的欲解时,在巳、午、未三个时辰即 9～15 点之间。

阳明病的欲解时,在申、酉、戌三个时辰即 15～21 点之间。

少阳病的欲解时,在寅、卯、辰三个时辰即 3～9 点之间。

太阴病的欲解时,在亥、子、丑三个时辰即 21～3 点之间。

少阴病的欲解时,在子、丑、寅三个时辰即 23～5 点之间。

厥阴病的欲解时,在丑、寅、卯三个时辰即 1～7 点之间。

"夫人生于地,悬命于天,天地合气,命之曰人。"《素问·宝命全形》篇是如此解释人的生存问题的。既然人生于天地自然,与天地相参,与日月相应,就必须受宇宙规律的支配。所以《素问·金匮真言论》说:

"平旦至日中,天之阳,阳中之阳也;日中至黄昏,天之阳,阳中之阴也;合夜至鸡鸣,天之阴,阴中之阴也;鸡鸣至平旦,天之阴,阴中之阳也。故人亦应之。"又,《素问·生气通天论》说:

"阳气者,一日而主外,平旦人气生,日中而阳气隆,日西而阳气已虚,气门乃闭。"

除了上述人的昼夜生理之常,在《灵枢·顺气一日分四时》更有人的昼夜病理之变的论述:

"夫百病者,多以旦慧、昼安、夕加、夜甚,何也?岐伯曰:四时之气使然。黄帝曰:愿闻四时之气。岐伯曰:春生夏长,秋收冬藏,是气之常也,人亦应之。以一日分为四时,朝则为春,日中为夏,日入为秋,夜半为冬。朝则人气始生,病气衰,故旦慧。日中人气长,长则胜邪,故安。夕则人气始衰,邪气始生,故加。夜半人气入藏,邪气独居于身,故甚也。"

三阴三阳病的本质与阴阳之气的偏颇或多少相关,《素问·天元纪大论》说:"阴阳之气各有多少,故口二阴二阳也。"如不从阴阳之气探讨三阴三阳病的发生、发展、预后并辨证论治规律,则如无源之水、无本之木。

据以上相关经文可知:

1. "太阳病欲解时，从巳至未上"，属阳中之阳，为阳气最旺之时

太阳病程在表，邪气盛，但阳气旺，病为表实，倘治之得法，邪无传变，故人身阳气旺盛之时，正气更得阳助，病势自弱，营卫调和，当顺时而解。金·成无己注释云：

"巳为正阳，则阳气得以复也。始于太阳，终于厥阴，六经各以三时为解。而太阳从巳至未，阳明从申至戌，少阳从寅至辰。至于太阴，从亥至丑，少阴从子至寅，厥阴从丑至卯者，以阳行也速，阴行也缓。阳主于昼，阴主于夜，阳三经解时，从寅至戌，以阳道常饶也。阴三经解时，从亥至卯，以阴道常乏也。《内经》曰：阳中之太阳，通于夏气，则巳午未，太阳乘旺也。"

2. "阳明病欲解时，从申至戌上"，属阳中之阴，为阳气渐虚之时

阳明病程由表入里，邪与热结，迫阳汗出，阳气实，阴液亏，病为里实津液亏。阳气渐虚之时恰阴气生发之时，治疗方法得道，病势必挫，邪去正安，而阳得阴助而泉源不竭，津液回生，故病在阳去之时而解。

成无己注释："四月为阳，土旺于申酉戌。向旺时，是为欲解。"此注从五行乘侮推理。《伤寒例》载"四时八节二十四气七十候决病法"云："处暑七月中指申，秋分八月中指酉，霜降九月中指戌"。《脉经》说"六月季夏建未，坤未之间土之位，脾旺之时"，故从子午流注时辰的阴阳变化而言，午时属心火，未时属脾土，巳、午、未三个时辰为太阳乘旺之时，申、酉、戌三个时辰则为阳明胃土当旺之时，但阴气渐生。因土生万物，万物所归惟土运，脾土主运长夏，兼旺四季，故成无己说"四月为阳"。脾胃主生发之气，故又说"土旺于申酉戌"。若一日分为四时，日中为夏，日入为秋，则日中阳气最旺，日入阳气渐衰，故推知阳明病"向旺时，是为欲解"。

3. "少阳病欲解时，从寅至辰上"，属阳气的渐旺之时

少阳病程居半表半里，处枢机之位，外接太阳，内接厥阴，邪气微则解从太阳，正气弱则陷于太阴。阳气渐旺之时，少阳得生发之势，阴阳之气交接，故病当乘时而解。成无己注释："《内经》曰：阳中之少阳，通于春气，寅卯辰，少阳木生之时。"此解尚合道理。

4. "太阴病欲解时，从亥至丑上"，属阴中之阴，为阴竭阳弱之时

太阴病程属中阳不振之里证，脾虚胃弱，水谷运化不及。脾胃为生化之源，脾为阴脏，胃为阳腑，脾阴宜升，胃阳当降，升降有常，生生不息。病则阴盛阳微，升降不利，生机乏源。阴竭阳弱之时即阴尽阳生之始，当此时阴得阳助，脾升胃降的运化

功能恢复，故病得解。成无己注释："脾为阴主，旺于丑亥子。向旺，故云解时。"

5."少阴病欲解时，从子至寅上"，属阴中之阳，为阴气渐弱，阳气初生加旺之时

少阴病程阴盛阳微，三焦不利，阴阳不交，精神状态异常，是生理机能代谢低下，甚至多脏器功能损害以致衰竭，即阴阳离绝的阶段。从子至寅上，恰此阴气渐弱，阳气初生加旺之时，阳气渐强，阴病得阳助，故病当解。成无己注释："阳生于子，子为一阳，丑为二阳，寅为三阳。少阴解愈此者，阴得阳则解也。"

6."厥阴病，欲解时，从丑至卯上"，属阴中之阳，为阴气虚竭、阳气生发之时

厥阴病病程阴盛阳微，阴阳气机不通，表里内外不和，故有寒热夹杂、虚实并见、水热互结的种种见证。从丑至卯上，为阴气将竭、阳气已生之时，阳气加旺，阴气渐衰，阳生阴长，三焦气机调畅，故病可解。成无己注释："厥阴，木也。旺于卯，丑寅向旺，故为解时。"

通过以上三阴三阳病欲解时分析，有利于医者正确认识病机，把握病程，为治疗抢占先机，促使疾病向愈，并避免过度治疗，防治药误坏病的发生。

机体对于疾病有自我排斥、自我修复功能，所谓"正气存内、邪不可干"。治疗原则崇尚"衰其大半而止"，药过其所反生药害。因过度治疗或辨证错误失治导致的药源性疾病，在《伤寒论》谓之"坏病"。"坏病"的治疗或救逆方法，《伤寒论》条文中占据了一定比例。防止"坏病"发生，关键在于掌握疾病的"欲解时"规律，以及可以从脉与证的特征判定疾病的向愈。因此，《伤寒论》三阴三阳篇对于疾病"欲解时"的界定十分明确。而对于疾病的向愈或不治当如何从脉证判定，《辨脉法》中从平脉辨证法示以规矩：

【相关条文】

"问曰：病有战而汗出，因得解者，何也？答曰：脉浮而紧，按之反芤，此为本虚，故当战而汗出也。其人本虚，是以发战，以脉浮，故当汗出而解也。若脉浮而数，按之不芤，此人本不虚，若欲自解，但汗出耳，不发战也。"

解读： 体弱阳虚之人的病以战汗的方式解。战汗解之前突然寒战，汗出如豆，热势顿轻；汗出之后手足冰凉，然后由凉转温，不再发作。战汗多见于湿温病久病高热期治疗得效的缓解。是否发生战汗，可从脉象断定，浮而紧，按之反芤，必有战汗。见战汗必须警惕，阴阳离绝之期汗出亡阳，相似战汗，但此时脉象已现"萦萦如蜘蛛丝"，不难鉴别。

"问曰：病有不战而汗出解者，何也？答曰：脉大而浮数，故知不战汗出而解也。"

解读： 从脉大而浮数，当知阳气已足，驱邪有力，故不战而汗。

"问曰：病有不战汗出而解者，何也？答曰：其脉自微，此以曾发汗，若吐、若下、若亡血，以内无津液，此阴阳自和，必自愈，故不战不出而解也。"

解读： 阴阳自和即营卫调和，其脉自微，示有胃气。经或汗、或吐、或下、或亡血之后，汗出乏源，但病势已弱，而胃气存，故知无汗。

"问曰：伤寒三日，脉浮数而微，病人身凉和者，何也？答曰：此为欲解也。解以夜半。脉浮而解者，濈然汗出也；脉数而解者，必能食也；脉微而解者，必大汗出也。"

解读： 脉浮数而微，身凉和，示胃气存，阳气来复。夜半子时阳气生发之时，故断定"解以夜半"。脉浮示邪实，但阳气盛，抗邪有力，上焦得通，津液得下，胃气因和，故"濈然汗出"；脉数示胃气盛，故断定"必能食"；脉微示邪气势弱，但正气已衰，阳不足，故知"必大汗也"。

"问曰：脉病欲知愈未愈者，何以别之？答曰：寸口、关上、尺中三处，大小、浮沉、迟数同等，虽有寒热不解者，此脉阴阳为和平，虽剧当愈。"

解读： 寸口、关上、尺中三部大小、浮沉、迟数同等，示五脏六腑气机调畅。《平脉法》说："三部不同，病各异端，太过可怪，不及亦然。"故三部脉同等，无太过与不及之脉，示阴阳和平，病"虽剧当愈"。

"师曰：立夏得洪大脉，是其本位。其人病身体苦疼重者，须发其汗。若明日身不疼不重者，不须发汗。若汗濈濈自出者，明日便解矣。何以言之？立夏脉洪大，是其时脉，故使然也。四时仿此。"

解读： 人秉天地而生，与自然相应，天人合一，逆从四时，故《素问·脉要精微论》说："万物之外，六合之内，天地之变，阴阳之应。彼春之暖，为夏之暑；彼秋之忿，为冬之怒。四变之动，脉与之上下，以春应中规，夏应中矩，秋应中衡，冬应中权。是故冬至四十五日，阳气微上，阴气微下；夏至四十五日，阴气微上，阳气微下。阴阳有时，与脉为期，期而相失，知脉所分，分之有期，故知死时。"此从四季气候特点结合人体营卫气血的运行规律，总结四季脉象为"阴阳有时，与脉为期"。《平脉法》谓之"随时动作，效象形容。春弦秋浮，冬沉夏洪"。因此，"立夏脉洪大，是其时脉"。所以脉象顺从四时，阴阳自和，虽病不剧。

"问曰：凡病欲知何时得，何时愈。答曰：假令夜半得病者，明日日中愈；日中得病者，夜半愈。何以言之？日中得病，夜半愈者，以阳得阴则解也；夜半得病，明日日中愈者，以阴得阳则解也。"

解读：此即六经病欲解时之理的总结。昼阳夜阴，天人相应，与宇宙规律同步发生的节律性变化，即时间医学的生物钟。阴阳之气各有多少，从三阴三阳合以相应时辰分属，阴阳变化之机转与阴阳之气的相应时辰相关。《素问·五运行大论》说："子午之上，少阴主之；丑未之上，太阴主之；寅申之上，少阳主之；卯酉之上，阳明主之；辰戌之上，太阳主之；巳亥之上，厥阴主之。"是以阴阳之气各有顺旺之时，从阴阳变化之理，阴阳互根，阴得阳助则泉源不竭，阳得阴助则生化无穷。因此，日中得病为三阳盛，至夜半三阴主旺之时而病衰，是阳得阴助，得阴盛而致和平，故病则解；夜半得病为三阴盛，至明日日中三阳盛主旺之时而病衰，是阴得阳助而致和平，故病则解。

三阴三阳的主脉从属时辰，《脉经·卷五·扁鹊阴阳脉法第二》谓："脉，平旦曰太阳，日中曰阳明，晡时曰少阳，黄昏曰少阴，夜半曰太阴，鸡鸣曰厥阴，是三阴三阳时也。"

所以，三阴三阳病欲解时主旺之脉，平旦属太阳，脉当见弦；日中属阳明，脉当见洪；晡时属少阳，脉当见浮；黄昏属少阴，脉当阳微阴浮；夜半属太阴，脉当阳微阴涩而长；鸡鸣属厥阴，脉当微浮。

三、六经病皆中风的涵义

中风，即伤于风邪之义。《素问·脉要精微论》曰"故中风者，阳气受也"，指风为阳邪，伤人阳气，邪入则自表而里，从阳而阴，邪出则自里达表，由阴出阳。风性善变，为百病之长，变动而不居。因此，《伤寒杂病论》认为，凡疾病皆与风邪相关，把疾病阴阳机转的变化过程，类比为"中风"。故三阴三阳各病程之中，皆有中风之证，甚至伤寒、妇人经期、五脏杂病也不例外。探讨所谓"中风"的含义，有助于解读三阴三阳六经病的实质。

（一）太阳病中风

【定义】

2条："太阳病，发热，汗出，恶风，脉缓者，名为中风。"

【解读】

太阳病，病位在表，凡出现发热、自汗出、恶风症状，脉象缓，为太阳病中风证。

【脉法原理】

《辨脉法》："阳脉浮大而濡，阴脉浮大而濡，阴脉与阳脉同等者，名缓也。"

《平脉法》："脉浮而大，浮为风虚……卫气和，名曰缓。"

《脉经·卷四·平杂病脉第二》："缓则为虚。"又："浮而大者，风；浮大者，中风，头痛，鼻塞；浮而缓，皮肤不仁，风寒入肌肉。"

故知脉缓是伤于风邪之象，所谓"中风"即是伤于风，当左右三部脉象浮而缓。

《素问·至真要大论》："夫百病之生也，皆生于风寒暑湿燥火，以之化之变也。"从此言可知：致病原因大同小异，但疾病是时刻变化着的动态过程。太阳病中风尽管皆伤于风邪而致，但却变化多端。

1.表虚伤于风

【相关经文】

12条："太阳中风，阳浮而阴弱。阳浮者，热自发；阴弱者，汗自出。啬啬恶寒，淅淅恶风，翕翕发热，鼻鸣干呕者，桂枝汤主之。"

【平脉辨证】

《伤寒论·辨脉法》："问曰：病有洒淅恶寒而复发热者何？答曰：阴脉不足，阳往从之；阳脉不足，阴往乘之。曰：何谓阳不足？答曰：假令寸口脉微，名曰阳不足，阴气上入阳中，则洒淅恶寒也。曰：何谓阴不足？答曰：尺脉弱，名曰阴不足，阳气下陷入阴中，则发热也。阳脉浮，阴脉弱者，则血虚，血虚则筋急也。其脉沉者，荣气微也。其脉浮，而汗出如流珠者，卫气衰也。"

阳为寸、阴为尺，从寸浮知卫阳气衰，从尺弱知营阴不足，提示患者素来体质虚弱。故阳浮而阴弱即寸浮尺弱，对应"啬啬恶寒，淅淅恶风，翕翕发热，鼻鸣干呕"症状，推理出太阳病中风证表虚证的类型，桂枝汤方证即营卫不和证。

本条经文讨论太阳病中风证，阴阳不足伤于风邪的方证主治。

2.表实伤于寒

【相关经文】

38条："太阳中风，脉浮紧，发热恶寒，身疼痛，不汗出而烦躁者，大青龙汤主之。若脉微弱，汗出恶风者，不可服之。服之则厥逆，筋惕肉眲，此为逆也。"

【平脉辨证】

《辨脉法》:"脉浮而紧者,名曰弦也。弦者,状如弓弦,按之不移也。脉紧者,如转索无常也。"又:"寸口脉浮而紧,浮则为风,紧则为寒。风则伤卫,寒则伤荣。荣卫俱病,骨节烦疼,当发其汗也。"

《平脉法》:"微者卫气不行……弱者卫气微。"

《脉经·卷四·平杂病脉第二》:"微弱者,有寒,少气。"

脉浮紧,主伤于风寒,对应"发热恶寒,身疼痛,不汗出而烦躁"症状。本条文冠名"太阳中风",表明是遭受风邪的"荣卫俱病"。但"脉浮紧",证明是太阳病表实之证,体质壮实,故"当发其汗也"。治当火剂,取发汗峻猛的大青龙汤。为防止学者错认大青龙汤方证,特别强调了太阳病表虚"脉微弱,汗出恶风"的脉证鉴别。

"若脉微弱,汗出恶风者,不可服之。服之则厥逆,筋惕肉瞤,此为逆也。"这是对大青龙汤证误治的警告。

本条文讨论太阳病中风发生传变是由伤风不治,阴转为风寒之证的脉证主治。条文冠名"太阳中风",从脉与证的对比,告知读者当鉴别太阳病中风有阳化、有阴转的证型。

3. 表虚夹水饮轻证

【相关经文】

74 条:"中风发热,六七日不解而烦,有表里证,渴欲饮水,水入则吐者,名曰水逆,五苓散主之。"

【平脉辨证】

本条经文特别强调方证:发热、烦躁、渴欲饮水、水入则吐,冠名"中风发热",说明未经汗法,仍属表证;病程"六七日不解而烦",提示病邪有入里之势,故说"有表里证"。此告知读者当领悟本方证的病机即外邪引动内饮,饮邪蓄积,水热互结,是表虚夹水病,故曰"水逆"。

经文未载脉象,但"中风发热"及"有表里证",当推理本方证脉象必浮而数。若以"比类相附,方证同条"方法解读,则更能把握。同属五苓散主治的 71 条:"太阳病,发汗后,大汗出,胃中干,烦躁不得眠,欲得饮水者,少少与饮之,令胃气和则愈。若脉浮,小便不利,微热消渴者,五苓散主之。" 72 条:"发汗已,脉浮数,烦渴者,五苓散主之。"两条文中均有"脉浮"或"脉浮数",《辨脉法》说"诸脉浮数,当发热"、"脉浮而数，浮为风，数为虚"，所以本条经文主治的病程仍然辨证为太阳病中风。

本条经文讨论太阳病中风治疗汗之不当，表证犹存，兼俱水饮内停，阳从阴转，属表虚夹水饮轻证的方证主治。

4. 表虚夹水饮重证

【相关经文】

152条："太阳中风，下利呕逆，表解者，乃可攻之。其人漐漐汗出，发作有时，头痛，心下痞硬满，引胁下痛，干呕短气，汗出不恶寒者，此表解里未和也，十枣汤主之。"

【平脉辨证】

本条经文特别强调方证：漐漐汗出，发作有时，头痛，心下痞硬满，引胁下痛，干呕短气，汗出不恶寒。其中"漐漐汗出，头痛"与太阳病中风表虚证类似，而"发作有时，心下痞硬满，引胁下痛，干呕短气，汗出不恶寒"纯为里实之证，故说"此表解里未和也"。冠名"太阳中风"，说明本方证未经发汗，直接用了下法，致使表邪陷里，水饮不化，积聚于胸膈，水逆而呕。此时治当峻攻猛下，取十枣汤。

本方证未出脉象，平脉辨证，脉当寸关沉弦而紧。因表邪陷里而沉、水饮积聚于胸膈而弦、胁下痛而紧是从《脉经·卷四·平杂病脉第二》"沉而弦者，悬饮内痛"可知。

本方证讨论太阳病中风当汗而误用下法而致悬饮，阳从阴转，属表虚夹水饮重证的方证。

5. 表实误治的转归

【相关条文】

111条："太阳病中风，以火劫发汗，邪风被火热，血气流溢，失其常度。两阳相熏灼，其身发黄。阳盛则欲衄，阴虚小便难。阴阳俱虚竭，身体则枯燥，但头汗出，剂颈而还，腹满微喘，口干咽烂，或不大便，久则谵语，甚者至哕，手足躁扰，捻衣摸床。小便利者，其人可治。"

【平脉辨证】

冠名"太阳病中风"，提示素有阳郁内热，外感风邪。如投以温热之剂治之，必发汗太过，或者风邪与火热之邪相合，迫血妄行，风火相煽，两阳相熏灼，即太阳、阳明皆受病，已属风温范畴（见 6 条风温定义），必从阳明病程论治。由此可见，太阳中风，也可发生传变。

本条经文讨论太阳病中风坏病，即误用火剂后传变入阳明病，阳盛而热，属表实误治，必从温病论治的预后。

小结：太阳病中风是太阳病的表证解读，风邪初受，营卫不和，大法宜解肌发汗，治当桂枝汤。但若错过时机，阴阳机转，风邪传变入里，或治之不当，即是坏病，虽有表证，仍当从脉证鉴别而治。倘若治不当法，则从阴阳变化，随感邪之轻重、禀赋体质的虚实发生机转。从阴转，风寒相依，属风寒。气化不利，水蓄下焦。寒湿重，从阴化，水停胸膈，为悬饮。从阳化，风火相煽，是温病。张仲景至此在太阳病篇列举了 38 条风邪传变由轻到重的大青龙汤脉证，74 条表证犹存兼俱水饮内停的五苓散证，152 条当汗而误用下法而致悬饮重证的十枣汤证，111 条误用火剂后传变入阳明病程必从温病论治的预后，并在 16 条提出太阳病中风即桂枝汤证失治后的应对方法：

"太阳病三日，已发汗，若吐，若下，若温针，仍不解者，此为坏病，桂枝不中与之也。观其脉证，知犯何逆，随证治之。桂枝本为解肌，若其人脉浮紧，发热汗不出者，不可与之也。常须识此，勿令误也。"

其中语重心长地告诫"观其脉证，知犯何逆，随证治之……常须识此，勿令误也"不但是太阳病中风的基本原则，同时也是整个《伤寒杂病论》从"病、脉、证、治"这四方面倡导并架构六经病辨证论治体系的灵魂。

（二）阳明病中风

【定义】

189 条："阳明中风，口苦咽干，腹满微喘，发热恶寒，脉浮而紧。若下之，则腹满、小便难也。"

【解读】

从 180 条阳明病提纲"阳明之为病，胃家实是也"可知阳明病是以"不更衣，内实，大便难"等一系列以肠胃功能紊乱为主的病程阶段。从传变途径、病程轻重分为三个类型：太阳阳明、正阳阳明、少阳阳明。即条文 179 条的说明："问口：病有太阳阳明，有正阳阳明，有少阳阳明，何谓也？答曰：太阳阳明者，脾约是也；正阳阳明者，胃家实是也；少阳阳明者，发汗利小便已，胃中燥烦实，大便难是也。"

阳明病中风证的诊断是以食欲来鉴别的。190 条说："阳明病，若能食，名中风，不能食，名中寒。"

而 191 条更作进一步说明："阳明病，若中寒者，不能食，小便不利，手足濈然汗出，此欲作痼瘕，便初硬后溏。所以然者，以胃中冷，水谷不别故也。"

三阳之中，太阳为开，阳明为合，少阳为枢。风邪自表而来，初受于太阳，太阳不解，则顺传阳明，但风性轻扬，居动而不羁，自当从枢机而解，故又变化于少阳。所以阳明中风的证候见于三阳，而以少阳为主。阳明中风的证候中，"口苦咽干"是少阳见证、"腹满微喘"是阳明见证、"发热恶寒"是太阳见证，可见阳明病中风证，是太阳、阳明、少阳三阳合病阶段。

【平脉辨证】

阳明病中风的脉象为"脉浮而紧"。《辨脉法》云："脉浮而紧者，名曰弦也。"故此脉"浮而紧"，实即弦。

《辨脉法》云："浮则为风，紧则为寒；风则伤卫，寒则伤营。"说明有风邪之患，与太阳病中风脉理类同，因合并有阳明病见证，顾名思义，称之曰"阳明中风"，治疗当顺势从枢机而解。倘治之失当，仲景告诫"若下之，则腹满、小便难也"。

故阳明病中风的病机在于枢机不利，为三阳合病，但偏于少阳。脉浮而紧，当对应寸关之位。

【相关经文】

"阳明中风，脉弦浮大而短气，腹都满，胁下及心痛，久按之气不通，鼻干不得汗，嗜卧，一身及目悉黄，小便难，有潮热，时时哕，耳前后肿，刺之小差，外不解，病过十日，脉续浮者，与小柴胡汤。"（231 条）

【平脉辨证】

阳明中风，脉弦浮大。弦为阴脉，主里证；浮大为阳脉，主表证。《辨脉法》解："脉浮而紧者，名曰弦也。"又："脉浮而大，心下反硬，有热。属脏者，攻之，不令发汗；属腑者，不令溲数，溲数则大便硬。汗多则热愈，汗少则便难，脉迟尚未可攻。"平脉知证，阳明中风是表里、脏腑、寒热同病，病情复杂多变，治疗棘手。从 189 条定义已辨阳明中风是枢机不利的三阳合病，但以少阳为主。

从脉象"脉弦浮大"对应的阳明中风主证，即"短气，腹都满，胁下及心痛，久按之气不通，鼻干不得汗，嗜卧，一身及目悉黄，小便难，有潮热，时时哕，耳前后肿"等症状的分析，还可结合《伤寒例》中的脉法推理："尺寸俱长者，阳明受病也，当二三日发。以其脉夹鼻，络于目，故身热、目疼、鼻干、不得卧。尺寸俱弦者，少阳受病也，当三四日发，以其脉循胁，络于耳，故胸胁痛而耳聋。此三经皆受病，未入于腑者，可汗而已。"从中可见，阳明中风的见证与阳明、少阳受病的主证有所符合，是"三经皆受病"。而"嗜卧，一身及目悉黄，小便难，有潮热，时时哕"的见证则表明病邪"已入于腑"，不可汗法。因此，阳明中风证"脉弦浮大"的脉法部位对应当从寸、关、尺三关去辨认。

据上述条文分析可见，阳明病阶段以中风辨别传变与否，关键在于脉法定位、脉象特征。只要脉象不变，仍当从少阳调畅枢机，俾邪有出路。因此，张仲景认为只要"外不解，病过十日，脉续浮者，与小柴胡汤。"从脉象变化推理阳明病中风证的机理，讨论阳明病中风的治疗方法，特别强调方证辨识中脉法的应用价值。

（三）少阳病中风

【定义】

264条："少阳中风，两耳无所闻，目赤，胸中满而烦者，不可吐下，吐下则悸而惊。"

【解读】

少阳居枢机之位，外接太阳，内陷厥阴，顺传阳明，处半表半里之间，故少阳病有三个转归，或出太阳，或入厥阴，或三阳合病。263条："少阳之为病，口苦、咽干、目眩也"是少阳病提纲，少阳正病。

少阳病一般由太阳病失治传入，如266条："本太阳病不解，转入少阳者，胁下硬满，干呕不能食，往来寒热，尚未吐下，脉沉紧者，与小柴胡汤。"故知少阳病是正邪互争的相持阶段。"脉沉紧"，146条解"脉沉紧者，必欲吐"为表邪欲出少阳之象。而268条"三阳合病，脉浮大，上关上，但欲眠睡，目合则汗"中"上关上"脉位对应之脉为"浮大"。平脉辨证，表明病邪已居中焦肝胆脾胃，故有阳明病见"但欲眠睡，目合则汗"属"三阳合病"。

如264条所论，乃太阳传入少阳的变证，因太阳病失治已成坏病，邪盛正虚，故引动火邪，而见"两耳无所闻，目赤，胸中满而烦"的证候。火性炎上，风行上扬，所以将此少阳病类型称之为"少阳中风"。

为防学者重蹈覆辙，故在267条强调"若已吐、下、发汗、温针，谵语，柴胡汤证罢，此为坏病，知犯何逆，以法治之。"

【平脉辨证】

少阳病中风，定义中未明脉象。《伤寒例》："尺寸俱弦者，少阳受病也，当三四日发，以其脉循胸胁络于耳，故胸胁痛而耳聋。"提示少阳脉为寸关尺均呈弦象，但以双关弦为主。

少阳中风，亦不载方药主治。但知其太阳病误治引动火邪之理，治当救逆，拟当柴胡加龙骨牡蛎汤主之。

（四）太阴病中风

【定义】

274 条："太阴中风，四肢烦痛，阳微阴涩而长者，为欲愈。"

【解读】

太阴病是脾胃运化功能受损状态的总结。其表现以中阳不振，消化机能减退引发的证候为主。如 273 条给予定义："太阴之为病，腹满而吐，食不下，自利益甚，时腹自痛。若下之，必胸下结硬。"

导致太阴病的病因：一为禀赋虚寒，阳不制阴。如 277 条示："自利不渴者，属太阴，以其脏有寒故也。当温之，宜服四逆辈。"一为药误致伤，阳从阴化。如 279 条示："本太阳病，医反下之，因而腹满时痛者，属太阴也，桂枝加芍药汤主之。大实痛者，桂枝加大黄汤主之。"辨证当辨虚实：虚证"腹满时痛"者，倍芍药以止痛，宜桂枝加芍药汤；实证"大实痛"者，必消导去积，桂枝汤加大黄治之。

但太阴病的本质，禀赋虚寒是其主要原因，故 280 条谓："太阴为病，脉弱，其人续自便利，设当行大黄、芍药者，宜减之，以其人胃气弱，易动故也。"本为阴病，倘若脉浮，示有阳邪，可从表解，如 275 条："太阴病，脉浮者，可发汗，宜桂枝汤。"桂枝汤本为太阳病中风证虚弱之人伤风主治之方，太阴病取桂枝汤主治曰"宜"而非"主之"，是斟酌、考虑之意，乃提醒读者当注意异病同治之理。邪去正复，以得胃气为先，胃气即正气，所谓"保得一分胃气，便有一分生机"，胃气渐复，生化有源，营卫之气即可调畅而营养周身。所以 274 条说："太阴中风，四肢烦痛，阳微阴涩而长者，为欲愈。"道理何在呢？试作分析：

太阴病主脉为沉细，《伤寒例》示："尺寸俱沉细者，太阴受病也，当四五日发。以其脉布胃中，络于嗌，故腹满而嗌干。"太阴中风的脉象"阳微阴涩而长"，阳寸阴尺，即寸脉微、尺脉涩，兼有长脉之象；微、涩属阴脉，长脉属阳脉，是阴阳相兼、阴阳相乘之脉。本太阴病，脉当沉细，与阴病相符，今兼见阳脉，示从阴而阳，病邪由里达表，病势由重趋轻，符合"凡阴病见阳脉者生"的定义，故可断太阴病此时当"欲愈"。

《辨脉法》云："病人脉微而涩者，此为医所病也。"故知本病证是个医源性的坏病。因药毒贻害导致免疫功能紊乱，消化系统受损的太阴病在现代尤为多见。

《平脉法》再解："寸口脉微而涩，微者卫气不行，涩者荣气不逮，荣卫不能相将，三焦无所仰，身体痹不仁。荣气不足，则烦疼口难言。卫气虚者，则恶寒数欠。三焦不归其部。上焦不归者，噫而酢吞；中焦不归者，不能消谷引食；下焦不归者，则遗溲。"推论其义，脾胃居中焦，脉法对应在关。脾主运化，脾气宜升；胃主受纳，胃气宜降。升降相因，清浊自分，气机条畅，对应的脉象当濡弱而和缓，是生机盎然之征兆，是有谷气能食的胃气之脉，也是阴阳调和之脉。而"寸口脉微而涩"，反证为脾胃受伤，运化不及，生机乏源，则营卫不和，三焦不利。有胃气则生，无胃气则死，胃气的盛衰是五脏六腑功能协调的决定因素。

【平脉辨证】

太阴病中风的条文是从脉象变化判定太阴病转归的机理，"四肢烦痛"是营卫渐行之象，"阳微阴涩而长"是胃气渐复之征。所谓"太阴中风"，就是阳气来复之象，是判定脾胃功能恢复、疾病好转向愈的一个指针。

（五）少阴病中风

【定义】

290条："少阴中风，脉阳微阴浮者，为欲愈。"

【解读】

少阴病程是生理机能代谢低下，甚至多脏器功能损害以致衰竭的阶段。其表现以阴盛阳微，三焦不利，精神状态异常的证候为主。如281条予以定义："少阴之为病，脉微细，但欲寐也。"此为少阴病提纲。在主脉与主证两项诊断缺一不可的前提下，从282条进一步界定："少阴病，欲吐不吐，心烦，但欲寐，五六日自利而渴者，属少阴也，虚故引水自救。若小便色白者，少阴病形悉具。小便白者，以下焦虚有寒，不能制水，故令色白也。"故此，少阴病必有"欲吐不吐，心烦，但欲寐，自利而渴，小便色白"的见证，且小便的颜色清白与脉象微细是鉴别少阴病的典型特征，也是少阴病的常态。反之，则为少阴病濒临阴阳离绝的生命垂危阶段，若283条："病人脉阴阳俱紧，反汗出者，亡阳也，此属少阴，法当咽痛而复吐利。"少阴病本当"脉微细"，现反而"阴阳俱紧"，当无汗，反"汗出"，是阴竭阳亡，真阳外越，当有少阴病真寒假热的见证，故说"法当咽痛而复吐利"。《伤寒例》中解释："尺寸俱沉者，少阴受病也，当五六日发，以其脉贯肾，络于肺，系舌本，故口燥舌干而渴。"此"脉阴阳俱紧"，是三焦不通之象。《辨脉法》有佐证："寸口脉阴阳俱紧者，法当清邪中于上焦，浊邪中于下焦……三焦相溷，内外不通。"

五脏六腑之中，肝、心、脾、肺、肾五脏为阴，胆、胃、大肠、小肠、膀胱、三焦六腑为阳。三焦为决渎之官，主持水道，三焦气机不利，则膀胱气化异常。三阴生理之常为阴多阳少，阴阳离合，各得其所，互为其用。其中太阴为开，开营卫生化之源；厥阴为合，合阴阳气机之升降；少阴为枢，枢三焦水火之共济。少阴病病程阶段，阳微阴盛，下焦虚寒，阳不制阴。枢机从阴化，属寒化水证，水盛而火衰，故必以脉微、下利、恶寒、身痛肢冷为主证，如四逆汤证；枢机从阳转，属寒化火证，真阳外现，迫血妄行，故必以细沉数、心烦、不得卧、咽痛或便血为主证，如黄连阿胶汤证。

少阴病寒化火证与"伏气之病"相关。《平脉法》载："师曰：伏气之病，以意候之，今月之内，欲有伏气。假令旧有伏气，当须脉之。若脉微弱者，当喉中痛似伤，非喉痹也。病人云：实咽中痛。虽尔，今复欲下利。"

【平脉辨证】

少阴病主脉"微细"。《平脉法》云："寸口诸微亡阳。"又："少阴脉弱而涩，弱者微烦，涩者厥逆……寸口脉微，尺脉紧，其人虚损多汗，知阴常在，绝不见阳也。"由此可知，少阴病的病机在于阳气衰微。

少阴中风定义："脉阳微阴浮者，为欲愈。"阳寸阴尺，寸脉微，尺脉不沉不紧，反见"浮"象，示有阳气来复，是肾气渐充的表现，与"凡阴病见阳脉者生"的阴阳脉法原理一致。故从少阴病主脉"微细"转为"阳微阴浮"，是对阳气来复，三焦调和，膀胱有约，水火共济，津液代谢恢复正常的界定，也是断证为"欲愈"的根据。这个阴从阳化、转危为安的动态过程，即少阴中风的真正含义。

（六）厥阴病中风

【定义】

327条："厥阴中风，脉微浮为欲愈，不浮为未愈。（327条）

【解读】

厥阴病病程是阴盛阳微导致阴阳气机不通、表里内外不和的阶段，表现为寒热夹杂、虚实并见、水热互结的证候表现。如 326 条提纲所谓"厥阴之为病，消渴，气上撞心，心中疼热，饥而不欲食，食则吐蛔，下之利不止"呈现复杂多变的症状。

厥阴病之厥的本义，337 条解为："凡厥者，阴阳气不相顺接，便为厥。厥者，手足逆冷是也。"

厥阴病本虚标实，阴阳俱弱，故提纲说"下之利不止"，330 条进一步强调"诸四逆厥者，不可下之，虚家亦然。"由此可见，厥阴病的转归在于"下利"与否，所以"下利"脉证的辨识，是厥阴病篇的主要内容：

360 条："下利，有微热而渴，脉弱者，今自愈。"此中"脉弱者"，示阴阳自和。

361 条："下利，脉数，有微热汗出，今自愈。设复紧，为未解。"此中"脉数"，示阳气来复，荣强卫弱。脉"复紧"，示阴寒盛。

362 条："下利，手足厥冷，无脉者，灸之不温，若脉不还，反微喘者，死。少阴负跌阳者，为顺也。"此中"无脉，脉不还"，示阳气已亡。"少阴负跌阳者"，少阴脉即尺脉，跌阳脉指胃气脉，尺脉弱，而跌阳脉较强，是胃气之象，示有生机。

363 条："下利，寸脉反浮数，尺中自涩者，必清脓血。"此中"寸脉反浮数，尺中自涩"示上实下虚，寸指右寸肺热，肺与大肠相表里，脉反浮数，知肺热下移于大肠，大肠受热，血络腐败化脓，对应之脉当尺脉涩。

365 条："下利，脉沉弦者，下重也；脉大者，为未止；脉微弱数者，为欲自止，虽发热，不死。"此中"脉沉弦者"，示邪气未除，阻滞气机；"脉大者"，示邪气正盛；"脉微弱数者"，示邪气已衰，正气来复，正气抗邪有力，故"虽发热不死"。

366 条："下利，脉沉而迟，其人面少赤，身有微热，下利清谷者，必郁冒汗出而解，病人必微厥。所以然者，其面戴阳，下虚故也。"此中"脉沉而迟"，示阳不制阴，里寒盛，阴阳气不相顺接，阳浮于上，故"面少赤"即面色鲜红，是"戴阳"之象。

367 条："下利，脉数而渴者，今自愈。设不差，必清脓血，以有热故也。"此中"脉数"，示阳气盛，抗邪有力，邪正相争；若不愈，表明邪气仍剧，故"必清脓血"。

368 条："下利后脉绝，手足厥冷，晬时脉还，手足温者生，脉不还者死。"此中"脉绝"示阴阳气不相顺接，"脉还"示阴阳交合，故手足由凉转温，表有生机；反之，"脉不还"，示阴阳离绝，故死。

从上述可见，厥阴病的脉象因阴阳之气的盛衰而表现各异，所以 326 条厥阴病提纲无主脉提示。《伤寒例》中释："尺寸俱微缓者，厥阴受病也，当六七日发，以其脉循阴器，络于肝，故烦满而囊缩。"肝体阴用阳，主气机疏泄，故厥阴病程主证为厥逆气滞，兼证必寒热夹杂、虚实互见。

《平脉法》又解："寸口脉微而缓，微者卫气疏，疏则其肤空。缓者胃气实，实则谷消而水化也。"故水谷不化而致"下利"，亦即厥阴病主证。

【平脉辨证】

厥阴病与阴阳相乘的气机变化相关，尽管病机复杂，证候多变，但阴盛阳衰，脉象以"寸口脉微而缓"为主。327条："厥阴中风，脉微浮为欲愈，不浮为未愈。"从脉象而论，微为阴脉，浮为阳脉，微浮兼俱，从脉法原理则谓之"凡阴病见阳脉者生"，脉微浮是阳气调畅之象，故厥阴中风以脉象的"浮"与"不浮"的动态变化作为厥阴病转归的指征。370条通脉四逆汤证方后解"分温再服，其脉即出者愈"，同为此理。所以厥阴中风的实质，在于阴阳气机调畅与否的界定。

（七）伤寒中风

【定义】

96条："伤寒五六日，中风，往来寒热，胸胁苦满，默默不欲饮食，心烦喜呕，或胸中烦而不呕，或渴，或腹中痛，或胁下痞硬，或心下悸，小便不利，或不渴，身有微热，或咳者，小柴胡汤主之。"

【解读】

"伤寒"即一类具有传染性强、病势进展快，病程复杂多变的疾病总称。张仲景运用《汤液经法》、《黄帝内经》等远古医学典籍中三阴三阳六经病论治经验，以"伤寒"的治疗例证，从"病、脉、证、治"四方面演绎拓展临证思维，提炼方治法规，力图规范医疗行为，架构六经病辨证论治体系。

"伤寒"的病程贯穿于三阴三阳病的始终。伤寒之邪的传变有一定的规律性，邪毒从表传里，病情由轻趋重，或从太阳顺传入阳明、再少阳，或从太阳未经阳明，过经径入少阳，或直中太阴、或少阴、或厥阴，数经并病，谓之合病。

"伤寒"传变与否，可从发病的时间或脉法推理、病证特点而辨识。如4条："伤寒一日，太阳受之，脉若静者为不传。颇欲吐，若躁烦，脉数急者，为传也。"5条："伤寒二三日，阳明、少阳证不见者，为不传也。"从时间或病证特点辨识"伤寒"的传变途径，预测病情的轻重缓急，是"伤寒中风"的基本内涵。因此，96条定义说："伤寒五六日，中风，往来寒热，胸胁苦满，默默不欲饮食，心烦喜呕，或胸中烦而不呕，或渴，或腹中痛，或胁下痞硬，或心下悸，小便不利，或不渴，身有微热，或咳者，小柴胡汤主之。"此"往来寒热，胸胁苦满，默默不欲饮食，心烦喜呕"提示病邪居于半表半里之间，从太阳转入少阳，如266条所示："本太阳病不解，转入少阳者，胁下硬满，干呕不能食，往来寒热，尚未吐下，脉沉紧者，与小柴胡汤。"或然证的出现，指病邪的传变趋势，病邪居于三焦，不出太阳，即入三阴，如269条所示："伤寒六七日，无大热，其人躁烦者，此为阳去入阴故也。"

【平脉辨证】

伤寒中风证的辨识，以识别证候为主，但其脉法可从"主之"之方小柴胡汤证的脉法予以推理。如：

37条："太阳病，十日以去，脉浮细而嗜卧者，外已解也。设胸满胁痛者，与小柴胡汤。脉但浮者，与麻黄汤。"此中小柴胡汤证的脉法鉴别为"脉浮细"。

100条："伤寒，阳脉涩，阴脉弦，法当腹中急痛，先与小建中汤。不差者，小柴胡汤主之。"此中小柴胡汤的脉法鉴别为"阳脉涩，阴脉弦"，即寸脉涩，尺脉弦。

231条："阳明中风，脉弦浮大而短气，腹都满，胁下及心痛，久按之气不通，鼻干不得汗，嗜卧，一身及目悉黄，小便难，有潮热，时时哕，耳前后肿，刺之小差，外不解，病过十日，脉续浮者，与小柴胡汤。"此中小柴胡汤证的脉法鉴别为"脉浮弦"。

266条："本太阳病不解，转入少阳者，胁下硬满，干呕不能食，往来寒热，尚未吐下，脉沉紧者，与小柴胡汤。"此中小柴胡汤证的脉法鉴别为"脉沉紧"。

上述可见，小柴胡汤的脉法鉴别比较庞杂，据此也可知小柴胡汤的主治范围广泛。

但由于伤寒中风证居于少阳病程有半表半里的特点，故265条对伤寒少阳病程的脉证辨识予以提炼："伤寒，脉弦细，头痛发热者，属少阳。少阳不可发汗，发汗则谵语，此属胃。胃和则愈，胃不和，烦而悸。"俾学者尤可提纲挈领。

【相关经文】

101条："伤寒中风，有柴胡证，但见一证便是，不必悉具。凡柴胡汤病证而下之，若柴胡证不罢者，复与柴胡汤，必蒸蒸而振，却复发热汗出而解。"

【平脉辨证】

此条经文是对伤寒中风的治则规范化，提倡"有柴胡证，但见一证便是，不必悉具"。从 96 条定义可知，伤寒中风在少阳病程的病机与三焦气机不利相关，证候表现复杂多变，故此强调了抓住与病机相关的任一主证的重要性。所以从脉法，只要见少阳脉即两关脉弦细，即可定方。

【相关条文】

158 条："伤寒中风，医反下之，其人下利日数十行，谷不化，腹中雷鸣，心下痞硬而满，干呕心烦不得安。医见心下痞，谓病不尽，复下之，其痞益甚。此非结热，但以胃中虚，客气上逆，故使硬也，甘草泻心汤主之。"

【平脉辨证】

本条经文恰如 131 条解："病发于阳，而反下之，热入因作结胸；病发于阴，而反下之，因作痞也。"提示本伤寒中风，是痞气因发于阴而生的类型。治当调和，今误治致下利，阳陷于阴，气机升降不利，胃中虚，因而作痞。伤寒中风，病邪窃居于半表半里，清解必从少阳枢机转归，不可汗，不可下，故当和胃，胃气即正气，有胃气即抗邪有力，若定义 96 条所示小柴胡汤即为正治。本伤寒中风，不当下而下，此为坏病。267 条指出："若已吐、下、发汗、温针，谵语，柴胡汤证罢，此为坏病。知犯何逆，以法治之。"故此冠名"伤寒中风"，提示"知犯何逆，以法治之"，治已非小柴胡汤所宜，故取甘缓和中、辛苦消痞的甘草泻心汤。

（八）妇人中风

【定义】

143 条："妇人中风，发热恶寒，经水适来，得之七八日，热除而脉迟身凉，胸胁下满，如结胸状，谵语者，此为热入血室也，当刺期门，随其实而取之。"

【解读】

妇人中风，指妇女经期遭受外邪的疾病。致病机理如 97 条解释："血弱气尽，腠理开，邪气因入，与正气相搏，结于胁下，正邪分争，往来寒热，休作有时，默默不欲饮食。脏腑相连，其痛必下，邪高痛下，故使呕也。"正虚邪实，枢机不利，病邪从气分乘虚入于血分，此为血分之病。阴血不足，阳郁而热，血气不和，正邪相搏，结于血海，故谓"热入血室"。

本条经文提示"经水适来"，即经血溢下之际，血脉空虚，正邪分争，故发热恶寒；"得之七八日，热除而脉迟，身凉"，示病邪已由表入里。

"胸胁下满，如结胸状，谵语"示邪气与正气相搏，结于胁下。肝为血海，体阴用阳，位居于两胁，受邪而热，瘀热在里，邪热有从厥阴转入阳明之势，"谵语"为阳明病见证。故而病邪虽入于血分，治疗却不可用下法，"当刺期门，随其实而取之"。期门为足厥阴肝经募穴，刺之出血可泻热。《妇人杂病脉证并治第二十二》提出："阳明病，下血谵语者，此为热入血室，但头汗出，当刺期门，随其实而泻之，濈然汗出者愈。"此中"热入血室"冠名为"阳明病"，提醒"热入血室"证非"妇人中风"专有，但强调血热邪实，必须治疗阳明经病。又，《妇人杂病脉证并治第二十二》进一步提出："妇人伤寒发热，经水适来，昼日明了，暮则谵语，如见鬼状者，此为热入血室，治之无犯胃气及上二焦，必自愈。"此中强调"治之无犯胃气及上二焦，必自愈"是对调和之法的肯定。若从方治，可取三阳合方即小柴胡汤合葛根汤。

【平脉辨证】

本条经文脉法示"热除而脉迟身凉"，《平脉法》云："迟者荣中寒。荣为血，血寒则发热。"据此可知，妇人中风的病机是因经血溢下而荣血受寒，卫气不和而发热。又，《辨脉法》云："寸口脉浮为在表，沉为在里，数为在腑，迟为在脏。假令脉迟，此为在脏也。"凭此而晓，妇人经期受寒，病邪循经感传，已从血分入于肝。因此，妇人中风"热入血室"证的实质即阴病从阳化，血热而肝实。"经水适来"主证见发热恶寒，胸胁下满，如结胸状，谵语，提示正邪相搏、阴阳俱盛，是"热入血室"重证，故治当泻肝和血，和阳以助阴。

【相关经文】

144条："妇人中风，七八日续得寒热，发作有时，经水适断者，此为热入血室，其血必结，故使如疟状，发作有时，小柴胡汤主之。"

【平脉辨证】

妇人中风"热入血室"的病机即正虚邪实，病邪从气分乘虚入于血分，血分受邪，邪入血海，"经水适来"，血气尚旺，正邪相搏，阴阳俱盛，则为"热入血室"重证；本条文"经水适断"示血气已虚，正邪相争，阴阳不和，则为"热入血室"轻证，主证寒热如疟状，发作有时，提示病邪居于半表半里，正邪相争，势均力敌，汗法、下法皆不宜，故治当调和阴阳，主方小柴胡汤，故从小柴胡汤证推其脉，当两关弦细为主。

（九）五脏病中风

【定义】

"肺中风者，口燥而喘，身运而重，冒而肿胀。

肝中风者，头目瞤，两胁痛，行带伛，令人嗜甘。

心中风者，翕翕发热，不能起，心中饥，食即呕吐。

脾中风者，翕翕发热，形如醉人，腹中烦重，皮目瞤瞤而短气。"

【解读】

以上"肺中风、肝中风、心中风、脾中风"条文均载于《金匮要略·五脏风寒积聚病脉证并治》篇，五脏中风之中独少"肾中风"。本著作整理者备注："臣亿等：详五脏各有中风中寒，今脾只载中风，肾中风、中寒俱不载者，以古文简乱极多，去古既远，无它可以补缀也。"

五脏中风的名称源于《灵枢·邪气脏腑病形》篇：

"黄帝曰：五脏之中风奈何？岐伯曰：阴阳俱感，邪乃得往。黄帝曰：善哉。"此中谓五脏中风，由于脏腑阴阳俱虚，邪气得以乘虚而入。

因脏腑各有主气，各有经脉，各有部分，功能不同，故其主病、见证亦各异。病有虚实，证分阴阳。风邪自阳受，寒邪自阴从。凡五脏中风，以"中风"称谓，实质指各脏病变乃从阳而来，病机为实。相反，若自阴受，则病机为虚，名为"中寒"。是以五脏皆以"中风"名称，喻其病机乃是从阳化热，病候表现为实证。故五脏中风，皆指五脏实证。

五脏中寒，即五脏中于寒邪的症状归类。《金匮要略·五脏风寒积聚病脉证并治》篇记载的五脏中寒仅见如下：

"肺中寒，吐浊涕。

肝中寒者，两臂不举，舌本燥，喜太息，胸中痛，不得转侧，食则吐而汗出也。

心中寒者，其人苦病心如啖蒜状，剧者心痛彻背，背痛彻心，譬如蛊注。其脉浮者，自吐乃愈。"

《素问·脏气法时论》所载五脏病理及特征可佐证并补充林亿等人所谓缺少者，摘要如下：

"肝病者，两胁下痛引少腹，令人善怒。虚则目䀮䀮无所见，耳无所闻，善恐，如人将捕之……

心病者，胸中痛，胁支满，胁下痛，膺背肩胛间痛，两臂内痛。虚则胸腹大，胁下与腰相引而痛……

脾病者，身重，善肌肉痿，足不收行，善瘛，脚下痛。虚则腹满肠鸣，飧泄食不化……

肺病者，喘咳逆气，肩背痛，汗出，尻阴股膝髀腨胻足皆痛。虚则少气不能报息，耳聋嗌干……

肾病者，腹大胫肿，喘咳身重，寝汗出，憎风。虚则胸中痛，大腹小腹痛，清厥意不乐……"

以上所论表明，疾病是一个正气与邪气相争的动态过程，三阴三阳即是对疾病状态及其变化的总结。六经辨证论治体系从阴阳消长变化的机理，把正气与邪气相争引致疾病发生变化的态势从"中风"予以充分认识与把握，"中风"即病机发生转变。三阳病中风提示病邪从浅入里，病情加重；三阴病中风提示病邪由里出表，病情减轻。伤寒中风，强调对伤寒传变时机的把握与规范性治疗。妇人中风，强调经期受邪疾病的特点及分期论治。五脏中风则强调了病变为实的特征，故从平脉辨证分析脉候特征，充分把握疾病过程转折点，就是《伤寒杂病论》中"中风"问题的实质。

四、热入血室证何以当刺期门

热入血室泛指邪气入血分的病证，见于妇女经期、阳明病、少阴病程。妇女行经期感受外邪，邪气结于血分，张仲景谓之"妇人中风"。

《妇人杂病脉证并治第二十二》载：

"妇人中风，七八日续来寒热，发作有时，经水适断者，此为热入血室，其血必结，故使如疟状，发作有时，小柴胡汤主之。"此条文同见于《伤寒论》144条，有一字之差，"七八日续来寒热"，144条写作"七八日续得寒热"，此当编次者笔误。

"妇人伤寒发热，经水适来，昼日明了，暮则谵语，如见鬼状者，此为热入血室，治之无犯胃气及上二焦，必自愈。"

"妇人中风，发热恶寒，经水适来，得七八日，热除脉迟，身凉和，胸胁满，如结胸状，谵语者，此为热入血室也，当刺期门，随其实而取之。"此条文同见于《伤寒论》143条，将"得七八日，热除脉迟，身凉和，胸胁满"写作"得之七八日，热除而脉迟身凉，胸胁下满"为笔误，于文意无碍。

"阳明病，下血谵语者，此为热入血室，但头汗出，当刺期门，随其实而泻之。濈然汗出者愈。"此条文同见于《伤寒论》216条。

《伤寒论·平脉法》载："少阴脉不至，肾气微，少精血，奔气促迫，上入胸膈，宗气反聚，血结心下，阳气退下，热归阴股，与阴相动，令身不仁，此为尸厥，当刺期门、巨阙。"

上述 5 条所涉血分之证的条文中，4 条条文均判断为"此为热入血室"证，1 条条文是"血结心下"。其治疗方法除 144 条主治规定为小柴胡汤、一条提出"治之无犯胃气及上二焦，必自愈"的治疗原则外，妇人中风、阳明病的主治均提到"当刺期门，随其实而取之"。少阴病的主治提出"当刺期门、巨阙"。此中机理何在呢？

期门，属足厥阴肝经穴位，明·杨继洲《针灸大成》载：

"期门：直乳二肋端，不容旁一寸五分。又曰：乳旁一寸半，直下又一寸半，肝之募。足厥阴、太阴、阴维之会。《铜人》针四分，灸五壮。

主胸中烦热，贲豚上下，目青而呕。霍乱泄利，腹坚硬，大喘不得安卧，胁下积气。伤寒心切痛，喜呕酸，食饮不下，食后吐水，胸胁痛支满。男子妇人血结胸满，面赤火燥，口干消渴，胸中痛不可忍。伤寒过经不解，热入血室，男子则由阳明而伤，下血谵语，妇人月水适来，邪乘虚而入及产后余疾。

一妇人患热入血室。许学士云：小柴胡已迟，当刺期门。针之，如言而愈。

太阳与少阳并病，头项强痛，或眩冒时如结胸，心下痞硬者，当刺大椎第二行肺俞、肝俞，慎不可发汗，发汗则谵语，五六日谵语不止，当刺期门。"

热入血室证，实即邪气入于厥阴肝经之病。《难经·六十七难》说："五脏募皆在阴，而俞在阳，何谓也？然：阴病行阳，阳病行阴，故令募在阴，俞在阳也。"《脉经卷三·肝胆部第一》示："肝象木，与胆合为府，其经足厥阴，与足少阳为表里。其脉弦……肝俞在背第九椎，募在期门。"期门为足厥阴肝经募穴，故阴病行阳，刺之少量出血，热随血去，濈然汗出，荣卫调和，邪气自表而解。此机理在《素问·调经论》解曰："夫阴与阳，皆有俞会，阳注于阴，阴满之外，阴阳匀平，以充其形，九候若一，命曰平人。"所以，刺期门泻肝之法，目的在于调和阴阳，方法上"无犯胃气及上二焦"是热入血室证治疗的首选。此王叔和所谓"审而知者，针入病愈"之义。

妇女经期，经血溢下，血弱气衰，邪气乘虚而入，结于血海，即为"热入血室"之证。正邪分争，故寒热发作有时，示邪居于半表半里，治当和解少阳之法，主以小柴胡汤。正邪相搏，邪热从血分由厥阴转入阳明，故胸胁满如结胸状，如见鬼状，谵语，甚至下血，示邪居于肝。肝为血海，体阴用阳，阴病从阳化，血热而肝实，治当泻肝除热。当此之时，汗法必致阳明腑实，下法定当引邪入里，为防止传变，故张仲景提出"治之无犯胃气及上二焦"，理应调畅气机，行血祛瘀，处方主张"当刺期门，随其实而取之"。

阳明病，本为腑实，治之当下，但"下血谵语"示邪与热结，已居于肝，因此诊断"此为热入血室"。"但头汗出"示邪热有从枢机转出太阳之势，故治顺其势，刺期门以泻肝，烦热随少量血出而去，营卫气通，汗出热减。

少阴病，"少阴脉不至，肾气微，少精血"，示肾水亏，肾水亏而火炎；"奔气促迫，上入胸膈"，示气机有升无降，此水行乘火，金行乘木；"宗气反聚，血结心下"，示肝经瘀滞，心包血阻，此木行乘火，火行乘木，为逆顺相反，所以气血逆乱，无从顺接，以致"阳气退下，热归阴股，与阴相动，令身不仁"，经络不通，神志昏迷而为"尸厥"。当此之时，情况紧急，药之不济，救治急当刺期门、巨阙二穴。期门，为肝之募穴，刺之可泻肝除热，热除而气血调畅；巨阙，为心之募穴，刺之开心窍降逆气，窍开而元神归位。期门、巨阙二穴合用，清肝泻热，清心泻浊，调气和血，醒脑开窍，相辅相成。

巨阙，属任脉穴位。明·杨继洲《针灸大成》载：

"巨阙，鸠尾下一寸，心之募。《铜人》针六分，留七呼，得气即泻。灸七壮，止七七壮。

主上气咳逆，胸满短气，背痛胸痛，痞塞，数种心痛，冷痛，蛔虫痛，蛊毒猫鬼，胸中痰饮，先心痛，先吐，霍乱不识人，惊悸，腹胀暴痛，恍惚不止，吐逆不食，伤寒烦心，喜呕发狂，少气腹痛。黄疸，急疸，急疫，咳嗽，狐疝，小腹胀满，烦热，膈中不利，五脏气相干，卒心痛，尸厥。

妊娠子冲心昏闷，刺巨阙，下针令人立苏不闷；次补合谷，泻三阴交，胎应针而落。如子手掬心，生下手有针痕，顶母心向前，人中有针痕，是验。

按《十四经发挥》云：凡人心下有膈膜，前齐鸠尾，后齐十一椎，周围着脊，所以遮膈浊气，不使上熏心肺，是心在膈上也。难产之妇，若子上冲，至膈则止。况儿腹中又有衣胞裹之，岂能破膈掬心哉？心为一身之主，神明出焉，不容小有所犯，岂有被冲掬而不死哉？盖以其上冲近心，故云尔。如胃脘痛，曰心痛之类是也。学者，不可以辞害意。"

综上所述，热入血室证的病机在于肝热血实，刺期门乃是正治。以上文字对期门穴定位、主治、应用经验均作了介绍，但期门针刺法如何操作则语焉不详，惟《素问·长刺节论》篇告诉：

"阴刺，入一傍四处，治寒热。深专者刺大脏，迫脏刺背，背俞也。刺之迫脏，脏会，腹中寒热去而止。与刺之要，发针而浅出血。"翻译成现代语言即说：

"阴病的针刺手法，是找准穴位，中间直刺一针，上下左右再斜刺一针，可以治寒热的疾病。病邪深入脏腑的应当针刺五脏的募穴，入脏比较轻浅的应当针刺背部，背部指背部五脏的俞穴。针刺背部的俞穴，邪气从表而解。五脏的募穴、俞穴的针刺，直到腹中的寒热邪气已去为止。针刺法最重要的是，拔针时要有少量出血。"

五、何以"柴胡不中与也"

"中不中？中！"典型的河南南阳俚语。经文多处出现"桂枝不中与之也"、"柴胡不中与也"等语句，说明医圣张仲景是个地道的南阳人，也证明《伤寒杂病论》非王叔和的假劣伪造。此意可视张仲景对学习者所提出的忠告，当然也是治则的探讨。"柴胡不中与"在经文中有两条提到：

98 条："得病六七日，脉迟浮弱，恶风寒，手足温，医二三日下之，不能食，而胁下满痛，面目及身黄，颈项强，小便难者，与柴胡汤，后必下重；本渴饮水而呕者，柴胡汤不中与也，食谷者哕。"

149 条："伤寒五六日，呕而发热者，柴胡汤证具，而以他药下之，柴胡证仍在者，复与柴胡汤。此虽已下之，不为逆，必蒸蒸而振，却发热汗出而解。若心下满而硬痛者，此为结胸也，大陷胸汤主之。但满而不痛者，此为痞，柴胡不中与之，宜半夏泻心汤。"

【解读】

如上所述，此"柴胡不中与也"之柴胡指冠名"柴胡"的系列经方，如小柴胡汤、大柴胡汤、柴胡桂枝汤、柴胡桂枝干姜汤、柴胡加龙骨牡蛎汤、柴胡加芒硝汤等类方剂。柴胡剂在《伤寒杂病论》中应用广泛，其条文主要集中于三阳篇，主治太阳少阳病、少阳阳明病，但以少阳病为主纲。表证兼虚者为太阳少阳病，脉当寸关见弦，如柴胡桂枝汤；半表半里者为少阳病，当独见关脉弦小，如小柴胡汤；虚实兼并者，脉当两关脉弦细不对等，如柴胡桂枝干姜汤、柴胡加龙骨牡蛎汤；内实者为三阳合病，当上关上脉浮大，如大柴胡汤、柴胡加芒硝汤。虽然柴胡剂应用广泛，但极易混淆，故临证尤当细加辨认，但平脉辨证更为精准。

如 98 条谓"脉迟浮弱"。析而分之，脉迟主阳明病中寒，浮示阳气上浮，弱为阴阳俱不足，故脉迟浮弱。此为寒滞气机，阳郁不宣，湿热交困之象。证见"恶风寒，手足温，医二三日下之，不能食"提示阳明病中寒，符合 190 条谓"不能食，名中寒"

的诊断。此病人证候乍看符合少阳病诊断，但少阳病脉当见弦，此却"脉迟浮弱"，为内寒外实，中阳不振，平脉辨证，病机提示截然不同。且259条更有提醒："伤寒发汗已，身目为黄，所以然者，以寒湿在里不解故也，以为不可下也，于寒湿中求之。"

此病人与柴胡证疑似的鉴别难点当在"不能食，而胁下满痛"。96条谓："伤寒五六日，往来寒热，胸胁苦满，默默不欲饮食，心烦喜呕，或胸中烦而不呕，或渴，或腹中痛，或胁下痞硬，或心下悸，小便不利，或不渴，身有微热，微咳者，小柴胡汤主之。"101条谓："伤寒中风，有柴胡证，但见一证便是，不必悉俱。"但小柴胡汤证脉当弦小（265条），可此病人"脉迟浮弱"，平脉病机不合。

如果属阳明病，则如230条所谓"阳明病，胁下硬满，不大便而呕，舌上白苔者，可与小柴胡汤。"可此病人"恶风寒，手足温，医二三日下之，不能食，而胁下满痛，面目及身黄，颈项强，小便难"，虽然"胁下硬满"类与"胁下满痛"，但"本渴饮水而呕、食谷者哕"显然与阳明病"不大便而呕"的见证有本质的区别，惟三阴病当"不能食"、"吐利"。

此条文还当与231条对比互勘。231条谓："阳明中风，脉弦浮大，腹都满，胁下及心痛，久按之气不通，鼻干不得卧，嗜卧，一身及目悉黄，小便难，有潮热，时时哕，耳前后肿，刺之小差，外不解，病过十日，脉续浮者，与小柴胡汤。"此条文与98条极为相似，但此"脉弦浮大"、"脉续浮"，而98条"脉迟浮弱"，一主阳盛热剧，一主阴盛寒剧。所以98条"与柴胡汤"，用药后"下重"，即腹泻不止，明显是误治了。况此病人"得病六七日"，据《伤寒例》"厥阴受病，当六七日发"，与厥阴病期相同。故此病人看似少阳，实为厥阴。"与柴胡汤"，但用药后"下重"，此为厥阴病必然证。

所以98条的辨证虽然复杂，但从平脉法，阴阳虚实就能看穿，当为阴寒剧而阳郁失宣之证，病属厥阴，辨从阴黄。条文未处方，但言"柴胡不中与也"，但平脉知机，治当从温阳健脾，分利水湿，宜茵陈五苓散，或茵陈术附合猪苓汤。

【案例】

雷先生　农民　42岁　水槎乡西阳村

2011-6-1一诊：泰和县红十字医院检查报告：总胆红素77.1μmol/L，直接胆红素14.7μmol/L，间接胆红素62.4μmol/L，谷草转氨酶77.6IU/L，总蛋白57.9g/L，球蛋白19.59g/L。血常规：白细胞计数$0.8×10^9$/L，淋巴细胞计数$0.4×10^9$/L，粒细胞计数$0.3×10^9$/L，淋巴细胞百分比55.9%，粒细胞百分比30.1%，红细胞分布宽度16.1fl、红细胞压积 33.7，血小板分布宽度 17.5fl、血小板压积 0.007。

B 超示：肝脏形态失常，右叶最大斜径约 121mm，表面凹凸不平，包膜呈锯齿状改变，实质回声增粗、增强，分布明显不均匀，门静脉内径约 15mm。胆囊大小形态正常，壁厚约 8mm，呈双边；囊内见一约 7mm×5mm 后伴声影，可移动，胆总管未见明显异常。脾厚约 71mm，左肋下 86mm，实质回声增粗，脾静脉内径约 11mm。肝前区见有深约 26mm 积液，下腹部见有深约 81mm 积液。胰腺无明显异常。

脉右寸上沉迟稍弦、关弦滑、尺弦滑稍紧，左寸沉弦、关弦滑、尺弦滑，舌淡红，苔黄腻，舌下络脉稍紫。面色苍青，肚大膨胀，下肢见血痂暗斑。

患者诉：前年 8 月份开始发病，渐渐加重，现住院十余日，腹水一直未消。感觉腹胀，抵抗力差，容易发热感冒，饮食少，大便稀溏，日四五次，小便黄。无口苦，但口渴喜冷饮。

诊断：少阴、厥阴病。茵陈五苓散合猪苓汤加大腹皮：

茵陈 30g，白术 30g，猪苓 90g，泽泻 30g，茯苓皮 30g，茯苓 30g，桂枝 15g，滑石 15g，阿胶 10g，赤芍 60g，大腹皮 30g。3 剂（煎药机煎取，每剂煎取 3 包，每包 200 ml，每日 1 剂，下同）。

2011-6-7 二诊：脉右寸弦偏紧、关细弦紧、尺脉细弦滑紧，左寸弦、关弦稍滑、尺细弦紧，舌红稍紫，苔白腻。腹大已消大半，膨隆不显。眼巩膜黄染减轻，肤色淡青。

患者诉：自觉腹胀减轻，大便稀溏，量多，日四五次。小便色淡黄，饮食尚可。

诊断：厥阴病。茵陈术附汤、五苓散合猪苓汤加大腹皮：

茵陈 30g，白术 30g，猪苓 90g，泽泻 30g，茯苓皮 30g，茯苓 30g，桂枝 15g，滑石 15g，阿胶 10g，赤芍 60g，大腹皮 30g，附片 10g。3 剂，煎服法如前。

2011-6-13 三诊：泰和县红十字医院 6 月 13 日检查报告：总胆红素 65.8μmol/L、直接胆红素 12.6μmol/L、间接胆红素 53.2μmol/L、谷草转氨酶 68.36IU/L。乙肝两对半检查：乙肝表面抗原、乙肝 e 抗体、乙肝核心抗体等阳性。血常规：白细胞计数 0.9×10⁹/L，淋巴细胞计数 0.5×10⁹/L，粒细胞计数 0.2×10⁹/L；淋巴细胞百分比 78.9%，粒细胞百分比 17.3%；红细胞计数 3.26×10¹²/L，血红蛋白浓度 103g/L，红细胞分布宽度 15.5fl，红细胞压积 28.9，血小板分布宽度 18.2fl。

B 超示：肝脏形态失常，右叶最大斜径约 116mm，体积缩小，表面凹凸不平，包膜呈锯齿状改变，实质回声增粗、增强，分布明显不均匀，门静脉内径约 14mm。胆囊大小形态正常，壁厚约 7mm，呈双边；囊内见约 8mm×5mm 后伴声影，可移动，胆总管未见明显异常。脾厚约 71mm，左肋下 68mm，实质回声增粗，脾静脉内径约 10mm。肝前区见有深约 17mm 积液，下腹部见有深约 61mm 积液。胰腺无明显异常。

B 超诊断：①肝硬化；②肝源性胆囊炎并胆囊结石；③脾肿大；④腹水中量。

脉右寸弦细、关细弦、尺浮弦细滑偏紧，左寸细弦稍浮、关弦稍滑、尺浮细弦滑偏紧，舌淡红，苔中心黄厚腻。面色暗，腹围缩小。患者诉：饮食可，无明显腹胀，大便稀溏，小便淡黄，偏短；下肢易溃烂，且痒。

诊断：厥阴病，但阴病见阳脉。茵陈术附汤、五苓散、猪苓汤合麻黄连翘赤小豆汤加大腹皮：

茵陈 15g，白术 30g，猪苓 90g，泽泻 30g，茯苓皮 30g，茯苓 30g，滑石 20g，阿胶 10g，赤芍 60g，大腹皮 30g，附片 10g，麻黄 15g，连翘 15g，赤小豆 60g，桑皮 20g，杏仁 15g，生姜 15g，大枣 15g，甘草 10g。5 剂。

2011-6-20 四诊：脉右寸浮弦稍滑、关细弦、尺弦紧稍滑，左寸弦略沉、关细弦、尺弦紧稍滑，舌淡红，水滑，苔中心黄腻。腹胀不明显。患者诉：小便淡黄，大便软、时溏，无明显不适。

茵陈术附汤、五苓散、猪苓汤合麻黄连翘赤小豆汤加大腹皮、菟丝子：

茵陈 15g，白术 30g，猪苓 90g，泽泻 30g，茯苓皮 30g，茯苓 30g，滑石 20g，阿胶 10g，赤芍 60g，大腹皮 30g，附片 10g，麻黄 15g，连翘 15g，赤小豆 60g，桑白皮 20g，杏仁 15g，生姜 15g，大枣 15g，甘草 10g，菟丝子 30g。5 剂。

2011-7-3 五诊：脉右寸浮弦稍滑、关浮细弦滑、尺弦紧，左寸弦略沉、关浮细弦滑、尺弦紧稍滑，舌淡红，水滑，苔中心黄腻，巩膜轻度黄染。腹胀不明显。患者诉：昨天突然发烧 38.5℃，打退烧针，现 36.6℃。偶有胃脘胀痛，小便黄，大便稀溏。

茵陈术附汤、五苓散、猪苓汤合麻黄连翘赤小豆汤加大腹皮、菟丝子：

茵陈 15g，白术 30g，猪苓 90g，泽泻 30g，茯苓皮 30g，茯苓 30g，滑石 20g，阿胶 10g，赤芍 60g，大腹皮 30g，附片 10g，麻黄 15g，连翘 15g，赤小豆 60g，桑皮 20g，杏仁 15g，生姜 15g，大枣 15g，甘草 10g，菟丝子 30g。3 剂。

2011-7-10 六诊：泰和县红十字会医院检验报告：总胆红素 34.5μmol/L、直接胆红素 9.9μmol/L、间接胆红素 24.6μmol/L、谷草转氨酶 152.2 IU/L。

B 超示：肝脏形态失常，右叶最大斜径约 121mm，表面凹凸不平，包膜呈锯齿状改变，实质回声增粗、增强，分布明显不均匀，门静脉内径约 14mm，右肝内见约 7mm×5mm 强回声。胆囊大小形态正常，壁厚约 6mm，呈双边，囊内见约 8mm×6mm. 后伴声影，可移动，胆总管未见明显异常。脾厚约 77mm，左肋下 75mm，实质回声增粗，脾静脉内径约 11mm，肝前区见有深约 16mm 积液，下腹部见有深约 36mm 积液。胰腺无明显异常。诊断意见：①肝硬化并腹腔少量积液。②胆囊结石并胆囊炎。③右肝内局部钙化。④脾明显肿大。

脉右寸上沉稍弦、寸下弦、关弦稍滑、尺弦滑稍紧，左寸浮弦稍紧、关弦滑紧、尺弦细稍紧。舌淡红，苔灰黄厚腻，水滑。患者诉：无明显不适，近来天气热，饮食稍减，脸部生痤疮。

诊断：太阳、厥阴病。麻黄连翘赤小豆汤合茵陈五苓散加土茯苓：

麻黄 10g，连翘 30g，杏仁 15g，赤小豆 60g，桑白皮 30g，生姜 30g，大枣 15g，茵陈 30g，猪苓 30g，茯苓 15g，泽泻 15g，白术 15g，桂枝 10g，甘草 10g，赤芍 60g，土茯苓 60g。7 剂。

2011-7-30 七诊：脉右寸浮细弦稍滑、关浮弦稍滑、尺细弦稍滑，左寸沉细弦、关浮弦稍紧、尺沉细弦，舌淡红，苔中心黄腻。痤疮已消，腹平，下肢暗斑色浅。巩膜、肤色无明显黄染。继用上方，加三金利胆消积。患者诉：B 超检查仍有肝硬化、胆结石、脾肿大，但无积液，化验指标也已正常。现胃脘稍胀，小便淡红，大便成形、不稀不硬，体力完全恢复，正常劳动无疲劳感。

麻黄连翘赤小豆汤合茵陈五苓散加土茯苓、三金：

麻黄 10g，连翘 30g，杏仁 15g，赤小豆 60g，桑白皮 30g，生姜 30g，大枣 15g，茵陈 30g，猪苓 30g，茯苓 15g，泽泻 15g，白术 15g，桂枝 10g，甘草 10g，赤芍 60g，土茯苓 60g，郁金 30g，鸡内金 30g，金钱草 30g。7 剂。

【平脉辨证】

脉右寸上沉迟稍弦、关弦滑、尺弦滑稍紧，左寸沉弦、关弦滑、尺弦滑。此寸脉见沉，关尺见弦滑，与 98 条谓"脉迟浮弱"机理相近，属厥阴。寸脉沉迟稍弦，脉为阴，主病在里，为水病，属少阴；双关弦滑与"浮弱"类似，为阳郁不宣、饮邪积聚之象，故见口渴喜冷饮；右尺弦滑稍紧，示下焦瘀滞积聚，与下肢见血痂暗斑相应。此为厥阴病。

《金匮要略·五脏风寒积聚病脉证并治》篇载"积聚"脉法："寸口，积在胸中；微出寸口，积在喉中。关上，积在脐旁；上关上，积在心下；微下关，积在少腹。尺中，积在气冲。脉出左，积在左；脉出右，积在右；脉两出，积在中央，各以其部处之。"

故此患者始终在关、尺部见弦紧之脉。而《脉经》云"脉长而弦，病在肝"。又说"弦而紧，胁伤，脏伤，有瘀血"。检查示肝硬化、胆囊结石、脾肿大与关、尺脉弦紧之象相应。

【方证对应】

厥阴之为病，邪在胸中，当消渴，饥而不欲食，下之利不止，厥热胜复。患者诉"腹胀，抵抗力差，容易发热感冒，饮食少，大便稀溏，日四五次，小便黄，无口苦，但口渴喜冷饮"，均属厥阴见证。面色苍青，肚大膨胀，在杂病为鼓胀，证见虚实夹杂、寒热互结；在六经诊从厥阴。病不在三阳，且患者诉"无口苦，但口渴喜冷饮"，与"本渴饮水而呕者，柴胡汤不中与也"吻合，故治当别论，当抓住寒凝阳郁病机。论从阴黄，治当温阳健脾、分利水湿的茵陈五苓散为主方。

本案论治始终把握"观其脉证，知犯何逆，随证治之"原则，首诊处茵陈五苓散合猪苓汤加行血利疸之赤芍、行气利水之大腹皮，得大效；二诊脉象三部兼紧，此为寒剧，故加附片即合茵陈术附汤；三、四、五、六诊，寸脉见浮，下肢溃烂且痒，面部生痤疮，突然发热，均为病邪由里出表，属阴病见阳脉者生之兆，乃病出太阳，是免疫力增强的表现，故去猪苓汤与茵陈术附汤，只以茵陈五苓散合麻黄连翘赤小豆汤促使瘀热外透；七诊时诸证向愈，双关脉浮弦为主，示胆热未清，故守六诊原方加三金（郁金、鸡内金、金钱草）利胆消积，防其死灰复燃。

再如149条提出："伤寒五六日，呕而发热者，柴胡汤证具，而以他药下之，柴胡证仍在者，复与柴胡汤。此虽已下之，不为逆，必蒸蒸而振，却发热汗出而解。"此条说明方证相应，治疗必效。经文没有明言脉象，但"柴胡证"已有平脉辨证内涵。柴胡汤证的"胸胁苦满"必须与结胸的"心下满而硬痛"相鉴别。柴胡汤的"胸胁苦满"为少阳经瘀热导致肝气郁结，而结胸的"心下满而硬痛"属于水热互结。故136条说"伤寒十余日，热结在里，复往来寒热者，与大柴胡汤。但结胸，无大热者，此为水热结在胸胁也。但头微汗出者，大陷胸汤主之。"又结胸证为实，135条说"伤寒六七日，结胸热实，脉沉而紧，心下痛，按之石硬者，大陷胸汤主之"。但还有一种情况需要仔细区分，这种情况的发生如131条说"病发于阳，而反下之，热入因作结胸；病发于阴，而反下之，因作痞也。所以成结胸者，以下之太早也。结胸者，项亦强，如柔痉状，下之则和，宜大陷胸丸"。故结胸为阳病属实证，痞则为阴病属虚证，"但满而不痛者，此为痞。"柴胡主治当病在半表半里，但痞为病在里，属阴盛而阳郁之证，所以"柴胡不中与之，宜半夏泻心汤"。

【案例】

颜先生　40 岁　泰和县苑前乡

2012-1-19：脉右寸细弦、关细弦稍紧、尺沉细弦，左寸浮细弦、关细弦、尺沉细弦，舌红，苔根白腻。患者诉：病已三年，反反复复，久治不愈。不时泛吐清水夹有泡沫，经常口苦，肠鸣，饥饿时胃脘不适，少腹隐痛，小便淡黄，大便稀溏。

诊断：厥阴病。半夏泻心汤合吴茱萸汤：

法半夏 20g，黄芩 15g，黄连 10g，党参 15g，干姜 15g，甘草 10g，生姜 30g，大枣 15g，吴茱萸 10g。7 剂，每日 1 剂，分三服。

十日后，病人携带妻子来诊，不适症状已除。

【平脉辨证】

脉细弦为生理常态脉，但右关细弦稍紧、左寸浮细弦则示太过，为主病之独脉。关主厥阴少阳，右关络脾胃，但邪在胆，逆在胃，脉紧为寒，故脉细弦稍紧示胆寒；寸主太阳阳明，左寸络心，左寸浮但右寸不浮，此为阳郁之象。两关脉之弦不对等，为厥脉，主胆热脾寒，为水热互结，脉当兼滑。此虽为胆胃不和，但属阴盛而阳郁，故诊从厥阴病。

【方证对应】

病已三年，反反复复，久治不愈，病程符合厥阴；不时泛吐清水夹有泡沫，经常口苦，看似少阳病，但少阳病当胸胁满痛、无大便溏，而厥阴肝寒病当吐利。149 条说："但满而不痛者，此为痞，柴胡不中与之，宜半夏泻心汤。"故脉证合参，诊为痞。《金匮要略·呕吐哕下利病脉证治》篇载："呕而胸满者，茱萸汤主之。呕而肠鸣，心下痞者，半夏泻心汤主之。"故治从半夏泻心汤治痞满，合吴茱萸汤温肝寒、止吐逆。

六、脉诊如何下指不是小问题

张仲景介绍他的平脉辨证可以"料度腑脏，独见若神"，但这一切都必须建立在"三部不同、病各异端"的寸、关、尺三部六位的精确定位之上，所以脉诊指法运用的正确与否非常重要。古往今来，脉诊研究著作甚少，脉诊如何下指，也往往很少有人提及。

迄今所见，最早的脉学专著为魏晋太医令王叔和撰著的《脉经》。王叔和在《脉经·分别三关境界脉候所主第三》告知："从鱼际至高骨却行一寸，其中名曰寸口，从寸至尺，名曰尺泽，故曰尺寸。寸后尺前名曰关，阳出阴关，以关为界，阳出三分，阴入三分，故曰三阴三阳。阳生于尺、动于寸，阴生于寸、动于尺。寸主射上焦，出头及皮毛竟手。关上射中焦腹及腰，尺主射下焦少腹至足。"其《脉赋》又云："左辨心肝之理，右察脾肺之情。此为寸关所主，肾则两尺分并。"此节记载将寸口脉法的寸、关、尺三部及其左右六位主射的相应体位初步予以了界定，但如何下指却没有告知。

另一部被认为最实用且流行最广的脉学类书是明代医家李时珍的所著《濒湖脉诀》，李时珍介绍指法时说："初持脉时，令仰其掌，掌后高骨，是谓关上。关前为阳，关后为阴，阳寸阴尺，先后推寻。寸口无脉，求之臂外，是谓反关，本不足怪。心肝居左，肺脾居右，肾与命门，居两尺部。左为人迎，右为气口，神门决断，两在关后。人无二脉，病死不救，左大顺男，右大顺女。男女脉同，惟尺则异，阳弱阴盛，反此病至。脉有七诊，曰浮中沉，上下左右，消息求寻。又有九候，举按轻重，三部浮沉，各候五动。寸候胸上，关候膈下，尺候于脐，下至跟踝。左脉候左，右脉候右，病随所在，不病者否。"这段口诀将持脉的要领及脉法的三部六位九候分辨得比较清楚，相对于王叔和《脉经》的简洁已有很大进步，遗憾的是，李时珍脉诊的下指法仍遗漏了一个重要的关键细节。也许，这个细节在当时的年代司空见惯，根本就不是一个问题，只是到了现代，受了西医的影响才会"差之毫厘，谬以千里"。

实际上，李时珍只需要在他的持脉要领"初持脉时，令仰其掌，掌后高骨，是谓关上"之后加上这么一句话就行："左手候右，右手候左，食指居寸，无名在尺。"正确的脉诊下指法即是：看准了掌后高骨，医者以自己左手对应患者的右手，右手对应患者的左手，中指先下，定位在关，然后食指、无名指齐下，食指的部位为寸，无名指的部位是尺。左右三指各就各位，左寸、左关、左尺，右寸、右关、右尺，合计三部六位，以举、按、寻三法共计九候，仔细体会指下脉动的感觉，如此则寸关尺三部一一细察，浮中沉九候纤毫必分了。

仲师凡治必脉证并举，方证对应，脉法中应用较广的除了寸口脉法，另有趺阳脉法、少阴脉法等。趺阳脉法的下指法及其应用在《素问·三部九候论》中表述十分清晰："以左手足上，上去踝五寸按之，庶右手足当踝而弹之，其应过五寸以上，蠕蠕然者，不病；其应疾，中手浑浑然者病，中手徐徐然者病；其应上不能至五寸，弹之不应者死。"

仲师应用趺阳脉法主要用于胃肠相关疾病的诊断、治疗及预后，与寸口、少阴等脉法合用互参，在《金匮要略》中屡见，是辨疑识难的好方法。

《素问·三部九候论》篇辨识三部九候"必指而导亡，乃以为真"，提倡脉诊学习，应当拜师学艺，故民间传说脉法有不传之秘。推测所谓的秘法多与医者的悟性有关，其实也与脉诊下指不当相关。所以，如果疗效之秘在于剂量，那脉法之秘则在于指法。指法不准，下指即错，何来正确的脉象？脉象不确，何以推测病机？更何谈病位、病势的细分？脉诊下指法自古相承、代代相传，却无人点破，其原因或缘于中医成才的模式重在师徒授受，师傅就这么教，徒弟就这么学，根本就是寻常。近代乃至现代中医的教育都是一个模式的"批量生产"，西式教育体制的格式化加上西医知识的普及，中医学者数典忘祖，甚至以为听诊器、体温表可以替代三个指头而自以为是，以西医理论解释中医术语，因此指鹿为马的东西在现代中医比比皆是。如张仲景把"阴阳俱紧者"定为"伤寒"，把"阴阳俱浮者"定为"风温"，可研究者混淆"脉紧"与"脉阴阳俱紧"的关系，不知其代表了普通感冒与传染病的道理，大言不惭地说张仲景的"伤寒"有广义、狭义之分，而宣传心脏搏动的脉率就是脉象、辨证等于辨病的现象更是普遍。每见媒体宣传中医，画面中都少不了主人翁在脉诊，可那些卖弄脉诊的中医主人偏偏是"以左候左、以右候右，无名指居寸、食指居尺"，堂堂正正在那里代表中医。这些人装模作样，己之昏昏还使人昏昏，以权威身份代表科学否定脉诊价值者有之、讥讽别人的脉诊制造神秘者有之，甚至异想天开地用猪的血管跳动来作脉诊教学的模型者也有之。诊断过程看似有规范，实质却在猜迷语，种种行为都在祸害中医，败坏中医的根基。如此下去，中医岂有不灭亡的道理？

不可否认，现代科学技术促进了医学的发展，但科学是个循序渐进的过程。中医学科原理形成于远古的哲学史观，有些内容尽管现代科学尚无法证实，可并非就不是科学。经方医学注重实效，诊疗模式在数千年前就基本成形，并在历史长河中经历了莫可计数的医家实践总结，成为复兴中医的中流砥柱。相信在现代科学技术的支持下，经方医学必将主导现代中医的未来。其平脉辨证方法不仅在于"变化相乘、阴阳相干"的精确辨证，还体现在从"料度腑脏、独见若神"的独脉诊法中发现微观病位。推行脉诊，与普及现代医学检验技术之间并不矛盾，仪器检查可以避免因脉诊不足可能导致的漏诊或误诊，高水平的脉诊可以减少医疗仪器检查的盲目与依从，二者若相互支持，互为补充，对于提高临证诊疗水平，促进中医学科进步都大有可为。所以，学习平脉辨证，脉诊的下指法绝不是一个小问题！

七、如何拓展经方运用

张仲景在《伤寒杂病论·序》中云："夫天布五行，以运万类；人禀五常，以有五脏。经络府俞，阴阳会通；玄冥幽微，变化难极。自非才高识妙，岂能探其理致哉！"不仅提出了作为一个医生应该具备的基本素养，并且指出学习必须"探其理致"去悟道。他认为悟道的方法有三："上工望而知之、中工问而知之、下工脉而知之。"由于学识的局限，普通学者不可能每人均具备"上工"、"中工"的能力，所以极力推广平脉辨证，主张在《伤寒杂病论》原文中"寻余所集，思过半矣"。思，即悟道经方运用方法。

经方运用方法，历代医家均有见解。宋代林亿说"尝以对方对证，施之于人，其效若神。"对方对证运用，是他的心得。清代柯琴说"六经钤万病"，确定三阴三阳六经是他的体会。现代胡希恕先生说"方证是辨证的尖端"，抓住方证特点是他的经验。黄煌教授认为"一个萝卜一个坑，一味中药一味证"，"经方自有规范在"，强调方证体质辨证是他的主张。李赛美教授则认为了解经方组成很重要，破解方根配伍是她的擅长。陈瑞春先生提出五项原则：①辨识病机、不拘病名；②突出主证、参合佐证；③确定病位、落实脏腑；④深究方规、抓住主方；⑤化裁经方、扩大运用。这五项原则对于学习经方，提高经方的疗效，拓展经方的应用范围，修正治疗方案等都是至关重要的。历史上善用经方的名家数不胜数，一人一仲景、一家一伤寒，学术特色皆有可取之处。所以，郝万山教授说："在中医成长之路上，《伤寒论》应是终生习读的基本读物。"

《伤寒杂病论》字字珠玑，句句真言，张仲景有独善其用之验，王叔和有整理推广之功。医门有仲景、叔和，犹如儒家之孔丘、孟珂。孔孟道德文章教化千古，《伤寒杂病论》的精髓如仲景论脉、阴阳要略、三阴三阳六经病提纲、经方应用原则等亦当垂范万世。尤其从"观其脉证，知犯何逆，随证治之"中确定的平脉辨证诊疗模式中规中矩，经方方证、药证如肯如綮，临证运用效若桴鼓，充分体现了经方的魅力。我以为平脉辨证运用经方必须掌握以下四个基本方法：

（一）紧扣原文，对号入座

《伤寒杂病论》经文惜字如金，文句简洁，语意精炼，每一字、每一句都内涵深刻。脉与证的分析丝丝入扣，证与病的辨析环环如套，脉与证、方与证、脉与药的对应如肯如綮。只要遵循三阴三阳平脉辨证纲要，既可从脉象判断证候，也可从证候反推脉象，或者结合经典原文所描述的证候特征一一排查，总是能够在书本中找到与病候相关的典型脉象或证候内容。我经常这样做，不待病人开口就把脉，脉象已得，估摸记起的相关经文，翻开书本，或者叫病人自己对照原文，或者按着原文描述的证候一一询问，结果无论是病人还是我自己都十分吃惊，因为经文所描述的主脉、主证与患者的病况是多么相似，有时候甚至一模一样，吻合的程度往往令人拍案叫绝，甚至可以被称作是"按原文生的病"。经文的记叙如此精确，令人激动万分，也惊诧不已，《伤寒杂病论》究竟是一部什么样的书？就是这么一部历经数千年人体试验，理论切合实际的鸿篇巨著，造就了辉煌的中医学临床各科，但为什么还有人认为它不科学？！所以，学会平脉辨证运用经方的第一个方法，首先要解放思想，不必怀疑，不必拘谨，紧扣原文，对号入座。

诚然，由于时代变迁，语言环境改变，今人的语言远比古代的文言丰富，故理解经典应该学会历史还原，寻找古今文辞的异同；还要博古通今，学会兼容现代西医学知识为我所用。如三阴三阳病，张仲景视为阴阳表里三焦病，王叔和规定为三阴三阳六经病，现代医学则包含了循环、呼吸、消化、血液、内分泌代谢等与各大系统相关的常见病与传染病。凡人体生理、病理、疾病过程均可从三阴三阳类分。

以乙型肝炎为例，它是现代病名，但它的症状与病理特征同样可归类于平脉辨证的三阴三阳体系。具体如下：

病毒携带者，大多有轻微的咽喉症状，可从太阳表证，治疗主方选用麻黄连翘赤小豆汤或葛根芩连汤。

经常便秘者，体质壮实，小便必黄，可从阳明病腑实，治疗主方选用泻心汤或大柴胡汤。

久病体弱，胃虚纳差，病情迁延，可从太阴病脾虚，治疗主方选用桂枝加芍药汤或桂枝加大黄汤、理中汤，而薯蓣丸对肿瘤化疗后的虚劳状态效好。

转氨酶居高不下，可从厥阴病寒热错杂，治疗主方选用乌梅丸。

炎性活动期的症状表现复杂，或静止期无证可辨，可从少阳病，治疗主方可选用小柴胡汤。

脘腹胀满，伴寒热、大便难，可从三阳合病，治疗主方可选用大柴胡汤合猪苓汤。

黄疸为肝病最常见的症状，其成因可分阳明与太阴两大类病：阳明黄疸，即"伤寒瘀热在里，身必黄";《金匮要略》专列"黄疸病脉证治"篇，从病因及证候表现归类为"谷疸"、"女劳疸"、"酒疸"，"黑疸"等，其病理为"脾色必黄，瘀热以行"。太阴黄疸，即"太阴病，身当发黄，若小便自利者，不能发黄"。病性为"然黄家所得，从湿得之"，所以治疗上强调"诸病黄家，但利其小便"。

而肝病变化的脉象特征也明显，弦主肝病，急性期、危重期多见弦大、弦滑、弦数，属胆胃不和、邪盛腑实。弦主气滞、主饮，滑主痰热，此脉象与肝细胞炎性水肿相关。《伤寒论·辨少阳病脉证并治》篇说："三阳合病，脉浮大，上关上……"又："伤寒，脉弦细，头痛发热者，属少阳。"肝胆居少阳，寸口脉法位于关上，主气机疏泄，气机失调故有弦象；弦势减弱，是向愈之象。所以，条文接着解释："伤寒三日，少阳脉小者，欲已也。"再如肝癌的脉象，病在肝，伤在脾，随着肝癌程度的由轻趋重，"上关上"呈现的脉象也由最初的右关细涩似无，渐次演变为双关细弦→弦细→弦滑→弦硬，脉象变化与癌变程度呈正相关。故平脉也可知肝病的转归预后。

（二）把握剂量，固守原方

经方传自久远，历经千锤百炼，药味精少，主治高效。西汉·司马迁《汉书·艺文志》中定义经方为："本草木之寒温，量疾病之深浅，假药味之滋，因气感之应，辨五苦六辛，致水火之齐，以通闭解通，反之于平。"可知经方的组成合乎规范，与天地自然相应，机理在于调畅阴阳气血，促进生机调和。由此可以推论，经方的主治功效是固定的，药味配伍也是固定的。晋·皇甫谧介绍说"汉张仲景论广《汤液》为十数卷，用之多验。"可知，《伤寒杂病论》所载之方皆为经方。

张仲景运用经方经验丰富，所以《伤寒论》三阴三阳篇凡脉证明确者，主治皆明示"XXX主之"，语气强烈而肯定。如20条："太阳病，发汗，遂漏不止，其人恶风，小便难，四肢微急，难以屈伸者，桂枝加附子汤主之。"21条："太阳病，下之后，脉促胸满者，桂枝去芍药汤主之。"22条："若微寒者，桂枝去芍药加附子汤主之。"证候复杂者，则示"宜XXX汤"、"与XXX汤"。如23条："太阳病，得之八九日，如疟状，发热恶寒，热多寒少，其人不呕，清便欲自可，一日二三度发。脉微缓者，为欲愈也。脉微而恶寒者，此阴阳俱虚，不可更发汗、更下、更吐也。面色反有热色者，未欲解也，以其不能得小汗出，身必痒，宜桂枝麻黄各半汤。"25条·"服桂枝汤，大汗出，脉洪大者，与桂枝汤如前法。若形如疟，一日再发者，汗出必解，宜桂枝二麻黄一汤。"此"宜桂枝麻黄各半汤"与"与桂枝汤如前法"的语气较为委婉，示读者需要谨慎鉴别。

王叔和整理张仲景经验，分析方证运用规律，明确方药禁忌，撰编《辨不可发汗病脉证并治》等六篇。如《辨发汗吐下后病脉证并治》篇载："太阳病，下之后，脉促胸满者，属桂枝去芍药汤。""若微寒者，属桂枝去芍药加附子汤。"此与仲景原文意义相同，但从文法区别则非原著。

经方的药味与剂量相对固定，应用法度严谨，如桂枝加附子汤："桂枝（三两，去皮）、芍药（三两）、甘草（三两，炙）、生姜（三两，切）、大枣（十二枚，擘）、附子（一枚，炮去皮，破八片）

上六味，以水七升，煮取三升，去滓，温服一升。本云桂枝汤，今加附子，将息如前法。"

而桂枝去芍药汤是在桂枝加附子汤中减一味芍药、桂枝去芍药加附子汤是在桂枝去芍药汤中增一味，剂量无增减，但主治功效已改变。此类用法均体现了经方的规范不仅在方药组成上，而且也与剂量相关。张仲景在《伤寒杂病论》中对经方如何化裁加减，做了许多示范。如能严格按照其方后注的要求应用，均可获得满意疗效。这些要求其实即方证与药证相应的法度，一方即一法，方即是法，例如桂枝汤的用法被称作桂枝法，柴胡剂的适应证即柴胡证。凡此类皆体现了应用经方必须脉与证、方与证相对应。所以，经方应该属于由单味药证按照经方定义原则组成的复合体，具有不可或缺的整体性。后世医家从经方法度推衍，组成不少所谓时方，但此类验方药味多，功能广，但应用却有时有效、有时无效，缺陷即在于忽视了经方的整体性。

经方的剂量向来争议颇多，有主张按东汉度量衡标准核算现代相应计量的复古应用者，有主张原方药味不变、剂量按原方比例从现代计量运用者，有主张不拘原方、将药味甚至剂量都加减化裁应用者，凡此种种，众说纷纭，莫衷一是。其实经方的恰当剂量，即便从《伤寒论》《金匮要略》所载之经方分析，也难统一。一方有一方之效，一药有一药之能，方证、药证主治均相对固定，故药味增减必有相应的法度，因此经方应用必须强调"观其脉证、知犯何逆、随证知之"。例如四逆汤的基本组成即"甘草（二两，炙）、干姜（一两半）、附子（一枚，生用，去皮，破八片）"，使用方法在附注说明："上三味，以水三升，煮取一升二合，去滓，分温再服。若强人可用大附子一枚，干姜三两。"此中附子的用法与剂量不仅与疾病证候虚实相应，而且也与患者体质状况相关。如当代柯雪帆先生从东汉出土的权衡所考证的一两约等于15.625g，那四逆汤中"甘草二两"约等于30g，"干姜一两半"约等于23g，"附子一枚、生用"约等于15g，且生附子未经炮制的毒性也被计入药效。故古今剂量如果将"一两约等于5g，一两约等于3g"来换算，显然差距甚大。究其原因，《伤寒论》《金匮要略》所载经方剂量应当是一次性的剂量，故凡"对方证"而曰"XXX汤主之"的处方也当一剂见效。从四逆汤一方两次服用取得的疗效可据，现代通行的小剂量处方需要长期服用，方法上存在极大的认知误区，中药剂量的量效关系必须结合经典文献重新认识，以切合临证实际。所以，我以为平脉辨证运用经方的第二个方法，是平脉辨虚实，针对病机把握剂量比例，固守原方。

【案例】

曾先生　30岁　塘洲镇朱家村

2012-6-6诊见：脉右寸细稍弦、关细弦、尺沉细弦，左寸稍弦、关沉细微弦、尺沉细弦。舌淡苔薄白。诉：脘腹胀，心烦，头昏沉，易幻想，精神不集中。

栀子厚朴汤

栀子30g，厚朴60g，枳实30g。5剂，水煎，日三服。

药后显效，未再改方。

【平脉辨证】

此案右关细弦相对于余脉属太过，左关沉细微弦相对于余脉属不及，左关络于肝、病在脾，右关络于胃、逆在胆，故两关脉的太过与不及，提示胆胃不和、气郁化火。此证虚中夹实，凡虚实互见、内外不和、三焦不利者皆属厥阴，故诊从厥阴病，主治当辛开苦降。

【方证相应】

脘腹胀，心烦，头昏沉，易幻想，精神不集中，皆属胆气不利，气郁化火，热扰神明之象。79条谓："心烦腹满，卧起不安者，栀子厚朴汤主之。"

【相关经文】

伤寒下后，心烦腹满，卧起不安者，栀子厚朴汤主之。（79条）

栀子（十四个，擘）　厚朴（四两，炙，去皮）　枳实（四枚，水浸，炙令黄）

十三味，以水三升半，煮取一升半，去滓。分二服，温进一服，得吐者，止后服。

按语：此案方证对应明确，病机简单，故从方证相应，固守原方，药味无需加减，但按原方比例酌定剂量。

（三）主证主方，合病合方

后世认为《伤寒杂病论》的条文都是方法，"有方曰证、无方曰法"，所谓方证、方法实质就是平脉辨证法。平脉辨证法强调三阴三阳六经病、脉、证合参，一证一脉、一方一证，有是证即是方，有是脉用是方，是"观其脉证，知犯何逆，随证治之"经方运用原则的完美体现。

疾病过程从三阴三阳多少推衍、类比为三阴三阳六经病辨证论治体系，是平脉辨证法的基本内容。平脉辨证法从三阴三阳六经病程中辨识疾病状态，确立治疗方法，具有提纲挈领的作用。认识三阴三阳六经病程的规律性，包括了脉象、证候两大方面。不同的脉象、不同的证候蕴含着不同的病机，因此不仅脉象可以推测病机，而且证候也可以辨识病机，脉证合参则从最大程度上精辨病机。由于脉象与证候相应，与病机相关，所以抓住三阴三阳病程的脉象特点与不同证候表现、规范用方，实质就是针对病机的治疗，故把握病机是临证用药取效的关键。病机与脉候相应，故可从脉测证；病应于脉，故从病知脉；脉随证转，可以从证类脉。如三阴三阳六经病中，太阳病主脉当浮、阳明病主脉当洪大（即《伤寒例》所谓"长"脉）、少阳病主脉当弦、太阴病主脉当沉细、少阴病主脉当沉、厥阴病主脉当微缓。六经病脉各具特点，病以证分，从脉辨病，见脉即可知病。

一病可多证，同病而异证，故从证出。方证相应，平脉可以定方，辨证也可以定方。主病当见主脉，主脉必合主证，主证当用主方，合病当合兼证，见证辨合病，从脉辨兼证，万病不离其中，再复杂的病候从平脉辨证也不难。六经合病的诊断、经方合用的方法皆可以此类推，关键在于把握病、脉、证三者的特点，精确辨识三阴三阳病机，切实于方证对应。所以平脉辨证运用经方的第三个基本方法，就是从脉证合参中各个击破，找出对应之方、主证主方、合病合方。

【案例】

康先生　71 岁　住香寓花城

2012-5-2 一诊：脉右寸稍弦、关细弦、尺浮弦紧，左寸沉稍弦、关稍弦、尺浮弦紧，舌淡红，苔白腻。诉：胸闷，短气，咳嗽，痰色黄黏稠，咽喉不适，声音嘶哑，饮食、大小便尚可，下肢无浮肿。正在泰和县中医院住院，CT 检查示：中度肺积水、心包积液。要求出院治疗。

诊断：胸痹，属厥阴太阴合病。瓜蒌薤白桂枝汤合桂枝茯苓丸、茯苓甘草汤、茯苓杏仁甘草汤加附片温心阳：

瓜蒌皮60g，薤白20g，枳实15g，桂枝30g，法半夏15g，厚朴15g，桃仁15g，茯苓60g，丹皮15g，赤芍15g，杏仁15g，甘草10g，生姜15g，附片15g。7剂。

2012-5-9二诊：脉右寸细弦稍滑、关弦细滑、尺浮弦细紧，左寸细弦稍滑、关弦、尺浮弦紧。舌淡青，苔白厚腻。诉：胸闷稍有减轻，痰量减少，饮食增加，睡眠稍差，咳嗽无明显改善。

药已效，治从前，原方去茯苓甘草汤，加黄芩治痰热：

枳实15g，枳壳15g，厚朴30g，瓜蒌皮30g，桂枝15g，薤白20g，瓜蒌仁15g，茯苓30g，桃仁15g，丹皮15g，赤芍15g，杏仁15g，甘草10g，黄芩15g。7剂。

2012-5-17三诊：脉右寸细弦稍滑、关弦细滑、尺浮细弦滑紧，左寸弦细滑、关细弦滑、尺浮细滑紧。舌淡青，苔白腻。诉：胸闷、腰痛，咳嗽、痰白黏稠。泰和县中医院CT检查示：慢性肺气肿，肺部感染。排除心肺积液。

脉滑、痰多示太阴。原方合二陈汤：

桂枝30g，茯苓15g，桃仁15g，丹皮10g，赤芍15g，瓜蒌皮30g，薤白20g，枳实15g，厚朴15g，法半夏15g，黄芩15g，杏仁15g，甘草10g，陈皮15g，竹茹20g。7剂。

2012-5-26四诊：脉右寸细弦稍滑、关沉细弦稍滑、尺浮弦滑紧，左寸稍滑略弦、关沉弦稍滑、尺弦偏紧，舌淡青，苔白腻水滑。诉：胸闷，声音嘶哑，痰白黏稠。

双关见沉，示病已衰，可扶正，原方加菟丝子固肾气、助心气：

桂枝30g，茯苓30g，桃仁15g，丹皮10g，赤芍15g，瓜蒌皮30g，瓜蒌仁30g，薤白20g，枳实15g，厚朴15g，法半夏15g，黄芩15g，杏仁15g，甘草10g，陈皮15g，竹茹20g，菟丝子30g。7剂。

2012-6-4五诊：脉右寸细稍滑、关细弦滑、尺弦细滑而紧，左寸浮稍弦、关细弦紧、尺弦细紧。舌淡青，苔白腻。诉：稍有胸闷，痰白稍稠，声音清楚，饮食睡眠正常，要求调理。

病出太阴。桂枝茯苓丸合人参汤合小陷胸汤：

桂枝30g，茯苓30g，桃仁15g，丹皮15g，赤芍15g，党参30g，干姜15g，甘草10g，白术15g，瓜蒌皮60g，法半夏15g，黄连10g。7剂。

【平脉辨证】

一诊见"脉右寸稍弦、关细弦、尺浮弦紧，左寸沉稍弦、关稍弦、尺浮弦紧"。此左寸脉弱、关尺脉盛，即阳微阴弦，胸痹使然。为瓜蒌薤白桂枝汤证之相应脉。三关脉不等，诊从厥阴。双关脉相对见弱，诊从太阴；双尺脉浮弦紧，主病积聚于下焦，为桂枝茯苓丸之相应脉，故诊为厥阴太阴合病。左寸见沉，应象于"胸闷、短气"，为心阳不振，属附子脉。

三诊见"脉右寸细弦稍滑、关弦细滑、尺浮细弦滑紧，左寸弦细滑、关细弦滑、尺浮细滑紧"。此三关脉见滑，尤其左寸弦细滑，示病由里出表，为厥阴转出太阴之象。

五诊见"脉右寸细稍滑、关细弦滑、尺弦细滑而紧，左寸浮稍弦、关细弦紧、尺弦细紧"。此三关脉已相对平和，示病入坦途。但右关弦细滑，示痰热未除，应小陷胸汤证之象。

【方证相应】

初诊见胸闷短气，病为胸痹，瓜蒌薤白桂枝汤主之。咳嗽，痰色黄黏稠属胸痹寒郁阳郁之象，可从茯苓杏仁甘草汤。咽喉不适，声音嘶哑，属334条"伤寒先厥后发热，下利必自止，而反汗出，咽中痛者，其喉为痹"的厥阴喉痹。检查心肺积水，即356条"伤寒厥而心下悸，宜先治水，当服茯苓甘草汤，却治其厥"的饮停胸膈，为"胸下结硬"属太阴，在《金匮要略》谓之"支饮"。

经四诊之后，诸证渐除，但邪未尽，故治仍从厥阴，继续桂枝茯苓丸化饮去积，以小陷胸汤化痰热，但倚重太阴，以人参汤（又名理中丸）健脾，杜绝生痰化饮之源。

【相关经文】

1.师曰：夫脉当取太过不及，阳微阴弦，即胸痹而痛，所以然者，责其极虚也。今阳虚知在上焦，所以胸痹、心痛者，以其阴弦故也。平人无寒热，短气不足以息者，实也。

2.胸痹心中痞，留气结在胸，胸满，胁下逆抢心，枳实薤白桂枝汤主之；人参汤亦主之。

枳实薤白桂枝汤方

枳实四枚　厚朴四两　薤白半斤　桂枝一两　栝楼实一枚（捣）

上五味，以水五升，先煮枳实、厚朴，取二升，去滓，内诸药，煮数沸，分温三服。

人参汤方

人参　甘草　干姜　白术各三两

上四味，以水八升，煮取三升，温服一升，日三服。

3. 胸痹，胸中气塞，短气，茯苓杏仁甘草汤主之，橘枳姜汤亦主之。

茯苓杏仁甘草汤方

茯苓三两　杏仁五十个　甘草一两

上三味，以水一斗，煮取五升，温服一升，日三服（不差，更服）。（以上俱出自《金匮要略·胸痹心痛短气病脉证治》篇）

4. 妇人宿有癥病，经断未及三月，而得漏下不止，胎动在脐上者，为癥痼害。妊娠六月动者，前三月经水利时，胎下血者，后断三月下血也。所以血不止者，其癥不去故也。当下其癥，桂枝茯苓丸主之。

桂枝茯苓丸方

桂枝　茯苓　牡丹（去心）　桃仁（去皮尖，熬）　芍药各等分

上五味末之，炼蜜和丸，如兔屎大，每日食前服一丸。不知，加至三丸。（《金匮要略·妇人妊娠病脉证并治》）

注：血不利则为水，此方治经血不利，实则活血利水。血水蓄积于下焦，故凡男女尺脉见紧者均可主之。

5. 太阴之为病，腹满而吐，食不下，自利益甚，时腹自痛。若下之，必胸下结硬。（273条）

6. 伤寒厥而心下悸，宜先治水，当服茯苓甘草汤，却治其厥。不尔，水渍入胃，必作利也，茯苓甘草汤。

茯苓甘草汤方

茯苓（二两）　甘草（一两，炙）　生姜（三两，切）　桂枝（二两，去皮）

上四味，以水四升，煮取二升，去滓，分温三服。（356条）

7. 小结胸病，正在心下，按之则痛，脉浮滑者，小陷胸汤主之。

小陷胸汤方

黄连（一两）　半夏（半升，洗）　栝楼实（大者一枚）

上三味，以水六升，先煮栝楼，取三升，去滓，内诸药，煮取二升，去滓，分温三服。（138条）

8.大病瘥后，喜唾，久不了了，胸上有寒，当以丸药温之，宜理中丸。

理中丸方

人参 白术 甘草（炙） 干姜（各三两）

上四味，捣筛，蜜和为丸，如鸡子黄许大，以沸汤数合，和一丸，研碎，温服之，日三服（此方从人参汤改汤剂为丸剂，起效缓但持久）。（386条）

按语： 此案比较复杂，但从平脉辨证，主病之脉与厥阴病候主证相应，兼证之脉与太阴相应，故诊断为厥阴太阴合病。治疗脉证合参，各从主之之方治其逆，属主证主方、合病合方的经方运用。

（四）立足经典，拓展经方

经方医学源自远古先民与疾病斗争的经验总结，东汉张仲景"勤求古训，博采众方"，收集有效验方，论广《汤液经法》，撰著《伤寒杂病论》，建立三阴三阳六经病辨证论治体系，奠定了中医学的临床基础。自此之后，《伤寒杂病论》居中医学基础的"四大经典"之列，《伤寒杂病论》所载的方药，连同后世发明的特效方，都被泛俗化而称"经方"。纵观中医历史，学习运用经方不仅为历代医家成才的必修课，是提高临床疗效的捷径，而且也是应对疑难杂病的有力武器。所以，只要立足于《伤寒杂病论》原文精神，遵循"病、脉、证、治"论治原则，论道不离阴阳，辨证不离六经，坚定"普天之理莫过于阴阳，天下之病不外乎六经"的信念，切实于平脉辨证方法，结合现代医学知识，那么拓展经方运用并不难。兹以葛根汤应用经验为例，将经方应用规律分析如下：

1. 方药组成

葛根 60-90-120-300g　麻黄 5-10-15-30g　桂枝或肉桂 10-15-30g　赤芍 15-30-60g 甘草 10-15g　生姜 15-30-60g　大枣 15-30g。

2. 用法

煎药机足水煎取，煎煮时间为 30～60 分钟，自动分装，每包 200ml，每日三服。用于急危重症时，可超大剂量使用，可小量多次频服。

3. 功能主治

表里双解，通阳化气，养阴生津，活血通络，缓急止痛，补虚和中。

4. 适应病证

太阳病经证、腑证，太阳阳明合病，涵盖感冒、代谢综合征、冠心病心绞痛、肺心病、脑动脉硬化及脑梗死、高血压病、糖尿病、视网膜阻塞、突发性耳聋、血管神经性头痛、病毒性心肌炎、神经性耳聋和眩晕、过敏性鼻炎、鼻窦炎、迟发性运动障碍、输尿管结石、变态反应性皮肤病、痛风性关节炎、骨质疏松症、颈椎腰椎退行性变、不孕症、闭经等，侧重于表里同病或者实多虚少的各科疾病。

5. 应用指征

遵从六经病"病、脉、证、治"辨证论治原则，本方证属于太阳病或太阳阳明病，有以下特点：

（1）证候：头痛、发热、颈项强、肩胛痛、腰背痛、头晕、头昏、关节痹痛麻木、手足冷、易疲劳、耳鸣、耳聋、眼睛干涩、迎风流泪、视力欠清、鼻塞、流涕、腹泻、肥胖，或检查有末梢神经循环不良、血压异常、高血糖、高血脂、高尿酸等，或病证特征吻合太阳经、阳明经循行路线的所有病变。以上具备其中之一项或数项者。

（2）脉象：双寸脉独见浮或弦，或左、右寸部单侧浮或弦者，或左右寸、关、尺三部六位脉象呈现阶梯状，即从寸、关、尺依次出现从高到底或由强到弱的脉象特征者。

综合（1）、（2）分析，病机符合上下不通、左右不利，气机升降失调，血气上逆或下降、太过或不及，阴阳失调甚至阴阳厥逆、阳盛阴虚。病症不分科属，均为本葛根汤的应用范畴。

6. 处方来源

本方源于医圣张仲景《伤寒杂病论》，原方组成及用法：

葛根四两　麻黄三两，去节　桂枝二两，去皮　生姜三两　甘草二两，炙　芍药二两　大枣十二枚，擘

上七味，以水一斗，先煮麻黄、葛根，减二升，去白沫，内诸药，煮取三升，去滓，温服一升，覆取微似汗，余如桂枝汤法将息及禁忌。诸汤皆仿此。

涉及应用的条文有三条：

"太阳病，项背强几几，无汗，恶风，葛根汤主之。"（31条）

"太阳与阳明合病者，必自下利，葛根汤主之。"（32条）

"太阳病，无汗而小便反少，气上冲胸，口噤不得语，欲作刚痓，葛根汤主之。"（《金匮要略·痉湿暍病脉证治》）

按：当代柯雪帆先生考证所得，汉代一两约等于现代15.625g，即原方剂量近似

值为葛根 60g，麻黄 45g，桂枝 30g，生姜 45g，甘草 30g，芍药 30g，大枣 12 枚。自唐·孙思邈开始，尤其明·李时珍以"古之一两，今取一钱可也"而倡导一钱约为 3g，被现今国家《药典》与中医教育本科教材所采用。葛根汤的主治范围相对较窄，应用甚至仅仅限于外感病中具备颈项强痛者。

7. 方证主治分析

（1）君药葛根的药证：《神农本草经》记载："葛根，味甘平，主消渴，身大热，呕吐，诸痹，起阴气，解诸毒。葛谷，主下利，十岁以上。"据原文分析，可获许多启发：

味甘平：甘平之味近于食品，无怪乎现代把它当保健品开发。

主消渴：提示可润燥生津除烦，消渴之证多饮易饥、饮不止渴，与现代高血糖者表现类似。

身大热：提示可退烧，以解表散热；呕吐，由胃气不和所致，可和胃止呕吐，提示畅气机。

诸痹：风寒湿杂而为痹，痹则不通，治诸痹。提示可通络，调畅经脉血气。

起阴气：提示可升发阳气，和阳助阴。

解诸毒：毒之义甚广，药毒、食毒、内毒、外毒，等等。凡毒皆可解，后世认为尤可解酒毒；代谢综合征形成的机理主要在于食毒蕴积，故葛根必用。

葛谷，主下利，十岁以上：葛谷为葛根的果实，止泄泻，年代越久远的越好，也许葛谷不易找到，故张仲景治下利也只用葛根。

葛根在现代有两类，一为干葛，一为粉葛，用途相混，距张仲景时代久远，已难区分，但本方证强调只用干葛，而粉葛堪当食用佳品。

现代研究葛根的化学成分：含多种黄酮类成分，主要活性成分为大豆素（daidzein）、大豆苷（daidzin）、葛根素（puerarin）、葛根素 -7- 木糖苷（puerarin-7-xyloside）等。葛根及其提取物具有抗缺氧和抗氧化作用，对多种脏器细胞有保护作用；对冠心病、动脉硬化有较好的改善作用，可降低血压、增加脑血流量、增加冠脉血流量、对心肌有保护作用；有解痉、解热及降低血糖作用；有雌性激素样作用，等等。

（2）臣药麻黄的药证：《神农本草经》记载："味苦温无毒。主治中风伤寒头痛，温疟，发表出汗，去邪热气，止咳逆上气，除寒热，破癥坚积聚。一名龙沙。生山谷。"

现代研究认为麻黄的主要功用主要有四：①发汗散寒；②宣肺平喘；③行水消肿；④散阴疽、消癥结。麻黄药效强烈，从古至今均认为"麻黄、细辛不过钱"，害怕麻黄的毒副作用。其实细辛的毒性反应只限于散剂中，水煎剂中小剂量，甚至超大剂量使用则药效并不明显。这种惯性思维，认定麻黄是发散风寒药，而仅仅用于辛温发汗与宣肺平喘。实际上，麻黄的宣痹通络作用非常强，且呈双向调节，兴奋与抑制的作用与剂量相关，少量的麻黄宣发，大剂量的麻黄降逆。试作分析：

味苦温无毒：味苦降逆、温性发散，提示麻黄的功效有双向性，可升散、可降逆。现代研究认为，麻黄有一定毒性，将麻黄生物碱成分提纯使用，与中医辨证应用已大相径庭。

中风伤寒头痛：中风是六经病皆有的外证表现，本条指太阳中风，即如现代语言所谓伤风受寒，故太阳病中风伤寒必头痛，提示麻黄是风寒引致头痛的特效药。

温疟：《金匮要略》记载"温疟者，其脉如平，身无寒但热，骨节疼烦，时呕"，提示麻黄可散热、且解一身骨节疼痛。

发表出汗：提示麻黄的发表、解表作用一定引致出汗。通过发汗来祛风解表的汗法是中医最重要的治则之一。崇尚寒凉的温病学派医家往往惧怕麻黄之力，发汗改取荆芥、防风，疗效已是大为逊色。汗为水之上源，实际上从麻黄发表出汗的功效，可知宣发肺气以利水消肿，疗效非常药可比。

去邪热气：麻黄性味苦温，去邪热气，以温散热，是从《内经》倡导"火郁发之"的从治之法，提示去邪热气也是麻黄的重要药证。

止咳逆上气：提示麻黄的止咳、平喘作用。

除寒热：寒热提示病位在表，除寒热，即提示麻黄是表证要药。

破癥坚积聚：癥坚积聚必因阳郁寒闭，气血瘀滞，饮积痰凝而生。本药证提示麻黄可通血脉，破瘀滞，化痰饮，散结聚。此功效后世医家鲜有发挥。

现代分析麻黄的化学成分，主要为麻黄碱和伪麻黄碱。麻黄碱的结构与肾上腺素相似，可直接兴奋 α，β-受体而发挥拟肾上腺素作用，对心血管系统、中枢神经系统的作用非常强。

药理实验表明，麻黄挥发油既有发汗解热作用，也有一定的抗菌抗病毒作用。麻黄的水或乙醇提取物有抗过敏及免疫作用、镇咳平喘祛痰作用。并且从药物动力学角度证明，由于伪麻黄碱与麻黄碱成分均有显著利尿作用，临床上麻黄与氨茶碱不应同时使用。

（3）佐使药：将葛根汤方继续拆分，撇开君药葛根、臣药麻黄，剩下的佐使之药是一个完整的桂枝汤。桂枝汤由桂枝、芍药、生姜、大枣、甘草五味药组成。桂枝汤的应用方法在《伤寒杂病论》中称作桂枝法，桂枝法是六经病辨证论治体系中的第一大法，《伤寒杂病论》载方314首，从桂枝汤化裁变化出的桂枝汤类方就达19个，主要分布在太阳病与太阴病的条文中，而含桂枝的方剂约占总数的三分之一，广泛用于六经病及杂病的主治配伍，可见桂枝是一味非常重要的药物。

桂枝汤的功效可以概括为解肌发表，调和营卫，补益脾胃。以桂枝的辛甘热助阳，芍药的酸苦寒助阴，再以生姜的发散，配以甘草、大枣的甘甜，辛散、甘补、酸收合用，从"辛甘化阳"、"酸甘化阴"之理，组成一个既能解肌发汗，又可调和营卫气血、健脾和胃的阴阳调和之方，具有良好的调节免疫与滋补强壮作用，对太阳病之表虚、太阴病之里虚的特点，从虚实予以化裁合方使用，疗效确切。而在现代，桂枝汤广泛用于内、妇、外、儿科及多系统疾病，如普通感冒、流行性感冒、上呼吸道感染、皮肤瘙痒症、荨麻疹、过敏性鼻炎、神经衰弱、小儿多动症、冠心病、病毒性心肌炎、风湿性关节炎、冻疮、慢性胃炎、消化性溃疡、妇女妊娠恶阻、经前产后诸症等多种病证。

所以，葛根汤组方非常严谨，以葛根、芍药之寒，麻黄、桂枝之温，寒温共济，再辅以健脾和胃之生姜、甘草、大枣，使君臣佐使的配伍完全符合《汉书·艺文志》规定的经方原则："本草石之寒温，量疾病之深浅，假药味之滋，因气感之宜，辨五苦六辛，致水火之齐，以通闭结，反之于平。"功在调畅阴阳气血，充分体现了中医辨证论治的处方特色。

8. 注意事项

（1）本方具有兴奋提神作用。对于失眠患者，麻黄的用量必须减量为3～6g。

（2）本方有良好的通便作用。大便稀溏者，其处方剂量必须从小剂量予以调整。

（3）本方大剂量时必须少量分服，得效后当减量。

（4）本方有一定的发汗作用，自汗或盗汗者慎用。

9. 用药心得

葛根汤的证治规律，重点在于掌握"病→脉→证→治"的六经病辨证论治原则，从脉与证两方面推演太阳病、太阳阳明合病的范畴，认定太阳经脉、阳明经脉病证的表现，而不局限于现代医学所检查确诊的病，将葛根汤的证治规律扩大化、规范化。

葛根汤在方证证据确凿的前提下加味或合方使用，可以拓展方治。如葛根汤加怀牛膝，可以有效降压；加附片，可专于止痛；加川芎，治血管神经性头痛；与大柴胡汤合方，用于减肥；与四妙散合方，治痛风性关节炎；合大黄附子细辛汤加黄芩、黄连，是糖尿病的效方；合当归四逆汤，是微循环不良改善剂；与甘草干姜茯苓白术汤合用，对腰椎病变有特效等，不胜枚举。

方剂主治功效的改变取决于方中药味的配伍剂量，合方使用能够增强或增加主治功效。葛根汤中，麻黄的发散之力较强，麻黄量大可助葛根增强发汗解表之功，麻黄量少即辅助葛根通络活血。用于缓解疼痛时，芍药与甘草的最佳配伍剂量为 6∶1，赤芍当改为白芍。若无痛证，芍药的剂量可以酌减。

葛根汤具有一定的滋补作用，是体虚易感病人的强壮剂，可增强免疫力、抗疲劳、降血脂、降血压、降血糖、降尿酸。如将其加以开发利用，是现代人良好的养生保健品。并且，从实践中体会葛根汤的药效不仅仅是对症治疗，而且还可能有电解质的营养作用，在一定程度上可与输液媲美，或在某个阶段可替代输液。

葛根汤的用途如此广大，甚至还可以与小柴胡汤媲美，故其用法，必须与小柴胡汤的方证鉴别：

葛根汤与小柴胡汤均可调畅气机。但葛根汤的主治范畴在表，在项背以上、经脉之间，其主治范畴在太阳病或太阳阳明合病，证候表现在头项、在血脉。。而小柴胡汤的见证必"口苦，咽干，目眩，胸胁苦满，默默不欲饮食"，虽可"但见一证便是"，但其主治范畴还在少阳病或太阳少阳合病，证候表现在脘腹、在三焦。葛根汤证及其类方证的脉象特征为寸脉浮或弦，而小柴胡汤证的脉象特征为关脉细弦，平脉辨证尤可鉴别。

葛根汤的应用特别强调方证对应，视病情的复杂程度可作单方使用，也可合方化裁。病情轻缓者，剂量当小；急危重症，剂量则大。

10. 应用例举

（1）偏头痛

陈女士　41 岁　塘洲镇曾家村

2011-6-17 一诊：脉右寸浮稍弦、关细弦、尺沉细微弦，左寸弦细偏紧、关沉细微弦、尺沉细弦，舌淡青，苔薄白。诉：左偏头痛，掣痛，欲吐，胃脘隐隐不适。

诊断：太阳、太阴合病。葛根汤加附片：

葛根 60g，麻黄 15g，桂枝 30g，白芍 60g，生姜 30g，大枣 15g，甘草 10g，附片 15g。5 剂，每日三服。

2011-7-22 二诊：服药后头痛当即减轻。

按：患者经 TCD 检查有脑供血不足。脉象从寸、关、尺三部依次表现为由强到弱的阶梯状特征，符合太阳病葛根汤证。左寸脉弦细偏紧，提示头痛，为阳虚寒凝，气机不利所致；欲吐、胃脘隐隐不适，乃太阴病中阳不振之象。葛根汤功效通阳化气、活血通络、缓急止痛，附片辛热、温中散寒，故取葛根汤加附片。

（2）感冒发热

姜女士　46 岁　湖北武汉

2011-4-29 诊：患者诉头痛、发热、颈项不适、全身酸困极难受，病已数日，服西药不效。体温 39.2℃。

诊断：太阳病。直取葛根汤原方：

葛根 60g，麻黄 10g，桂枝 15g，赤芍 15g，生姜 30g，大枣 15g，甘草 10g。1 剂，煎取药汁 400ml（两包）。

按：患者是一位来我处学习的中医教授，对中医信心不足。晚上九点才到，诉已感冒数日，坚持要服其带来的进口抗生素，我夫妻力劝，促其服药一包，次日早晨醒来，说半夜汗出即热解，现全身舒畅无比，连称葛根汤神奇。更为可喜的是，该教授从此成了热衷推广经方医学的积极分子。

（3）慢性尿路感染

胡女士　49 岁　泰和县南溪乡

2011-7-15 诊：右寸浮弦稍滑、关弦细、尺沉细弦，左寸细弦、关沉细弦、尺沉细微弦，舌淡红，苔薄白。诉：经常尿路感染，尿急尿频尿痛，头晕头痛，腰酸困，四肢乏力，大便软，月经尚正常。

诊断：太阳、少阴合病。葛根汤合猪苓汤：

葛根 60g，麻黄 10g，桂枝 10g，赤芍 15g，生姜 15g，大枣 30g，甘草 10g，猪苓 15g，滑石 15g，泽泻 10g，茯苓 15g，阿胶 10g。7 剂。

按：慢性尿路感染在育龄妇女尤其老年妇女中多见，按气虚、肾虚、膀胱湿热等思路治疗则取效不易。本案从六经病、脉、证分析，辨为太阳与少阴合病。故取太阳病主方葛根汤通阳化气、补虚和中，与少阴病水热互结小便不利的主治之方——猪苓汤合方使用，标本兼治，效若桴鼓。

（4）腰椎病

黄女士　36 岁　沙村圩镇

2011-6-29 一诊：脉右寸上浮弦滑、寸下弦稍沉、关弦滑、尺弦偏紧，左寸细弦稍滑、关弦滑、尺弦偏紧，舌淡红，苔薄黄，咽喉红。诉：腰疼剧，牵涉至右腿偶有痹痛。月经多提前，约一周干净，无明显痛经。泰和县红十字会医院CT检查示：①腰3-4椎间盘膨出；②腰4-5椎间盘见中央型突出（偏右）；③腰椎间盘退行性变。

诊断：太阳、太阴、少阴合病。葛根汤合甘草干姜茯苓白术汤合四味腰痛丸：

葛根60g，麻黄10g，桂枝30g，赤芍15g，白芍15g，干姜15g，大枣15g，甘草10g，白术15g，茯苓15g，怀牛膝30g，金毛狗脊60g，杜仲20g，威灵仙60g。10剂，日三服。

2011-7-14二诊：腰疼明显减轻，时有时无。要求巩固治疗，继用原方，7剂。

按：腰椎病无论何种类型，病机皆因少阴肾经本虚，骨节劳损，复加外感风湿或脾虚生湿，湿气下流，困于腰，年久寒湿、痰湿缠绵，督脉不通，遂成腰痹。以西医手术或中药活血化瘀之法治疗，病情多有反复。从六经病、脉、证论治，腰痹属于《金匮要略》中所谓"肾着之病"范畴，与太阳、太阴、少阴合病相关。本案辨为太阳太阴合病，取太阳病主方葛根汤合太阴病主方甘草干姜茯苓白术汤以表里同治，加上"四味腰痛丸"即怀牛膝、金毛狗脊、杜仲、威灵仙四味的特效专治，疗效肯定。

"四味腰痛丸"是我拟定的一个专治腰肌劳损、腰椎病的经验方，由怀牛膝、金毛狗脊、杜仲、威灵仙四味药组成。其中怀牛膝补肾利水，金毛狗脊壮骨健腰，杜仲补肾强筋，威灵仙化瘀通痹，药证之效直接作用于腰部。如果腰部疼痛放射至腿部，坐骨神经痛或小腿抽筋，腓肠肌痉挛，则合芍药甘草汤，名"六味舒筋丸"。

（5）糖尿病

刘女士　62岁　吉安市

2011-4-23一诊：脉右寸浮弦细、关细弦、尺沉细弦稍紧，左寸细弦、关沉细弦、尺沉细微弦，舌淡偏胖，苔薄白。诉：头晕头昏，咽喉不适，左偏头掣痛，眼睛视力朦胧，大小便如常。检查血糖偏高，正服西药降糖药。

诊断：太阳、阳明、厥阴合病。葛根汤、附子泻心汤、大黄附子汤加味：

葛根120g，麻黄10g，桂枝15g，赤芍15g，生姜15g，大枣15g，甘草10g，黄芩15g，黄连30g，大黄10g，附片10g，细辛10g，草决明15g。10剂，每日三服。

2011-5-1二诊：自测血糖：早餐前6.20mmol/L，餐后8.00mmol/L。脉象：右寸浮细弦稍滑、关细弦滑、尺沉细弦稍紧，左寸浮细弦、关弦滑稍硬、尺细弦滑，舌淡青、偏胖，苔薄黄，舌下络脉稍粗。诉：疼痛，视力好转，咽喉不适，有饥饿感。嘱停降糖药。

诊断：阳明、厥阴合病。葛根黄芩黄连汤、附子泻心汤、大黄附子汤、竹叶石膏汤加味：

葛根 120g，黄芩 15g，黄连 30g，甘草 10g，大黄 15g，附片 10g，细辛 10g，知母 15g，竹叶 10g，石膏 20g，麦冬 10g，党参 10g，花粉 15g，陈皮 15g。10 剂，每日三服。

2011-5-20 三诊：脉右寸浮弦稍滑、关沉细弦、尺沉细弦稍紧，左寸沉细弦、关弦实、尺沉细弦，舌红偏胖，苔薄黄。舌下络脉青紫粗壮。血糖：早餐前 5.80mmol/L。诉：头晕，呃逆，头重足轻，手臂、下肢痹痛，头部左侧痛。

诊断：阳明、厥阴合病。葛根汤、附子泻心汤、大黄附子汤加味：

葛根 120g，麻黄 10g，桂枝 15g，赤芍 15g，生姜 15g，大枣 15g，甘草 10g，黄芩 15g，黄连 30g，大黄 10g，附片 10g，细辛 10g，草决明 15g，怀牛膝 10g，川芎 10g。10 剂，每日三服。

2011-6-1 四诊：脉右寸浮细弦稍滑、关沉细弦、尺沉细微弦，左寸沉细弦、关弦稍滑、尺沉细稍弦，舌淡青，苔薄黄，偏胖。诉：血糖稳定正常。偶有头痛，稍有口渴，不喜饮。

诊断：阳明、厥阴合病。葛根汤、附子泻心汤、大黄附子汤加味：

葛根 120g，麻黄 6g，桂枝 15g，赤芍 15g，生姜 15g，大枣 15g，甘草 10g，黄芩 15g，黄连 30g，大黄 10g，附片 10g，细辛 10g，草决明 30g，怀牛膝 10g，川芎 10g，泽泻 10g，白术 15g。10 剂，每日三服。

2011-7-5 陪随丈夫来诊，告诉已停西药两个月，停中药一个月，血糖正常，现无任何不适。

按：糖尿病在西医认为是个不能逆转，需要终身服药的疾病。但我从纯中医药治疗却屡屡见效，认为糖尿病的病程从六经病辨证论治，其提纲挈领的优势不可替代。2 型糖尿病与代谢紊乱相关，初始于太阳阳明病，以阳明经证、腑证多见，表现为阳明燥热的亢奋之象；传少阳之时即已传变入厥阴，证候寒热错杂，表现为气机不利，甚至脏腑器官功能受损；厥阴病阶段失治，则进入少阴病，阴盛阳微，水火不济，为糖尿病终末期，脏器已损，机能衰竭，并发症层出不穷，是生命垂危阶段。故糖尿病之治，若能阻断于太阳阳明，则事半功倍；即便病已转入厥阴，治之得当，尤可逆转。但在少阴，沉疴难起，即便治有重剂，亦是苟喘延年，半死半生。所以，糖尿病的治疗重在六经病提纲挈领的辨证，在太阳阳明病阶段即治厥阴，予以截断逆转法的治疗是防止病情迁延、获得治愈的关键。如本案例示，辨证为太阳阳明厥阴合病，将主治太阳阳明的葛根汤、葛根黄芩黄连汤与主治厥阴的附子泻心汤、大黄附子汤合用，及早予以截断逆传，才取佳效。

（6）脑梗死

杜先生　56岁　灌溪绿竹

2011-6-1 一诊：脉右寸浮弦滑过寸、关细弦滑、尺沉细涩稍弦，左寸浮弦滑过寸、关细弦滑、尺沉细弦滑，舌淡紫，苔白腻水滑，舌下络脉稍紫。血压130/65mmHg。家属诉：平时有高血压史，前日突然头昏，感觉头重足轻，当日下午语言不利，右半身偏瘫麻痹。及时去泰和县某医院检查，CT提示脑梗死，现正住院。由别人介绍，要求中药治疗。

诊断：太阳、阳明病。葛根汤加味：

葛根300g，麻黄30g，桂枝30g，赤芍60g，生姜30g，大枣15g，甘草10g，怀牛膝60g，三七10g，益母草30g，石菖蒲15g。3剂，每日三服。

2011-6-4 二诊：脉右寸浮弦紧过寸、关弦滑稍紧、尺沉弦紧，左寸浮弦滑过寸、关弦、尺沉弦滑，舌红略紫，苔黄白腻。诉：服药后不由自主地想笑，现语言流利，手臂活动自如，但右腿感觉不仁，偶有抽筋，嘴角稍向左歪斜，喷嚏多，已出院。

诊断：太阳、阳明、厥阴合病。葛根汤加味：

葛根300g，麻黄30g，桂枝30g，赤芍60g，生姜30g，大枣15g，甘草10g，怀牛膝60g，制南星15g，益母草30g，石菖蒲15g，黄连15g，地龙30g。5剂，每日三服。

2011-6-10 三诊：脉右寸浮弦短过寸、关弦软、尺细弦，左寸浮弦、关细弦、尺沉细弦，舌红稍青，苔白腻。诉右半身乏力，语言稍吃力，嘴角微斜，出汗重。血压150/75mmHg。

诊断：太阳、阳明、厥阴合病。葛根汤加味：

葛根300g，麻黄30g，桂枝30g，赤芍30g，白芍30g，生姜15g，大枣15g，甘草10g，川芎15g，怀牛膝60g，石菖蒲30g，附片10g，地龙30g，钩藤30g，黄芪50g。5剂，每日三服。

2011-6-18 四诊：脉右寸浮弦短滑过寸、关弦短滑、尺细弦短滑，左寸浮弦短滑向内斜、关细弦短滑、尺细弦，舌淡红，苔薄白。诉：右半身乏力，睡眠差，余症不显。

诊断：太阳、阳明、厥阴合病。葛根汤、侯氏黑散：

葛根300g，麻黄10g，桂枝15g，赤芍30g，干姜10g，大枣15g，甘草10g，

怀牛膝 60g，菊花 30g，地龙 15g，牡蛎 30g，细辛 10g，防风 10g，茯苓 30g，党参 15g，当归 30g，川芎 10g，黄芩 15g，明矾 3g。5 剂，每日三服。

2011-6-25 五诊：脉右寸浮弦短滑过寸、关弦短滑、尺沉细弦，左寸浮弦短滑过寸、关弦稍滑、尺沉细弦，舌淡红，苔薄黄。血压 148/70mmHg。诉全身乏力，偶有喷嚏，无余症。

诊断：太阳、阳明、厥阴合病。葛根汤加味：

葛根 300g，麻黄 10g，桂枝 30g，赤芍 60g，生姜 15g，大枣 15g，甘草 10g，怀牛膝 60g，川芎 10g，黄连 10g，石菖蒲 10g，附片 15g，山茱萸 60g，龙骨 30g，牡蛎 30g。5 剂，每日三服。

2011-7-5 六诊：血压 145/80mmHg。右寸浮弦过寸、关弦、尺沉稍弦，左寸缓稍弦、关弦偏紧、尺沉细，舌淡，苔白水滑。诉偶有发笑，喷嚏多。

诊断：太阳、阳明、厥阴合病。葛根汤、补阳还五汤加味：

葛根 300g，麻黄 10g，桂枝 30g，赤芍 60g，生姜 15g，大枣 15g，甘草 10g，怀牛膝 60g，川芎 10g，黄连 10g，石菖蒲 10g，附片 10g，威灵仙 30g，黄芪 60g，地龙 30g，桃仁 15g。5 剂，每日三服。

2011-7-12 七诊：血压 155/80mmHg。右寸浮弦稍硬过寸、关弦细稍紧、尺沉弦，左寸浮弦短滑、关弦稍紧、尺沉细涩微弦。舌淡红，苔薄白，根黄腻。诉：偶有右半身麻木，无明显不适。处侯氏黑散加制南星以巩固治疗。

诊断：太阳、阳明、厥阴合病。侯氏黑散加味：

菊花 40g，桂枝 15g，细辛 10g，干姜 10g，防风 15g，党参 15g，桔梗 10g，牡蛎 30g，当归 15g，白术 15g，茯苓 30g，川芎 10g，黄芩 10g，明矾 3g，怀牛膝 60g，制南星 15g。7 剂，每日三服。

按：本案例的脉证符合六经病辨证之太阳阳明病、厥阴病合病的诊断，采用太阳阳明病主方葛根汤，超大剂量的葛根与麻黄配伍，以发散表里风邪，温经通络；补阳还五汤、侯氏黑散、黄连、附片、怀牛膝等加味，以温清消补，祛风化痰，也可抗感染、稳定血压，起到通行上下、调畅气机的作用。

脑梗死属中医"中风"范畴，一般咎于"内风"所致，故名"类中风"。从六经病辨证原则，即从"病、脉、证、治"诊疗模式论治，头部病变多与太阳、阳明两经相关。推求脑梗死的病机，首先在于血液流变学改变，血液黏稠、血管脆弱是内因；次则遭受风寒，血管被动收缩是外因。血液得热则行，烦劳则张，血管破裂即是脑溢血；

得寒则凝，血脉阻塞即是脑梗死。故"中风"之证，内外因素缺一不可，所以古人有"外风引动内风"的见解，治疗强调表里同解、攻补兼施，如大、小续命汤之类。而自明代张景岳、赵献可发明"类中风"，以肾水亏虚、肝阳上亢论治以来，现代医家皆宗其说，治疗不外乎镇肝息风、活血化瘀，并且忌麻黄为虎豹。

实践证明，从葛根汤治"痉"病的教导治疗脑血管病，疗效肯定，脉证只要符合太阳阳明病、厥阴病合病诊断，采用太阳阳明病主方葛根汤，超大剂量的葛根与麻黄配伍，以发散表里风邪，合厥阴病主方附子泻心汤、大黄附子汤，寒热并用，釜底抽薪，少量频服，甚至鼻饲灌服，迅速起到清上与泄下并举，既可消除脑水肿，又可扩张脑血管，防止炎性感染，提前预防因脑梗死导致的机能减退，起到急救效果。如广东梅州大埔县人民医院池少明医生的表妹因车祸致蛛网膜下腔大量出血，昏迷九天，伴高热不退，故来我处就诊，指导其应用本方加麝香，药下即效，且后遗症也不明显。

由以上介绍的经方运用方法可以看出，经方医学模式以经典原文为理论定律，以固定经方为实验依据，思维简洁，应用简便，值得推广。纵观历史，憧憬未来，我们有理由相信，经方医学体系必将成为中医的未来。以经方内涵、经方运用为主要研究对象的经方医学体系在当代已经呈现蓬勃发展之势。如经方教育家黄煌先生将自己运用经方的经验结合历史文献认识，推演为经方体质学说，从体质禀赋与疾病的特异性证候特征，把疾病类型归纳为"方人"、"药人"，诸如"麻黄脸"、"半夏眼"、"桂枝舌"、"附子脉"与"柴胡体质"、"黄芪体质"之类，确实体现了中医"望而知之"的神通，属诊法中的上乘功夫，已经成为经方医学研究的重要内容。平脉辨证法则从脉象与证候的对应、脉象与病机的对应中辨识方证，与经方体质学说一脉相承，互为补充，方证的认识更臻完善。如"麻黄脸"对应的常态脉象必右寸浮、"半夏眼"对应的常态脉象必右寸滑、"桂枝舌"的对应脉必左寸浮弱、"附子脉"当左寸沉细弱更明显，而"柴胡体质"对应的常态脉必双关弦、"黄芪体质"对应的常态脉必右寸弱，此类皆体现了经方医学的大道至简，证明了经方运用可以规范。而现代中医诊疗规范的辨证模式以脏腑辨证为主导，规定辨证分型，强求与现代西医诊断的疾病对号入座，轻视阴阳属性的病机分析，导致学术体系混乱，使学者往往不得要领，方药应用难以量化，疗效重复性差，这应该是现代中医发展缺乏科学性的最大问题。

所以，只有坚定信念，推广历代经方医家们在实践中总结的六经辨证经验，并以此确立诊疗规范，普及经方医学模式，中医才能够回归科学化本源；只有尊崇张仲景、弘扬王叔和，正确认识张仲景作为中华医圣的历史地位，正确对待中医学术流派的原始启蒙，独重经方，兼顾百家，从现代科学破解经方药效机理，用经方解决现代医学的疑难问题，凭经方疗效取信于社会大众，才有希望振兴中医，发展中医！

附　记

《伤寒杂病论》赞

　　《伤寒》与《金匮》，区区不足六万言，仲景述在前，叔和撰于后，历代经验之大成，平脉辨证演其变，病、脉、证、治垂规范，内、外、妇、儿皆发源。三阴三阳提纲挈领，表里虚实细分缕析。从水火识阴阳，例伤寒辨传变。六淫首患于荣卫气血，杂病终归于脏腑三焦。寸口、跌阳、少阴、少阳诸脉法互参，望色、闻声、问苦、按腹各诊法并用。平脉以辨证，辨证以定方，方证相应，药证相随。善用汗吐下，但辨可不可；必从阴阳和，顺逆生死别。见病而思源，悟道思过半。君不见，郑钦安论少阴独创火神派，吴鞠通治阳明条辨温病学，徐灵胎从类方总结伤寒如何学，黄煌从体质发扬经方大道简，方法皆从简，学习有何难？千古圣明，万世医宗，福佑众生代代传！

徐汝奇拜识

2013 年 3 月 28 日于江西泰和